その呼吸器診療
本当に必要ですか？

あるのかないのかエビデンス

国立病院機構 近畿中央呼吸器センター 内科
倉原 優

医学書院

【著者略歴】

倉原　優（くらはら　ゆう）

国立病院機構近畿中央呼吸器センター内科医師。
2006年滋賀医科大学卒業。洛和会音羽病院での初期研修を修了後，2008年より現職。日本内科学会総合内科専門医・指導医，日本呼吸器学会呼吸器専門医・指導医，日本感染症学会感染症専門医，インフェクションコントロールドクター，音楽療法士。自身のブログで論文の和訳やエッセイを執筆（ブログ「呼吸器内科医」：http://pulmonary.exblog.jp/）。著書多数。

その呼吸器診療　本当に必要ですか？
―あるのかないのかエビデンス

発　行　2019年 1 月 15 日　第 1 版第 1 刷Ⓒ
　　　　2019年 3 月 15 日　第 1 版第 2 刷
著　者　倉原　優
発行者　株式会社　医学書院
　　　　代表取締役　金原　俊
　　　　〒113-8719　東京都文京区本郷 1-28-23
　　　　電話　03-3817-5600（社内案内）
印刷・製本　横山印刷

本書の複製権・翻訳権・上映権・譲渡権・貸与権・公衆送信権（送信可能化権を含む）は株式会社医学書院が保有します．

ISBN978-4-260-03672-6

本書を無断で複製する行為（複写，スキャン，デジタルデータ化など）は，「私的使用のための複製」など著作権法上の限られた例外を除き禁じられています．大学，病院，診療所，企業などにおいて，業務上使用する目的（診療，研究活動を含む）で上記の行為を行うことは，その使用範囲が内部的であっても，私的使用には該当せず，違法です．また私的使用に該当する場合であっても，代行業者等の第三者に依頼して上記の行為を行うことは違法となります．

JCOPY 〈出版者著作権管理機構　委託出版物〉
本書の無断複製は著作権法上での例外を除き禁じられています．複製される場合は，そのつど事前に，出版者著作権管理機構（電話 03-5244-5088，FAX 03-5244-5089，info@jcopy.or.jp）の許諾を得てください．

序

　医療には，ベネフィットだけでなくリスクとハームが共存します。外科的肺生検で間質性肺炎の診断をつけようとしても，急性増悪で死亡するリスクがあります。抗がん剤投与中の患者さんが極端な食事指導を受けて，一生トロを食べないと決意することもあります。

　近年，「Choosing Wisely（賢明な選択）」という言葉が流行りました。10年以上前にアメリカで提唱された考えかたですが，日本に入ってきたのはつい最近です。いつもワイズにチューズしているぜ，という医師にとっては耳にタコかもしれませんが，Choosing Wisely には「科学的なエビデンスがあり，患者さんに害が少なく，また患者さんにとって本当に必要な医療の賢明な選択」という意味が込められています。

　私は，EBM黎明期に研修医をしていたので，エキスパートオピニオンがまだ臨床に半分くらい根付いているなかで育ちました。難治性の喘息発作に対して「喘鳴とれないならラシックス®かませとけ！」と指示されたこともあります。

　そのため「エビデンスはありつつもエキスパートとしてはこう考える」という見解にはそれなりに寛容だと自覚しています。しかし，今の若手医師は，なかなか首を縦に振ってくれません。ここ最近，「それって何かエビデンスがあるんですか？」と若手医師から曇りなき眼（まなこ）で問われることが増えました。

　臨床試験の結論とエキスパートの意見が共存する呼吸器診療のテーマを1つずつ挙げていき，私なりに1つの回答を提示してみました。決して誤解しないでいただきたいのは，私は他者の診療を

批判するつもりは毛頭なく，あくまで私自身のなかで自問自答していることを文章化しただけにすぎないということです．満点の回答など存在しないテーマばかりです．見る人が見たら，私なんて赤点かもしれません．

10年以上がむしゃらに呼吸器内科医をやってきて，教科書に書かれてあったりネットで入手できたりする知見を書くのではなく，Pros/Cons のあるテーマに突撃するフェーズと腹をくくりました．

本書の刊行にあたり，出版に尽力いただいた医学書院の古川貴文氏，北條立人氏に心より感謝申し上げます．装丁デザインを引き受けてくれた，中学・高校のクラスメイトである，テキスタイルデザイナー・アーティストの谷川幸さん（C.a.w Design Studio 代表）もありがとう．そしていつも私を支えてくれる，妻の実佳子，長男の直人，次男の恵太にも感謝しています．

2018年11月

近畿中央呼吸器センター　内科　倉原　優

目次

第1章 呼吸器一般 — 1

1. すべての呼吸器疾患の患者さんに対する全力聴診 — 2
2. 自然気胸に対する脊髄反射的胸腔ドレナージ — 10
3. 気管支鏡後の発熱に対する盲目的抗菌薬 — 19
4. とにかくネーザルハイフローに頼ること — 25
5. 人工呼吸器装着意思決定の患者サイドへの丸投げ — 37
6. 電子たばこによる禁煙 — 48
7. 非呼吸器疾患を合併する呼吸器疾患患者さんの6分間歩行試験 — 59

第2章 感染症 — 67

8. 患者満足度向上のためのかぜ症候群に対する抗菌薬 — 68
9. 市中肺炎の全例に非定型病原体をカバーする — 79
10. 市中肺炎をみたときクラミドフィラを鑑別の上位に入れること — 85
11. 排菌陰性化から1年時点での非結核性抗酸菌症の治療終了 — 91
12. とりあえずアスペルギルス抗体 — 111
13. CRP測定とクリアカット思想 — 121
14. 高齢者に対するインターフェロンγ遊離アッセイ — 128

第3章 閉塞性肺疾患 ——— 147

15. 高額な喘息治療 ——— 148
16. 吸入指導ができない医師の吸入薬処方 ——— 162
17. 超高齢者の吸入治療 ——— 174
18. 盲目的トリプル吸入療法 ——— 185
19. 喘息発作/COPD増悪時の全身性ステロイド漸減 ——— 196

第4章 間質性肺疾患 ——— 213

20. 外科的肺生検でしか診断がつけられない呼吸器疾患に対する気管支鏡 ——— 214
21. 慢性間質性肺疾患に対する盲目的プレドニゾロン＋免疫抑制剤 ——— 226
22. 特発性肺線維症の超厳格な診断 ——— 235
23. 間質性陰影のある患者さんに対する絨毯爆撃的自己抗体採血 ——— 247
24. 高齢者の間質性肺疾患を積極的に診断する ——— 260
25. 慢性好酸球性肺炎に対する長期ステロイド治療 ——— 267
26. 慢性過敏性肺炎における疑わしき抗原の全回避 ——— 276

第5章 肺がん ——— 289

27. 好中球減少時の生もの禁止 ——— 290
28. 終末期がん患者の血糖測定とインスリン ——— 298
29. 肺がんの維持療法を永遠に続ける ——— 305

column

気管支鏡をするとどのくらいの頻度で気胸になるのか？	8
加熱式たばこを友人にためしてもらった	57
ギネスブック級の6分間歩行距離	65
亜鉛トローチがかぜ症候群に効く！？	78
消えない血痰	106
非結核性抗酸菌（NTM）はどこからやってくる？	108
Rosenbergの診断基準	119
抗インターフェロンγ自己抗体	143
ネコを剃毛したら喘息が治った	172
咳が出る咳止め	224
Caplan症候群	244

索引 ——— 317

デザイン：ISSHIKI（デジカル）
表紙イラスト：谷川　幸
本文イラスト：たちばないさぎ

第 1 章

呼吸器一般

1 すべての呼吸器疾患の患者さんに対する全力聴診

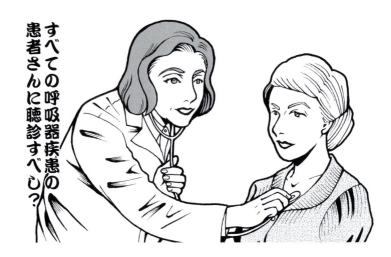

すべての呼吸器疾患の患者さんに聴診すべし？

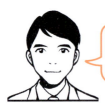

聴診は呼吸器診療の基本です。肺炎を疑う場合は必ず最初に聴診します。

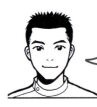

聴診器を当てるだけで安心してくれる患者さんもいます。

聴診は挨拶

呼吸器内科臨床では，聴診器を使ってナンボです．患者さんと天

気の話をするがごとく，聴診は呼吸器内科医にとって挨拶と同じ存在なのです。プロともなると片方のイヤピースを入れて，反対側の耳で「調子はどうですか？」などと会話するという猛者も。おいおい，アンタそれ本当に聴診できてんのかい。ひどいケースでは，首に聴診器をかけたまま患者さんの胸にチェストピースを当てていたり。いやいや，そこまでいくと，ドリフのコントやがな。

さて，呼吸器内科で聴診する理由は「呼吸音を聴くため」です。いや，毎日心音もちゃんと聴いてますよというジェネラリスト志向の呼吸器内科医もいらっしゃるでしょうが，世の呼吸器内科医の9割以上は主に呼吸音を聴くために使っているはずです。プラセボ効果のために使うという奇特な意見もあろうかと思いますが，そういう玄人テクニックについてここでは論じません。

> 呼吸音のことを肺音と呼ぶ人もいます。stridor や胸膜摩擦音などは肺の音ではないため，厳密にはイコールではありませんが，こだわりをもたない限りほぼ同義です。

呼吸器疾患で聴診が必要な場面

ある日，私自身，ものすごい咳が続きました。喘息か，肺炎か，…いや，結核だ！　と勝手なヒポクラテス症候群が進行し始めます。さて，自分自身に胸部X線写真を撮ろうか迷いました。こんな咳ごときで胸部X線写真を撮るなんて，呼吸器内科医としての沽券にかかわる…。

> 医学生や医師にとって，ちょっとした身体の異常が，珍しい疾患の症状に似ている気がして，「あの病気かもしれない」と悩むものです。これを通称，ヒポクラテス症候群と呼びます。映画『ヒポクラテスたち』に登場するセリフが由来のようです。この映画は，京都府立医科大学出身である大森一樹監督が1980年に発表した作品です。映画のなかに「医大に入って医学を勉強すると，どの病気も自分に当てはまってしまうと考えてしまう，それをヒポクラテス症候群という」というシーンがあります。

そうだ，デシジョンメイキングのために自分の呼吸音を聴診すれ

ばいいんだ！　と思い立ち，聴診器を自分の身体に当ててみました。スーハー，スーハー。うん，何もラ音が聴こえない，大丈夫だ。…とそのときはそう思ったのですが，時間とともにやはり不安の波が押し寄せます。まさか結核ではないだろう，いや結核かもしれない，結核に違いない。もう，この思考パターンに陥ってしまうと胸部X線写真を撮らざるを得ません。吾輩に沽券などいらぬ。放射線科で白衣を脱いでいる間，「自分自身のこととなるとこうもスマートな対応ができないものか…」と涙が出そうになりました。

　実際の呼吸器臨床では，胸部X線写真を撮るべきか悩む場面が多いですし，あとで絶対に胸部X線写真を撮るだろうなという患者さんに対して，事前に聴診するメリットがあるのかどうか，これも悩みどころです。

　循環器系の場合，弁膜症や貧血・高血圧を推定できるため聴診する意義はあるかもしれませんが，呼吸器系では聴診器が**絶対に必要な場面**というのは1つしかありません。**喘息発作**です。そんなバカな！　COPD増悪や間質性肺炎でも必要だ！　ニューモシスチス肺炎のときも珍しい音が鳴るってどこかに書いてあったぞ！　気胸はどうするんだ！　そういう意見も出てくると思いますが，そのような細かいポイントは抜きにして，まずは喘息発作になぜ必要なのか説明しましょう。

　喘息発作は，残念ながら診断技術が向上した現代日本でも**診断が難しい**のです。その原因は，他覚的所見が少ないからです。発熱もなく，胸部X線写真で異常もなく，CRPや白血球も上昇しません。疑う手がかりとしては，聴診が一番大事なのです。聴診して，wheezesを聴取することが確定診断に「使える」のです。もちろん，気道過敏性検査や呼気一酸化窒素濃度測定で診断することもできますが，喘息発作を目の当たりにすることが多いクリニックレベルでそんな設備が整ったところはレアです。

その他の疾患における聴診

　喘息発作以外の疾患，例えば肺炎についてはどうでしょう．聴診異常以外にも，発熱やら白血球上昇やらいろいろな所見が観察されます．そして何より大事なのは，**肺炎を胸部画像検査で観察することが，最も肺炎の診断に必要かつ有用であるという事実**です．肺炎の主役は聴診器じゃないんです，胸部画像検査です．これは誰も異論はないはずです．となると，市中肺炎を疑っている時点で聴診器が必要かどうかという命題の意見が分かれそうです．どうせあとで胸部画像検査をするんだから，聴診してもしなくても一緒でしょ？なんて意見も出てくるかもしれません．

　もちろん，事前に聴診することが有用とする報告もあります．pan-inspiratory crackles が聴取されると，細菌性肺炎を感度83.1％，特異度85.7％で予測でき，late-inspiratory crackles が聴取されると非定型肺炎を感度80％，特異度84.7％で予測できます[1]．また，crackles の数も，肺に線維化をきたしているほど多くなり，細菌性肺炎では1回の吸気で平均8〜12回くらいしか鳴らないそうです[2]．特発性肺線維症はその2倍くらいパチパチ音がします[3]．特発性肺線維症では，スーハースーハーと息をしてもらうと，背側でパチパチと fine crackles が聴取されます．うん，そりゃ当たり前だ．胸部 HRCT（高分解能 CT）を撮影して蜂巣肺が観察されたら「ほら！　fine crackles があれだけ聴取できたんだから肺線維症だったんだ！」と答え合わせはできますが，この患者さんのデシジョンメイキングやそのあとのプラクティスに事前聴診が影響を与えることはありません．

　crackles を数えられる医師（crackle-countables）はいませんが，多いかどうかの判断は経験を積むしかありません．

「コストゼロなんだから」

　呼吸器疾患が疑われる患者さんに対して事前に聴診器を当てる行為が，有用かどうかは誰にもわかりません．もちろん，何を有用とするかによって聴診器の価値は全然違うものになります．聴診器を当ててもらうだけで満足する高齢者だって少なくありません．

> 聴診器は5〜10年に1回くらい買い替えるのが平均的でしょうが，医師人生で2, 3回しか買わないのなら，高めのものを持っておきたいと思うのが呼吸器内科医というもの．

　私は，熱があって喉が痛い人には基本的に胸部X線写真は撮りません．しかし，聴診はします（結局するんかい！）．ごくごくまれに，cracklesを聴取してX線撮影をしてみますが，下葉の軽度の線維化を反映している場合が多く，「聴診だけでオイラ市中肺炎を見つけました！」というファインプレーはそうそうありません．
　いや，でも紹介される立場の呼吸器専門医だからそういう事例が少ないだけで，クリニックのドクターは市中肺炎の診断の前に聴診でアタリをつけているのかも…．そう思って知り合いの開業医の何人かに尋ねてみましたが，自信をもって「聴診ってものすごく有用だよ！」という意見が返ってくることはありませんでした．
　医療アクセスがよくない場合に肺炎の有無を判断する材料として聴診器は有用だと思いますが，果たして現代日本において，肺炎の診断に聴診器が必要なのかどうか，医師13年目にして悩んでいます．「コストゼロなんだから難しく考えなくていいんだよ」と言われればそれまでですが．ジェネラリストの大家の先生方は，身体所見や聴診ありきで話が進んでいくことが前提になっているため，私のようにその出発点で懐疑的になっている医師はアウトローなのかもしれません．
　とりあえず，聴診器を当ててみよう．それだけで何かわかるかもしれないし，診察室の会話がはずむかもしれない．そうデメリット

などないでしょう。ケセラセラ。

　なお，本項目は「J-IDEO　第5号」のコラムにも一部掲載されております。呼吸器内科医必読の医学雑誌です。

総括

☑ 実際の呼吸器診療では，聴診のみでデシジョンメイキングができる場面は多くない。

☑ 聴診器を当てるだけで安心する患者さんがいるのも事実である。

文献
1) Norisue Y, et al. Phasic characteristics of inspiratory crackles of bacterial and atypical pneumonia. Postgrad Med J. 2008 Aug；84（994）：432-6.
2) Vyshedskiy A, et al. Mechanism of inspiratory and expiratory crackles. Chest. 2009 Jan；135（1）：156-64.
3) Vyshedskiy A, et al. Crackle pitch and rate do not vary significantly during a single automated-auscultation session in patients with pneumonia, congestive heart failure, or interstitial pulmonary fibrosis. Respir Care. 2011 Jun；56（6）：806-17.

気管支鏡をするとどのくらいの頻度で気胸になるのか？

　気管支鏡によって起こる気胸の合併頻度は国・地域・試験デザインによってさまざまですが，おおむね 0.3〜1.7％程度と考えられています[1-4]。そのため，患者さんに気管支鏡の説明を行う際は「**気管支鏡によって 100 人に 1 人くらいは肺がしぼむことがあります**」と伝えています。日本の実地診療に即したデータでは，経気管支肺生検を受けた患者さんの 0.67％に気胸を合併すると報告されています[5]。国外の報告よりは，やや少なめの印象です。

　びまん性肺疾患の診断においてクライオバイオプシーが普及するようになると，この気胸の頻度はかなり上昇すると予想されます。過去のまとまった報告を参照すると，**約 10％**に起こると考えてよさそうです[6-8]。つまり，少なくとも 10 倍を超える発症頻度ということになるわけです。

　とはいえ，この頻度は CT ガイド下生検に比べると低いものです。しかし，「クライオバイオプシーとてただの気管支鏡だから…」と楽観視していると足元をすくわれるので注意が必要です。また，クライオバイオプシーでは組織検体が大きいぶん，出血も多くなります。

文献
1) Stather DR, et al. Trainee impact on procedural complications：an analysis of 967 consecutive flexible bronchoscopy procedures in an interventional pulmonology practice. Respiration. 2013；85（5）：422-8.
2) Tukey MH, et al. Population-based estimates of transbronchial lung biopsy utilization and complications. Respir Med. 2012 Nov；106（11）：1559-65.
3) Colt HG, et al. Hospital charges attributable to bronchoscopy-related complications in outpatients. Respiration. 2001；68（1）：67-72.
4) Sinha S, et al. Bronchoscopy in adults at a tertiary care centre：indications and complications. J Indian Med Assoc. 2004 Mar；102（3）：152-4, 156.
5) Asano F, et al. Deaths and complications associated with respiratory endoscopy：a survey by the Japan Society for Respiratory Endoscopy in 2010. Respirology. 2012 Apr；17（3）：478-85.
6) Iftikhar IH, et al. Transbronchial lung cryobiopsy and video-assisted thoracoscopic lung biopsy in the diagnosis of diffuse parenchymal lung disease. a meta-analysis of diagnostic test accuracy. Ann Am Thorac Soc. 2017 Jul；14（7）：1197-211.
7) Sharp C, et al. Use of transbronchial cryobiopsy in the diagnosis of interstitial lung disease-a systematic review and cost analysis. QJM. 2017 Apr 1；110（4）：207-

14.
8) Johannson KA, et al. Diagnostic yield and complications of transbronchial lung cryobiopsy for interstitial lung disease. a systematic review and metaanalysis. Ann Am Thorac Soc. 2016 Oct；13（10）：1828-38.

2 自然気胸に対する脊髄反射的胸腔ドレナージ

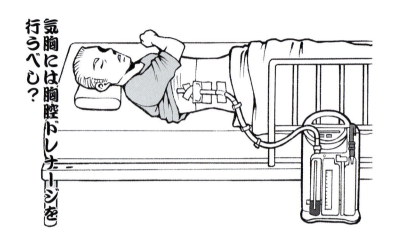

気胸には胸腔ドレナージを行うべし？

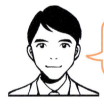

気胸に対しては，とにもかくにも胸腔ドレナージでしょう。

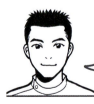

穿刺吸引で脱気しても，そのあと再び虚脱したら結局胸腔ドレーンを入れなければいけませんから。

自然気胸といえば胸腔ドレナージ

気胸に対する胸腔ドレナージに関しては，誰も異論はないでしょ

う．私も毎日のように胸腔ドレーンを気胸の患者さんに刺しています．いや，毎日は言い過ぎですね．

　肺の虚脱率にもよりますが，気胸の治療のゴールドスタンダードは全世界的に胸腔ドレナージと決まっています．胸腔ドレナージで肺を拡げておいて，開いた穴がふさがって自然治癒するのを待つという原始的な戦略です．

　しかし先日，とある国際学会に参加していたイギリス人医師とSNSで学会情報を収集していたところ，こんな話になりました．

> 海外ではTwitterで大量の学会情報が流出しています．学会のスライドの写真もどんどんアップされていますが，著作権とかそこらへんは私は詳しく存じ上げません．

イギリス人医師：「気胸は最近胸腔ドレナージをやらないんだよ，イギリスでは」
私：「え？　全例手術するの？」
イギリス人医師：「ノンノン，とりあえず脱気だけやって，虚脱しやすい症例だけ胸腔ドレナージする感じだよ．うちの国では，そういうガイドラインも出ているよ」

　実はこのイギリスのプラクティス，日本ではあまり普及していませんが，海外では次第に普及しつつあるようです．果たして，一体どういうことでしょうか．詳しく見てみましょう．

海外のガイドライン

さて、海外の気胸治療とはいかなるものか。胸部X線写真や胸部CT写真で胸腔ドレナージが必要かどうか判断します、そりゃそうだ。虚脱が軽度であれば、経過観察のみでもよいです（臓側胸膜と壁側胸膜の距離が2cmを下回るような軽症例）。代表的なアメリカ胸部医学会（American College of Chest Physicians；ACCP）とイギリス胸部学会（British Thoracic Society；BTS）のsmall-largeの基準を 図2-1 [1] に示します。この場合、large以上で胸腔ドレナージを考慮します。

さて、BTSのガイドラインをみてみましょう 図2-2 [2]。実は、日本のプラクティスとは一線を画して、穿刺吸引（脱気）が推奨されていることがおわかりでしょう。日本では胸腔ドレーンを入れてもよさそうな例でも、まずは穿刺吸引による脱気を試みるプラクティスが7年も前から根付いているのです。しかし、イギリス国

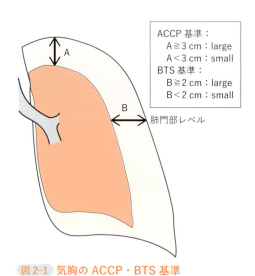

図2-1 気胸のACCP・BTS基準

〔林 清二（監修）, 倉原 優. ポケット呼吸器診療 2018. シーニュ, 2018. をもとに作成〕

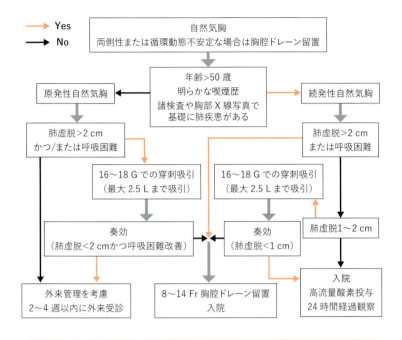

図2-2 BTSの気胸マネジメント

〔MacDuff A, et al. Management of spontaneous pneumothorax：British Thoracic Society Pleural Disease Guideline 2010. Thorax. 2010 Aug；65 Suppl 2：ii18-31. より改変〕

内にも懐疑的な呼吸器科医は結構いるそうで，胸腔ドレーン留置をルーチンで適応している医師も多いとか（前述のイギリス人医師談）。

穿刺吸引だけで治るのか？

　実際の有効性はどうなのでしょうか。夕方に入院して穿刺吸引したはいいけど，夜中の2時にSpO_2が下がってしまったらイヤですよね。ナースさんからブーイングがくるかもしれません。

　Harveyら[3]は，自然気胸の患者さん73人に対して，穿刺吸引あ

るいは胸腔ドレナージの初期治療にランダムに割り付けて比較しています。穿刺吸引群の 35 人中 28 人（80％）で治癒し，その他の 7 人は胸腔ドレナージ治療を受けました。トータルでみると，入院期間は穿刺吸引群のほうが短く，1 年後の再発率は両群に差がなかったそうです。

　類似の臨床試験をノルウェーの Thelle ら[4] が報告しています。3 病院の気胸患者さんを対象にしたランダム化比較試験です。この研究も，穿刺吸引と胸腔ドレーンのガチンコ比較です。穿刺吸引だけでよくならない場合に胸腔ドレーンが適用されました。プライマリアウトカムは入院期間です。穿刺吸引には 16 G の Secalon-T というカテーテルが用いられています。穿刺したあと，吸気が引けなくなったところで処置を終了し，そのあと胸部 X 線写真で悪化所見があれば 2 回目の穿刺を行います。結構"ねばる"戦略です。結果，127 人の気胸患者さんのうち，穿刺吸引を行われたのが 65 人，胸腔ドレーンを挿入されたのが 63 人でした。穿刺吸引群のうち，1 回目の穿刺で何と半数の 50％が治癒し，2 回目の穿刺を受けた 24 人では約半数の 46％が治癒しました。最終的に胸腔ドレナージに踏み切ることになったのは 65 人中 20 人でした（穿刺吸引成功率 68.8％）。プライマリアウトカムである入院期間は，穿刺吸引群のほうが有意に短いという結果でした（穿刺吸引群 2.4 日［四分位範囲 1.2〜4.7 日］，胸腔ドレナージ群 4.6 日［四分位範囲 2.3〜7.8 日］）（$P<0.001$）。この論文には入院期間 7 日をカットオフにして拡大した Kaplan-Meier 曲線 図 2-3 [4] が描かれているので「穿刺吸引ってすごい！」と思われるかもしれませんが，俯瞰的な曲線をみると両群ともにしっかり治療はできているので，これを見るとあまり穿刺吸引にこだわらなくてもよいのかなとも感じます。

 当然ながら Supplemental Figure としてアップロードされているのみです。

　少し分野はズレますが，外傷性気胸においても同様の結果が報告

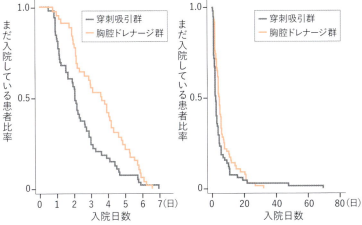

図 2-3 穿刺吸引と胸腔ドレナージの効果

〔Thelle A, et al. Randomised comparison of needle aspiration and chest tube drainage in spontaneous pneumothorax. Eur Respir J. 2017 Apr 12；49（4）. pii：1601296. doi：10.1183/13993003.01296-2016. より〕

されています[5]。602 の外傷性気胸例のうち，277 例（46％）は保存的に治療され，さらにそのうち 252 例（91％）はそのあと胸腔ドレナージを必要としなかったというのです。この報告では，驚くべきことに陽圧換気が必要になった外傷性気胸例でも，胸腔ドレナージなしで 90％が治癒しています。

つまり，これらの臨床試験によれば，「胸腔ドレナージをできるだけ回避する」というコンサバなプラクティスが妥当であるということです。ねばれるだけ穿刺吸引でねばる，これが国際的にも有効な戦略であることが証明されているのです。

いくつかのメタアナリシス[6-8]で報告されていますが，穿刺吸引と胸腔ドレナージの有効性に差はなく，疼痛や入院期間に関しては前者のほうが良好だと結論付けられています。

日本ではまだ，胸腔ドレーン信奉は強く，ある程度の虚脱率があればすぐに挿入しちゃいます。しかし，国際的には minimal invasive な流れになりつつあることを認識しておく必要があるでしょ

う。**脊髄反射的に胸腔ドレーンを選んでいるようではまだまだだな**，と海外の医師に揶揄されるかもしれませんよ。また，施設によっては脱気しても夜間に再び虚脱が進行して急変するという事態に対応できないところもあるため，生産年齢人口が減りつつある日本では，イギリスのようなルーチンの穿刺吸引戦略は難しいかもしれません。

　上述したように，大勢には影響しない"こだわり"のような治療であるため，躍起になって穿刺吸引をやらなくてもよいと私は思っています。

実際の穿刺吸引手技例

　ちなみに，研究や施設によって手法は異なりますが，私が個人的に行っている脱気は以下のような手順です[9]。点滴で使用する18 G以上のカテーテル（サーフロー，インサイト，スーパーキャスなど）を胸腔に留置し，三方括栓を使って，手動で胸腔の空気を外に出します 図2-4 [9]。ここでエラスター針などを使わないほうがよいでしょう。エラスターはかなり"コシ"が強いので，全拡張前に膨ら

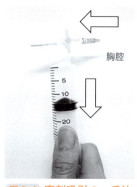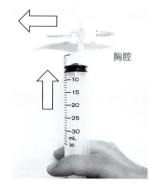

図2-4 　穿刺吸引の一手法

〔倉原　優．呼吸器診療 ここが「分かれ道」．医学書院，2015：192．より〕

んできた肺を強く押してしまうからです。仰臥位で第2肋間からアプローチするのが安全です。脱気の際，外気が胸腔に入らないように注意してください。肺についた傷口が出血でふさがっていれば，脱気だけで気胸は完治します。

ただ，BTSのガイドライン[3]のように最大2.5 Lも脱気を試みるのは非常に煩わしく，時間がとられます。図2-4 を50 mLのシリンジにしたとしても，50 mL脱気1回あたり10秒と計算すれば，10分近くかかってしまいます。10分くらいどうってことないぜ！という場合はまずは穿刺吸引を試みてもよいでしょう。そのあと胸腔ドレーンを入れるとなると，さらに10分，20分追加でかかってしまうので，介助しているナースの顔色をうかがうことも忘れずに。

侵襲性が回避できて臨床アウトカムがもっと改善するのであれば，この穿刺吸引プラクティスは国際的にさらに受け入れられるようになると思うのですが…。何年後になることやら。

総括

- ✓ **イギリスでは，気胸に対する穿刺吸引も推奨されている。**
- ✓ **気胸に対して胸腔ドレーンの前に穿刺吸引による脱気を試してもよいかもしれない。**

文献

1) 林　清二（監修），倉原　優．ポケット呼吸器診療2018．シーニュ，2018．
2) MacDuff A, et al. Management of spontaneous pneumothorax：British Thoracic Society Pleural Disease Guideline 2010. Thorax. 2010 Aug；65 Suppl 2：ii18-31.
3) Harvey J, et al. Simple aspiration versus intercostal tube drainage for spontaneous pneumothorax in patients with normal lungs. British Thoracic Society Research Committee. BMJ. 1994 Nov 19；309（6965）：1338-9.
4) Thelle A, et al. Randomised comparison of needle aspiration and chest tube drainage in spontaneous pneumothorax. Eur Respir J. 2017 Apr 12；49（4）. pii：1601296. doi：10.1183/13993003.01296-2016.

5) Walker SP, et al. Conservative management in traumatic pneumothoraces：an observational study. Chest. 2018 Apr；153（4）：946-53.
6) Devanand A, et al. Simple aspiration versus chest-tube insertion in the management of primary spontaneous pneumothorax：a systematic review. Respir Med. 2004 Jul；98（7）：579-90.
7) Carson-Chahhoud KV, et al. Simple aspiration versus intercostal tube drainage for primary spontaneous pneumothorax in adults. Cochrane Database Syst Rev. 2017 Sep 7；9：CD004479.
8) Vuong NL, et al. Efficacy of treatments in primary spontaneous pneumothorax：A systematic review and network meta-analysis of randomized clinical trials. Respir Med. 2018 Apr；137：152-66.
9) 倉原　優．呼吸器診療 ここが「分かれ道」．医学書院，2015：192．

3 気管支鏡後の発熱に対する盲目的抗菌薬

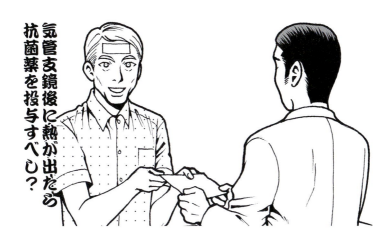

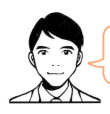
気管支鏡後に熱が出たら，感染症のリスクがあるので抗菌薬を処方します。

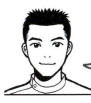
口腔内の嫌気性菌をカメラで押し込んでいる可能性があるので，熱がなくても抗菌薬を処方したほうが無難だと思います。

気管支鏡後の発熱の頻度

気管支鏡をしたあと，「発熱しています！」と病棟からコールを

もらう頻度はどのくらいだろうか？　うーん，5〜10％くらいかなぁというのが個人的な印象です．気管支鏡によって発熱したことが明らかであれば，皆さんはどうしていますか？　血液検査，血液培養，胸部X線写真再検，尿検査…いろいろ頭に思い浮かぶかもしれません．

　過去の文献をひもといても，気管支鏡後の発熱の頻度はまちまちです　表3-1 [1-9]．

　さすがに気管支鏡を受けた5人に1人が発熱するほどコモンではないでしょうから，2012年のYamamotoら[7]の数字が妥当な水準ではないかと解釈しています．日本国内でも大規模な合併症調査[10]が行われているのですが，残念ながら発熱の頻度については調査されておらず，正確な数値は不明です．

　Sharif-Kashaniら[5]は，気管支鏡前後の血液培養（血培）の観察を行っていますが，基本的に血培は陰性になります．現在のコンセンサスでは，気管支鏡後の発熱は菌血症によるものというよりは肺胞上皮から放出されたサイトカインの影響が大きいと考えられています[11]．実臨床で血培が陽性になる確率はかなり低く，あったとしてもコンタミの可能性が高いでしょう．そのため，気管支鏡後の発熱に対して抗菌薬は不要であるという意見が主流です．

> 歯科処置後，一時的に菌血症になることが知られています．これは1時間以内にほぼ検出されなくなります．Sharif-Kashaniらの研究でも同様に，気管支鏡直後に血培陽性になった7人のほとんどがそのあと陰性化しています．

　ただ，予防的抗菌薬が有効だという報告もちらほらあります．気管支鏡生検後の感染症を抗菌薬の予防投与で抑制できるか検証した930人のランダム化比較試験[12]では，統計学的に有意ではなかったものの，アジスロマイシンによる気管支鏡後感染予防対策が有効と結論付けています．抗菌薬の選択がマクロライド系でよいのか疑問が残るところではありますが…．

　日本国内では48施設4,942人という大規模なJ-BRONCHO試

表 3-1 臨床試験における気管支鏡後の発熱の頻度

研究者（発表年）	試験概要	人数	発熱の頻度	注意点
Pereira ら (1975)[1]	気管支鏡後の発熱と肺炎を観察した前向き研究	100人	>38°Cの発熱：16.0%	直近の発熱症例は除外されている
Pereira ら (1978)[2]	13施設共同の気管支鏡の合併症を調べた観察研究	980人	1.21%	-
Strumpf ら (1981)[3]	気管支肺胞洗浄を行われた患者の合併症を調べた観察研究	141人	全体：2.49% 健常人：4.55%	登録基準が不明瞭
Pedro-Botet ら (1991)[4]	気管支鏡後の発熱と菌血症を観察した前向き研究	88人	>38°Cの発熱：27.3%	-
Sharif-Kashani ら (2010)[5]	気管支鏡後の発熱や菌血症を観察した前向き研究	85人	>38°Cの発熱：10.5%	血培陽性例が1.1%あったが、その他は全例陰性
Park ら (2011)[6]	気管支鏡前の予防的抗菌薬の効果を比較したランダム化比較試験	131人	1°C以上の体温上昇： ・予防的抗菌薬群 25.4% ・非予防群 26.6%	感染症の症例を除外できていない
Yamamoto ら (2012)[7]	気管支鏡後の予防的抗菌薬の効果を比較した前向き研究	311人	>37.5°Cの発熱： ・予防的抗菌薬群 5.88% ・非予防群 6.33%	感染症の症例を事前に除外しているランダム化ではなく交互割り付け
Ogawa ら (2014)[8]	ミダゾラムを用いた気管支鏡プロトコルを評価した前向き研究	204人	1.96%	市中病院ではなく、全例大学病院の実施例
Hackner ら (2017)[9]	気管支鏡の発熱におけるプロカルシトニンの有用性を評価した前向き観察研究	314人	>38°Cの発熱：14.0%	全例ジェット換気を用いている

験[13]）がよく知られており，予防的抗菌薬投与は気管支鏡後の抗菌薬治療の必要性リスクや処置後感染症のリスクを減らすことはできませんでした（傾向スコアでマッチさせたコホートとの比較で，それぞれのオッズ比は 0.79［95％信頼区間 0.49〜1.27］，1.02［95％信頼区間 0.59〜1.77］）。また，抗菌薬治療群で有意に下痢が多いことが示されました。これによって，抗菌薬を気管支鏡に際してルーチンに投与する意義はほぼ潰えたといえます。

学会では結果が発表されているのですが，7 年経過した現在，論文は発表されていません。心待ちにしております。

　症例を選んで抗菌薬を投与すべきという意見もあります。実際に気管支鏡後に発熱して重篤な感染症に陥った症例[14]）も報告されており，肺内を操作する手技，増大する病変，事前の造影胸部 CT 写真で内部が不均一な症例には注意すべきです。ただ，それでも感染症が確実に予防できるのか，あるいは気管支鏡が増悪させるのかという肝心な部分はブラックボックスです。

エキスパートオピニオン

　気管支鏡といっても，気管支肺胞洗浄（BAL）を行う場合，経気管支肺生検（TBLB）を行う場合，超音波ガイド気管支鏡を用いる場合など，いろいろな場面が想定されます。このうち，最も発熱しやすいのは BAL です。これは，肺胞内に 150 mL もの生理食塩水を流入させる検査であり，回収率がよくても 50 mL 近くは残ってしまいます。これがどういう機序で肺胞上皮からサイトカインが放出されるのかはよくわかりませんが，気管支鏡後 1〜2 時間もすれば 38℃の発熱がポンと出ます。さすがに BAL 後の発熱ともなると，5〜10 人に 1 人くらいの頻度だと思います。

明確なエビデンスはありませんが，個人的には間違いないと思っています．

　免疫抑制剤を投与されている，抗がん剤投与中である，というリスクが高い症例であれば，個人的には発熱のサーベイランスをして抗菌薬を投与してもよいと思います．

　しかし，やはり患者さん本人がグッタリしていないことが多いので，私は抗菌薬をまず投与しませんが…．

　感染症のリスクが高くない患者さんであれば，サーベイランスすら不要で，バイタルサインが安定していれば解熱鎮痛薬を1錠処方すればそれでおしまいです．解熱鎮痛薬すらいらないという人もいるかもしれませんが，気管支鏡後で疲れている患者さんならQOLのためにも処方してよいと思っています．

　問題はどこから感染リスクが高いと判断するか，です．それは医師の裁量によります．ハナっから防衛医療的になるのなら，もともと素の医師の抗菌薬処方の閾値は低くなっているでしょうし…．第三者が「この患者さんはリスクが高いから投与しておこうか」とひとこと言うだけで，それに反論するエビデンスはなく，若手医師は抗菌薬をホイホイと処方してしまうことになるのです．

　ちなみに，個人的にはマクロライド系抗菌薬ではなく，アモキシシリンやアモキシシリン/クラブラン酸などの経口ペニシリンでよいと思っています．第3世代経口セフェムなどは論外です．間違っても，セフカペン ピボキシルなんて無意味な処方はやめましょう．

総括

☑ よほどの症例でなければ,気管支鏡後発熱に対して予防的抗菌薬は不要である。

文献

1) Pereira W, et al. Fever and pneumonia after flexible fiberoptic bronchoscopy. Am Rev Respir Dis. 1975 Jul;112(1):59-64.
2) Pereira W Jr, et al. A prospective cooperative study of complications following flexible fiberoptic bronchoscopy. Chest. 1978 Jun;73(6):813-6.
3) Strumpf IJ, et al. Safety of fiberoptic bronchoalveolar lavage in evaluation of interstitial lung disease. Chest. 1981 Sep;80(3):268-71.
4) Pedro-Botet ML, et al. Bacteremia after fibrobronchoscopy. Prospective study. Enferm Infecc Microbiol Clin. 1991 Mar;9(3):159-61.
5) Sharif-Kashani B, et al. Incidence of fever and bacteriemia following flexible fiberoptic bronchoscopy: a prospective study. Acta Med Iran. 2010 Nov-Dec;48(6):385-8.
6) Park JS, et al. Impact of antibiotic prophylaxis on postbronchoscopy fever: a randomised controlled study. Int J Tuberc Lung Dis. 2011 Apr;15(4):528-35.
7) Yamamoto M, et al. An open-label, prospective clinical study to evaluate the efficacy of prophylactic antibiotics after diagnostic bronchoscopy. Kobe J Med Sci. 2012 Dec 13;58(4):E110-8.
8) Ogawa T, et al. Prospective analysis of efficacy and safety of an individualized-midazolam-dosing protocol for sedation during prolonged bronchoscopy. Respir Investig. 2014 May;52(3):153-9.
9) Hackner K, et al. Fever after bronchoscopy: serum procalcitonin enables early diagnosis of post-interventional bacterial infection. BMC Pulm Med. 2017 Nov 28;17(1):156.
10) Asano F, et al. Deaths and complications associated with respiratory endoscopy: a survey by the Japan Society for Respiratory Endoscopy in 2010. Respirology. 2012 Apr;17(3):478-85.
11) Krause A, et al. Cytokines derived from alveolar macrophages induce fever after bronchoscopy and bronchoalveolar lavage. Am J Respir Crit Care Med. 1997 May;155(5):1793-7.
12) Kanazawa H. Efficacy of azithromycin administration in prevention of respiratory tract infection after bronchoscopic biopsy: a randomized, controlled trial. Respirology. 2007 Jan;12(1):70-5.
13) Saka H, et al. Prophylactic use of antibiotics is not effective in prevention of infectious complications after diagnostic flexible bronchoscopy: J-BRONCHO Study. Am J Respir Crit Care Md. 2011;183:A4617.
14) Ishida M, et al. Case series of lung abscesses following flexible bronchoscopy. Respir Investig. 2015 May;53(3):129-32.

4 とにかくネーザルハイフローに頼ること

第1章 呼吸器一般

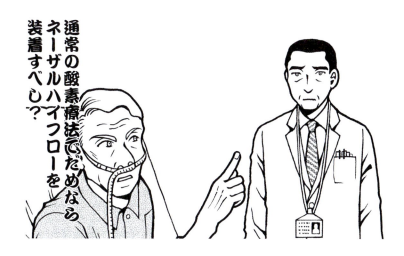

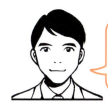
リザーバー付き酸素マスクがダメなら，患者さんにとって非侵襲的陽圧換気はしんどいので，ネーザルハイフローを導入します。

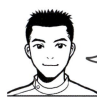
当院では肺がんの終末期患者さんでもネーザルハイフローをよく使います。

　現場では Fisher & Paykel Healthcare 社の商品であるネーザルハイフローと呼ぶことが多いので，ここでは高流量鼻カニュラのことをネーザルハイフローと記載します。どうも高流量鼻カニュラと

いう呼びかたは，しっくりきません。

 余談ですが，「カニューラ」か「カニュラ」か「カヌラ」か「カニューレ」か，いつも迷うんですよ私。

病棟における"4段階"の酸素療法

　1990年代以前，病棟における酸素療法といえば，通常酸素療法と挿管人工呼吸管理しかありませんでした。そこに登場したのが非侵襲的陽圧換気（noninvasive positive pressure ventilation；NPPV）です．今では決して"非侵襲"ではないことは語るまでもありませんが，当時は挿管しないで呼吸管理ができる夢の機器でした．私も研修医になった頃，みるみるCO_2ナルコーシスを改善させていくこの機器を見て，心躍らせました．

　ネーザルハイフローが登場したのは2012年とごく最近です．酸素マスクの上限であるリザーバーマスクを上回る吸入酸素濃度を実現でき，かつNPPVほど侵襲的でないというメリットがあることから，通常酸素療法とNPPVの間のような位置付けになっています．

　すなわち，現在の病棟では，①**通常酸素療法**，②**ネーザルハイフロー**，③**NPPV**，④**挿管人工呼吸管理の**4段階の酸素療法から選択することになるのです．①から順番にステップアップされていく患者さんもいます．

流行の酸素療法，ネーザルハイフロー

　ネーザルハイフローは，簡単に書くと，鼻から加湿した高流量の酸素を流すデバイスで，通常の酸素療法とNPPVの間に位置する酸素療法です．ネーザルハイフローは，流行っています．もはや死語ですが，「**ナウい**」のです．ナウいがゆえに，あまり適応を考慮されずに，リザーバー付き酸素マスクやオキシマスクの延長線上に

君臨するようになりました。以前はネーザルハイフローに対しては，通常の酸素療法と同じ保険点数65点しか算定できませんでしたが，2018年の診療報酬改定により1日あたり保険点数192点が算定できるようになりました。そのため，使用が増えているのも事実です。

 15歳未満：282点，15歳以上：192点です。

　このネーザルハイフローをシステム全体で一括購入すると約100万円かかります（もともと病院にあるパーツを部分的に使って節約する施設もあるみたいですが）。一方，NPPVは，ネーザルハイフローの2～3倍することもザラで，リース契約でないと導入できない病院もあります。なんだ，じゃあネーザルハイフローのほうがいいんじゃないかと思われるかもしれませんが，急性呼吸不全に対するNPPVは1日819点算定可能であるため，実は費用面では長期的にみるとNPPVのほうが病院にとって有益なのです。そのため，十分な加算がとれる集中治療室でないとネーザルハイフローを恒常的に使用するのが難しい施設もあるかもしれません。

終末期のネーザルハイフロー

　蘇生拒否の意思（DNR；do not resuscitate）を示している50人の患者さんにネーザルハイフローを適用した小規模な研究[1]では，ネーザルハイフローは高い酸素飽和度を維持することができ，呼吸数も平均約6回/分（30.6 → 24.7回/分）軽減できました。もちろん，終末期の患者さんの予後を改善する効果を期待しているわけではありませんから，あくまで呼吸努力を軽減させるツールとしての位置付けです。

　進行がんで呼吸困難感を訴える患者さんをNPPVとネーザルハイフローのいずれかに割り付けたランダム化比較試験[2]もありま

す。ここでは NRS（Numerical Rating Scale）と修正 Borg スケールで呼吸困難感を定量的に評価しました。きわめて小規模の臨床試験でしたが，ネーザルハイフローは NRS を平均 1.9 点，修正 Borg スケールを平均 2.1 点改善させました。ただ，この研究ではネーザルハイフローだけでなく NPPV でも同様の結果が得られています。

　ネーザルハイフローは，鼻にカニューレを入れるため酸素マスクや NPPV とは違って，会話や食事がしやすいのは確かです。私も 60 L/分でオレンジジュースを飲むのにトライしてみましたが，吹きこぼすことなく完飲できました。ゆえに，「ネーザルハイフローのほうが快適です」と答えるがん患者さんは全体の 4 割以上にのぼります（ネーザルハイフローのほうが苦痛と答えたのは 15％）[3]。

> こういうアンケート調査を行うとき，「とても快適である」「やや快適である」「どちらでもない」「不快である」のように恣意的に項目を設定すると，快適になりやすいという結果が出るので注意が必要です。

　国内の症例報告レベル[4-6]では，患者さんにネーザルハイフローを適用することで，顔面の圧迫感がなく，人間らしい最期をおくることができたというポジティブなものもあります。

　ただし，終末期の領域でネーザルハイフローの大規模な研究はありません。もしあったとしても，否定的な意見は出てこないでしょう。呼吸困難感をよくしようとしてネーザルハイフローを導入しているため，強い選択バイアスと出版バイアスが入ります。そのため，今後出てくるエビデンスも「QOL を改善する」という結論のものが多いはずです。よって，がんの緩和ケアにおいてネーザルハイフローが是とされる論調は崩れないと予想します。

　しかし現時点で，すべての終末期の患者さんにネーザルハイフローを使えるほど機器は普及していません。メリットがあるのなら全員に適用すべきだという意見はあるかもしれませんが，台数が限られ全員に使えない以上，緩和ケアの領域では①使わないと決める，②症例を限定する，の 2 択しかないと考えます。①は緩和ケ

アでルーチンにネーザルハイフローが登場しないように抑制する戦略としてはよいかもしれませんが、現場の反発が大きいかもしれません。そのため、現実的に②症例を限定する、という対応策をとっている病院がほとんどです。さりとてその導入基準などはなく、医師やチームの裁量に任されているというのが現実です。

終末期がん患者さんの酸素療法に関する総説[7]のなかで、Tiep氏はこのように述べています。「**The overall goal in these patients is comfort rather than a target SpO$_2$（こうした患者さんの治療目標は SpO$_2$ の底上げではなく快適性なのだ）**」。

高炭酸ガス血症にネーザルハイフローは使えるのか

救急外来やICUなどの場所を問わず、Ⅰ型呼吸不全に対してネーザルハイフローを選択してよいと考えます。しかし、多くの呼吸器内科医が疑問に思っているのは、ネーザルハイフローを PaCO$_2$ が貯留している症例に使ってもよいのかどうかです。多くのネーザルハイフローの臨床試験ではⅡ型呼吸不全が除外されていますが、近年Ⅱ型呼吸不全患者さんにおける報告がちらほら出てきています。

もともと在宅酸素療法を導入されている、PtcCO$_2$ 45〜50 mmHg の間にある COPD 患者さん 30 人にネーザルハイフロー（流量 30 L/分）を着けてもらったところ、呼吸数や PtcCO$_2$ の軽減効果が観察されました 図4-1 [8]。呼吸数の軽減は絶対値でみてもまぁまぁの減少ですが、ベースライン PtcCO$_2$ がそこまで高い人を選択していないため、あまり PtcCO$_2$ の減りは大きくありません。

そのほか、安定期 COPD 患者さんに対してネーザルハイフローを装着してもらったところ、どの流量であっても PtcCO$_2$ あるいは PaCO$_2$ が減少することが複数の報告[9,10]で示されています。

また、救急受診した高炭酸ガス血症の COPD 患者さんでも、PaCO$_2$ を軽減させる効果が示されています[11]。ただ、NPPV に移

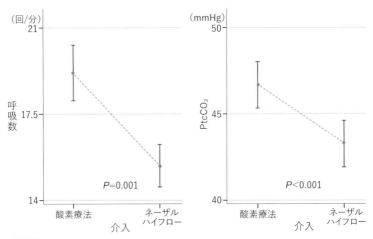

図4-1　COPD患者さんに対するネーザルハイフローの効果

〔Fraser JF, et al. Nasal high flow oxygen therapy in patients with COPD reduces respiratory rate and tissue carbon dioxide while increasing tidal and end-expiratory lung volumes：a randomised crossover trial. Thorax. 2016 Aug；71（8）：759-61. より〕

行する頻度を減らすほどのパワーは示されていません．そのほか，COPD増悪に対しても有効性が報告されています[12]．24人という小規模なランダム化クロスオーバー試験ですが，30分のネーザルハイフロー装着によって$PtcCO_2$がわずかに減少することが示されました．

 通常酸素療法と比較して 1.4 mmHg 程度の差ですが．

　これらの報告をみる限り，少なくともCOPDにネーザルハイフローを用いたからといって$PaCO_2$が貯留するわけではなさそうで，むしろ減らす効果があるようですね．なんだ，杞憂じゃないか．

　過去の代表的な報告[9, 11-19]をまとめてみると，ネーザルハイフロー導入前の$PaCO_2$が高い症例ではウォッシュアウトの効率が上がることがわかります　表4-1, 2　．

　そのためこれまで臨床試験で敬遠されてきたⅡ型呼吸不全に対し

表 4-1 Ⅱ型呼吸不全の COPD に対するネーザルハイフローの効果（CO_2 >50 mmHg の研究）

研究	開始前 CO_2 レベル（mmHg）	CO_2 の減少率（%）	流量（L/分）	装着期間
Bräunlich ら (2013)[13]	55.8（毛細血管）	9.9	20	8 時間
Bräunlich ら (2015)[14]	53.7（毛細血管）	13.3	20	6 週間
Jeong ら (2015)[11]	73.2（動脈血）	8.2	45	2.4 時間
Bräunlich ら (2016)[9]	58.2（毛細血管）	12.6	30	2 時間
Pisani ら (2017)[15]	61.2（動脈血）	9	30	30 分
合計（データ中央値）	60.4	10.6	29	3.2 時間

表 4-2 非高炭酸ガス血症の COPD に対するネーザルハイフローの効果（$CO_2 \leq 50$ mmHg の研究）

研究	開始前 CO_2 レベル（mmHg）	CO_2 の減少率（%）	流量（L/分）	装着期間
Maggiore ら (2014)[16]	34.7（動脈血）	7	35	3 時間
Stéphan ら (2015)[17]	38.7（動脈血）	0.1	50	〜9 時間
Frat ら (2015)[18]	35（動脈血）	0	50	1 時間
Fraser ら (2016)[19]	46.7（経皮的）	7.3	30	20 分
Pilcher ら (2017)[12]	49（経皮的）	3.3	35	30 分
合計（データ中央値）	41	3.5	40	2.8 時間

ても，ネーザルハイフローは間違いなく有効と言えるでしょう。「CO_2ナルコーシスになるから高流量酸素療法はダメ！」という前提が強かったせいで，こういったエビデンスが蓄積されてもなお，Ⅱ型呼吸不全に対しては国内ではあまり使用されていません。残念ですね。

NPPV との比較

ちなみに，急性呼吸不全に対するネーザルハイフローと，通常の酸素療法または NPPV を比較したランダム化比較試験のメタアナリシス[20]によれば，ネーザルハイフローと NPPV の挿管率に有意な差はありません 図4-2 。各研究の実施場所や想定疾患に違いはありますが，実臨床でもてはやされているほど，期待できるデバイスではないという解釈もできるでしょう。

NPPV は"準閉鎖系"です。準とつけたのは，呼気のリークを許

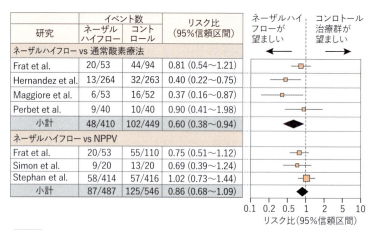

図4-2 ネーザルハイフローと通常酸素療法，NPPV の挿管リスク比較

〔Ou X, et al. Effect of high-flow nasal cannula oxygen therapy in adults with acute hypoxemic respiratory failure：a meta-analysis of randomized controlled trials. CMAJ. 2017 Feb 21；189（7）：E260-E267. より〕

容しているためです。また，マスクの横からも物理的にゼロにできないリークがあります。しかし，ネーザルハイフローは常時リークを許容する開放系です。そのため，ネーザルハイフローでは陽圧を維持することはできません。

> 流量が多いためわずかに PEEP 様の効果はありますが，これに期待するのはちょっと違うと思います。

　また，NPPV は必要な流量を自発呼吸に同期させる，まさに「人工呼吸器」ですが，ネーザルハイフローは，高流量で酸素と空気の混合ガスを流し込んでいるだけです。そのため，「換気」をサポートできるのは NPPV であり，ネーザルハイフローはあくまで通常酸素療法の延長線上に位置するものということを忘れてはいけません。

　挿管をしないと決めている DNR の患者さんにとって，ネーザルハイフローはよい選択肢になります。これは，エホバの証人に対する医療従事者側が編み出した代替案と似ているところがあります。何とかして救いたい，救えるけれども，あの手だけは使ってはいけないというケース。その場合に，ネーザルハイフローは高い吸入酸素濃度を実現することができます。また，前述したように会話や食事の快適性という観点では NPPV ではなくネーザルハイフローを選択してもよいでしょう。

終末期の患者さんに酸素療法をどこまで提示すべきか

　肺がんや特発性肺線維症の終末期に，私たち医師は家族に酸素療法について投げかけることが多いでしょう。これについては次の項（⇒ 37 頁）で詳しく書きますが，その意思決定を患者さんサイドへ丸投げしている人はいないでしょうか。

患者さんやその家族は，ネーザルハイフローやNPPVの存在なんて知りません。間違いなく死にゆく人に対して「酸素療法をどこまでやりますか？」という質問にどこまで意義があるのでしょうか。今や，医師主導のパターナリスティックな治療はタブーとされており，すべての治療選択肢を患者さんやその家族に提示するのが当たり前になりました。別にこれはこれで構いません。しかし，「ネーザルハイフローというかくかくしかじかな装置があるんですが，これを着けますか？」と聞くことは本当に必要でしょうか。生理食塩水の点滴か乳酸加リンゲルの点滴か迷うとき，どちらを使いましょうかと患者サイドにボールを投げることなんてしません。私は侵襲を伴う酸素療法ならともかく，ネーザルハイフローに関しては医師がその裁量で決定してもよいと思っています。酸素療法の歴史からネーザルハイフローの発展まで患者さんに説明したところで，彼らも「じゃあやってください」と答えるしかないからです。事前に話し合える時間があるならともかく，息苦しさにもだえている最中にネーザルハイフローとNPPVの話など，就職面接に遅刻しそうな人に般若心経の真理を説明しているのと何ら変わりません。いや，どんなたとえだ。

　そのため，挿管するかどうかのあるいはどこまで延命するかどうかという分岐点は必ず患者さんや家族に確認する必要がありますが，ネーザルハイフローについては患者さん側にいちいち問うべき内容ではありません。NPPVについては意見が分かれるので，ゴニョゴニョと濁しておきます。

> 個人的には，非侵襲と名がついててもそれなりに侵襲度の高いものですから，説明して諾否を問うほうがよいと思っています。

　終末期のがん患者さんは全員"最期のとき"にSpO_2が下がります。そこで酸素療法を最大限適用することに異論はありませんが，全例ネーザルハイフローを使うのかと問われれば首をかしげる人が

多いでしょう。酸素マスクがどうしても容認できない，閉塞感があるなどの訴えがある終末期がん患者さんで，緩和ケアの一環としてネーザルハイフローを用いるのは賛成です。「挿管はしませんがそれ以外は何も決まっていません」ということで，夜中にネーザルハイフローを終末期がん患者さんにルーチンに着けるようなフロー。これにはまだまだ議論の余地がありそうです。

総括

- ☑ 終末期だからといって約束指示的にネーザルハイフローを導入してもよいのか議論の余地がある。
- ☑ ネーザルハイフローはCOPD患者さんの高炭酸ガス血症を改善させることができる。

文献

1) Peters SG, et al. High-flow nasal cannula therapy in do-not-intubate patients with hypoxemic respiratory distress. Respir Care. 2013 Apr；58（4）：597-600.
2) Hui D, et al. High-flow oxygen and bilevel positive airway pressure for persistent dyspnea in patients with advanced cancer：a phase II randomized trial. J Pain Symptom Manage. 2013 Oct；46（4）：463-73.
3) Epstein AS, et al. Humidified high-flow nasal oxygen utilization in patients with cancer at Memorial Sloan-Kettering Cancer Center. J Palliat Med. 2011 Jul；14（7）：835-9.
4) 岩満加奈ら．終末期患者に対するネーザルハイフローの使用とその看護 ― QOL の改善がみられた一例．日呼ケアリハ学誌，2015；25（2）：282-5.
5) 福家 聡ら．終末期呼吸器疾患患者に対するネーザルハイフロー（Optifrow）の使用経験．日呼ケアリハ学誌，2012；22：211.
6) 武藤 純ら．肺癌の終末期にネーザルハイフローシステムを使用した1症例．日緩和医療会抄集：18，2013.
7) Tiep B, et al. Oxygen for end-of-life lung cancer care：managing dyspnea and hypoxemia. Expert Rev Respir Med. 2013 Oct；7（5）：479-90.
8) Fraser JF, et al. Nasal high flow oxygen therapy in patients with COPD reduces respiratory rate and tissue carbon dioxide while increasing tidal and end-expiratory lung volumes：a randomised crossover trial. Thorax. 2016 Aug；71（8）：759-61.
9) Bräunlich J, et al. Nasal highflow improves ventilation in patients with COPD. Int J Chron Obstruct Pulmon Dis. 2016 May 25；11：1077-85.
10) McKinstry S, et al. Nasal high flow therapy and $PtCO_2$ in stable COPD：A randomized controlled cross-over trial. Respirology. 2018 Apr；23（4）：378-84.

11) Jeong JH, et al. Changes in arterial blood gases after use of high-flow nasal cannula therapy in the ED. Am J Emerg Med. 2015 Oct ; 33（10）: 1344-9.
12) Pilcher J, et al. Physiological effects of titrated oxygen via nasal high-flow cannulae in COPD exacerbations : A randomized controlled cross-over trial. Respirology. 2017 Aug ; 22（6）: 1149-55.
13) Bräunlich J, et al. Effects of nasal high flow on ventilation in volunteers, COPD and idiopathic pulmonary fibrosis patients. Respiration. 2013 ; 85（4）: 319-25.
14) Bräunlich J, et al. Nasal high-flow versus non-invasive ventilation in stable hypercapnic COPD : a preliminary report. Multidiscip Respir Med. 2015 Sep 3 ; 10（1）: 27.
15) Pisani L, et al. Change in pulmonary mechanics and the effect on breathing pattern of high flow oxygen therapy in stable hypercapnic COPD. Thorax. 2017 Apr ; 72（4）: 373-5.
16) Maggiore SM, et al. Nasal high-flow versus venturi mask oxygen therapy after extubation. Effects on oxygenation, comfort, and clinical outcome. Am J Respir Crit Care Med. 2014 Aug 1 ; 190（3）: 282-8.
17) Stéphan F, et al. High-flow nasal oxygen vs noninvasive positive airway pressure in hypoxemic patients after cardiothoracic surgery : a randomized clinical trial. JAMA. 2015 Jun 16 ; 313（23）: 2331-9.
18) Frat JP, et al. High-flow oxygen through nasal cannula in acute hypoxemic respiratory failure. N Engl J Med. 2015 Jun 4 ; 372（23）: 2185-96.
19) Fraser JF, et al. Nasal high flow oxygen therapy in patients with COPD reduces respiratory rate and tissue carbon dioxide while increasing tidal and end-expiratory lung volumes : a randomised crossover trial. Thorax. 2016 Aug ; 71（8）: 759-61.
20) Ou X, et al. Effect of high-flow nasal cannula oxygen therapy in adults with acute hypoxemic respiratory failure : a meta-analysis of randomized controlled trials. CMAJ. 2017 Feb 21 ; 189（7）: E260-E267.

5 人工呼吸器装着意思決定の患者サイドへの丸投げ

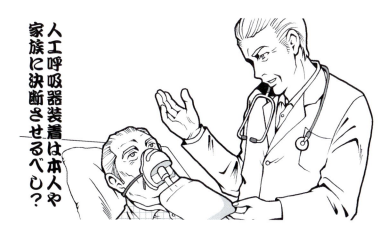

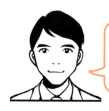

人工呼吸器のメリットやデメリットを説明して，患者さんや家族に装着するかどうか選んでもらっています。

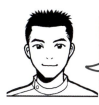

「人工呼吸器はどうしたらいいですか？」と聞かれることがありますが，それは本人と家族が話し合って決めてくださいと伝えています。

　まず覚えておいてほしい事実があります。
　人間とは，**負担の回避を望みながら，その一方で生命の物理的延長を求める**ものです．少し矛盾する両極端の意見ですが，これが共

存するのが一般的な日本人の考えだと理解しなければいけません。「日本人」と書くと反論が出そうですが，これは儒教に影響を受けたわれわれ国民の価値観が根源にあるためと思っており，私はこれを決して批判するつもりはありません。

そもそも人工呼吸器は酸素療法の上乗せに過ぎない

　人工呼吸器は，酸素療法の延長線上にあるデバイスです。侵襲的ですが，最も効果が高い酸素療法です。死にゆく人に酸素療法をどれだけ行っても，いつかその人の人生は墜落してしまいます。その最後に人工呼吸器というエンジンを投入したところで，機体そのものがもうダメならば，墜落するのを先延ばししているにすぎません。根本的な病態が回復できない状況では，人工呼吸器の装着には医学的意義はありません。

集中治療の先生からは「呼吸努力の緩和」という重要な利益がある，と貴重な反論をいただきました。

　それでも，人工呼吸器はあたかも「神格化」された特別な治療のように扱われます。その理由は，心肺蘇生や延命治療という意思決定の代表格に位置付けられているからです。医学的な因子よりも，社会的な因子のほうが大きい場面があるからです。

　しかし私たち医療従事者が覚えておかなければいけないのは，人工呼吸器はあくまで酸素療法であるということです。ネーザルハイフロー 60 L/分・吸入酸素濃度 100％，非侵襲的陽圧換気（NPPV）で IPAP 20 cmH$_2$O，EPAP 6 cmH$_2$O であっても全く病態が改善せずに死にゆく患者さんに，人工呼吸器を装着しても肺が復活するわけではありません。基礎疾患の治療次第です。

　しかし，患者さんや家族はそのバランスを知りません。とりあえ

ず最高の治療を提供してくれるならば,「YES」と答える。NPPVでまったくダメだから,人工呼吸器を装着して助けてもらおうと考える。当然です。

目の前の選択肢

　通常の酸素療法で酸素飽和度が保てないとき,前項（⇒ 25 頁）のようにネーザルハイフローを用いることもあれば,挿管前にNPPVをトライすることもあるでしょう。しかし,その先にある挿管・人工呼吸を含め,ひいては心肺蘇生まで行うのかどうか事前に決めておくことが望ましいのは言うまでもありません。

　さて,私たち医師は**この重要な選択を患者さんサイドに丸投げしていないでしょうか？**

　前項でも述べましたが,患者さんは酸素療法の歴史を知りませんし,知る必要がありません。通常の酸素療法がダメだからネーザルハイフローやNPPVを適用して,それでもダメなら挿管して人工呼吸管理を行う,という流れすら知りません。

一般的な流れではないとは思いますが,旧態依然というか,十分な説明がないままにこういうプラクティスが行われている病院はまだあるようです。

　そして,挿管したあとに抜管ができないと,気管切開を行うことがあり,場合によってはこれらの装置が外せない人生が待っていることも知りません。1〜2時間もあれば,酸素療法の歴史からそれぞれの治療法のメリット・デメリットを細かく伝えることができるでしょう。しかし,実際の臨床ではそこまで長く時間を割く余裕がありません。それゆえ,「意思決定を患者さんサイドに丸投げしてしまう」という行為がまま見受けられるのです。

現在では,治療差し控えということで抜管することが認められつつあるように思います。ただ,法的整備はまだまだ。

ここで1つ,例を見てみましょう。

84歳の男性,間質性肺炎が増悪し,リザーバー付マスク15L/分でSpO_2が85%である。意思疎通はとれるが,興奮状態にありまともな返答ができず,妻に病状説明を行うこととした。

 妻:「夫はもうダメなんでしょうか?」
医師:「いえ,ダメと言うわけではありませんが,肺炎が重症化しています」
 妻:「夫もしんどそうです…」
医師:「今の酸素療法だと酸素化が保てていないので,人工呼吸器を装着するかどうか早急に決めなければいけません」
 妻:「夫はそんなに悪いんですか?」
医師:「人工呼吸器は,のどに管を通して機械につなぐ治療法です。意思疎通は今よりもとりにくくなります。機械につながったまま亡くなられる患者様もいます」
 妻:「夫は,治るんでしょうか?」
医師:「重症の肺炎であり,人工呼吸器を装着するかどうか決めるべき段階に入っていると思いますが,どうされますか? 家族様に決めていただく必要があります」
 妻:「夫が助かる可能性があるなら,やってください」
医師:「わかりました」

この会話の不自然さが伝わったでしょうか?
妻は,夫の病状がいまどういう状況にあるのか心配しており,ま

たそれが治る可能性があるのかを不安に思っています。しかし，医師は人工呼吸器の話にどうにかもっていこうとしており，妻の不安を享受できないままに意思決定を委ねようとしています。いやいや，こんな病状説明なんてありえないと思われる読者もいるかもしれませんが，時間がなくてこういう話になってしまうこと，結構多い。

　もちろん，急がなければいけない病態ではこういう病状説明もやむを得ないかもしれませんが，**何より優先されるべきは「人工呼吸器を装着することによってどうなるか」を患者さんサイドにイメージしてもらうこと**です。挿管・人工呼吸器を装着したはいいが，その2日後に「こんなにツライ思いをさせるとは思いませんでした，外してください」などと家族から懇願される事態だって想定されます。

　集中治療医ほどではありませんが，私も一般呼吸器病棟で何度も何度も「どこまでやるか」の説明をしてきました。そのなかで，私なりにこうしているという工夫を紹介したいと思います。

❶ 現状を共有する（見当識がしっかりしているのならば患者さんに伝える）
❷ もし自分の家族ならどうするかを伝える
❸ 非人道的な選択肢は勧めない
❹ わかりやすい手紙を渡す
❺ コミュニケーションを増やす

❶ 現状を共有する（見当識がしっかりしているのならば患者さんに伝える）

　いきなり人工呼吸器の話をしてもびっくりされるだけなので，まずは現状の医学的情報を共有する必要があります。病状説明の場では，今肺炎がどうなっているのか，そしてこの肺炎の治療を今どう

しているのか，何がリカバーできて何がリカバーできないのか，亡くなる可能性があるのかないのか。事細かに患者さんや家族に伝えるべきです。一番時間をかけなければいけないのはこのフェーズだと私は思います。

とにかくとことんまで共有すること。これが重要です。

一番理想的なのは，特に慢性の呼吸器疾患の場合，事前に患者さんと話し合っておくことです。なかなか外来で終末期の話をするのは難しいですが，こちらが思っているよりも意外とすんなり話に参加してくれることが多いです。フランクに話をもっていくと，冗談で終わってしまうことがあるので，外来で話をするときは言葉を選んで話を進めなければいけません。

もしもそうした時間を設けることができず，ずるずると最終分岐点まできてしまった場合，それでも意思疎通がしっかりとれるのなら，患者さんと話し合うことを諦めないでいただきたい。ただし，苦しみのさなかにいる患者さんはまともな見当識ではなく，なんでもかんでも頷いてしまう傾向にあります。そうした場合，やはり患者さんの家族に意思決定の代諾をお願いしなければなりません。

❷ もし自分の家族ならどうするかを伝える

人工呼吸器を装着するかという話のとき，頭が真っ白とまではいきませんが正常な判断ができない家族さんがたくさんいます。終末期のがんでさえ，うまく受容が進んでいないとそうなります。

私は，「ここからは私の個人的な意見ですが——」とことわりを入れて，自分の家族について話をするようにしています。自分の親が，もし同じような間質性肺炎の増悪を起こしている84歳ならどうするか。自分は医師の経験として，この間質性肺炎の増悪が元に戻りにくいことを知っています。挿管して人工呼吸器を装着すれば，気管切開はまぬがれないこと。何日か延命は可能かもしれないけれど，人工呼吸器を装着したからといって，それが社会復帰をもたらす保証にはならないこと。万が一命をとりとめても，厳しい未

来が待っている可能性がある．ただ，これにより「人工呼吸器装着を回避させよう」という流れに無理矢理もっていこうとするのはよくありません．

　生きてさえいれば，という考えをもっている家族もいます．実際にそういうハンディキャップを背負って頑張って生きている人もいるから，人工呼吸器を装着している家族がいたっていい．でも，私は自分の親につらい余生を送ってほしくありません．そして，将来介護するこちらも，つらい．残された家族の幸せすらも，奪われかねません．

　「10％の確率で気管切開になって要介護5の状態で存命できます，90％の確率で人工呼吸器を装着しようとしまいと亡くなります」というデータが出せれば家族も判断しやすいのかもしれませんが，実際にはその患者さんが逝去する確率は80％なのか，90％なのか，ほぼ100％なのか誰にもわかりません．

　齢37の若輩者が何を偉そうに，と思われるリスクを承知のうえで，私は自分なりの考えを必ず家族に伝えるようにしています．ここにもかなり時間をかけます．この先のアドバンスな治療を「すべき」か「すべきでない」かという主治医の考えをちゃんと伝えるべきなのです．最近の医療は，この「主治医の見解」が往々にして欠落しています．主治医とて人間です．自分の考えを患者さんに，家族に真正面から伝えればいい．昔のようにパターナリスティックにオレの医療についてこいではなくて，家族が迷うような場面ではプロフェッショナルとして舵取りをしてほしい，そういうことです．

　「この選択肢のほうがお父さんは幸せかもしれませんよ」などという言葉を使って誘導する医療従事者もいますが，私はそこまで患者さんの代弁をできるとは思っていないので，その一歩手前でやめています．これは，毎回手さぐりです．

　このフェーズでは，あらゆる治療オプションを提示してもよいのですが，本人も家族も困ってしまうだけなので，私はここではある程度イニシアチブを医師がとらなければいけないと思っています．

❸ 非人道的な選択肢は勧めない

　例えば100歳を超えて老衰に近いような患者さんが肺炎を起こした場合，人工呼吸器を装着して気管切開をするというのは明らかにやりすぎです。いや，もしかして患者さんがそれを望んでいるかもしれませんが，それは稀有な例です。人道的見地から医療従事者側がストップをかけるべき案件と考えます。しかし，こんな状況ですら患者さんサイドに丸投げする医師が存在します。患者さんの絶望的な未来を回避するためにも，医師がしっかりと舵を握っていてほしいと思っています。それは医師免許をもつ人間としての，最低限の矜持でしょう。

❹ わかりやすい手紙を渡す

　病院独自にいろいろな同意書があるでしょう。人工呼吸器装着の承諾書，気管切開の承諾書，延命治療に関する同意書…。それらの書類は医療従事者にとっては至極あたりまえの用語で書かれていますが，実は患者さんから見るとチンプンカンプンの内容が多いです。私は複数の病院の承諾書や同意書を見てきましたが，**患者さん目線に立ってわかりやすく書かれた文面を一度も目にしたことがありません。一度たりとも，です。**

　最初から理解がよいケースは例外ですが，特に重症の患者さんの場合，私は置かれている状況をできるだけ平易な文章で手紙に書いて共有するようにしています。パニックになっていて頷いていた家族も，あとから冷静にその手紙を読み返すことができます。特に人工呼吸器装着や死生観といった重要な話をするときには，その患者さんや家族のために作った手紙を渡すことをお勧めします。

❺ コミュニケーションを増やす

　患者さんは平等に扱うべきだ！　という意見もあると思いますが，こういう重症例で意思決定が重要になる患者さんに対しては普

段よりもコミュニケーションを意図的に増やすようにすべきです。

進行がん，COPD，心不全で亡くなった高齢者の介護者（家族）に対するアンケート[1]によれば，終末期までに予後に関する情報提供が不足していることが示されています。そのため，終末期に近づけば近づくほどベッドサイドに足を運んで横に付き添う家族に情報提供をすべきです。足が遠のいてはいけない。

❶〜❺のような行為は，意思決定がスムーズになるだけでなく，医師患者間のラポールの構築にも役立ちます。それによって，患者さんや家族が一体何に迷っているのか，何をつらいと感じているのかを医師に話してくれるようになります。医師と良好な関係を築くことによって，家族が患者さんの代諾者になることの自信にもつながります[2]。

マンパワーと時間があってのことですが，家族も巻き込んだデスカンファレンスを開催することも有用です。日本ではなかなかできないですよね，この手のカンファレンス。法的には何ら問題ない行為なので，そういう取り組みをしてもよいと私は思っています。そうすることで，患者さんの家族の精神的負担は緩和されるはずです[3]。

> 通常，死後に医学的な検討を行うカンファレンスのことをこう呼びますが，ここでは「どのように亡くなるべきか」という意見を交わすカンファレンスという意味で使っています。

「自分は丸投げなんてしていない」と思っていても，結果的に丸投げになっていることがよくあるので，本当にその意思決定は患者さんや家族が望んだことなのか，その先に待っている未来はみんなが容認できるものなのか，再考したいところです。

これは人工呼吸器装着に限らず，あらゆる延命治療に関して同じことがいえると思います。

遠方の親戚に注意

　挿管・人工呼吸管理をしない方針が決まり，高齢男性の最期の看取りになろうかというとき，私たち医療従事者が注意しなければならないことがあります。それが，遠方の親戚など突如現れる第三者です。

　基本的に妻や子といった一つ屋根の下で生活している人に意思決定を代諾してもらいますが，亡くなる間際になって突然遠方の親戚が現れ「人工呼吸器を装着して，1日でも長く生かしてやってくれ！」と意見を翻されることがあります。その遠方の親戚は，家系では力が強い権威的な人物で，周囲の親戚が逆らえないということもあります。私も実際そういう経験を何度かしています。

　こういったとき，ご家族様と事前にこういう話し合いが行われて，挿管・人工呼吸器の装着はしないという方針になっている，とこちらが説明しても「ワシはそんなことは聞いていない，ワシは反対だ」と返されることもしばしばあります。

　この遠方の親戚問題の解決のためには，病状が最悪期になる前に，意思決定を行う家族グループとして最初から介入してもらうことです。それでも仕事が忙しいなどと理由をつけて来られず，最後の最後になって「人工呼吸器を着けろ」と言う人もいますが，こういう場合はどうすべきでしょうか。

　その場合，やはり一番近い家族に意思決定の代諾をお願いするしかありません。ただ，その話し合いに第三者の親戚を入れるのか入れないのかはケースバイケースです。私は，なかば親戚に恫喝されながら人工呼吸器を装着させられた患者さんを見たことがあります。「やめてください」と強く言えればいいのでしょうが，あとで訴えられたときに，私たち医師を守る法律はありません。

　こういった法的なトラブルを抱えたりするもんだから，いろいろな経験をしてきたドクターは，意思決定のボールを患者さんサイドへ丸投げしたくなってしまう。丸投げは，医師の訴訟恐怖心の裏返

しでもあるのかもしれません。

　この文章は，過去に看取ってきた患者さんや叱咤いただいた家族からの，私に対する戒めの意味も込めて書いています。

> ## 総括
>
> ☑ 人工呼吸器装着の意思決定を患者さんサイドに丸投げしない。

文献
1) Fried TR, et al. Using the experiences of bereaved caregivers to inform patient- and caregiver-centered advance care planning. J Gen Intern Med. 2008 Oct；23（10）：1602-7.
2) Majesko A, et al. Identifying family members who may struggle in the role of surrogate decision maker. Crit Care Med. 2012 Aug；40（8）：2281-6.
3) Lautrette A, et al. A communication strategy and brochure for relatives of patients dying in the ICU. N Engl J Med. 2007 Feb 1；356（5）：469-78.

6 電子たばこによる禁煙

禁煙できないなら電子たばこにするべし？

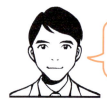

燃焼煙が少ない電子たばこのほうが，肺がんや COPD になりにくいと言われました。

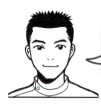

海外では禁煙補助薬として電子たばこが承認されていると耳にしました。

　この本の読者，特に呼吸器内科医にはたばこを吸っている人はいないはずですが…。一定の割合で喫煙者がいるので，この項について非医学的な見地から詳しい人もいるでしょう。

海外では液体式の電子たばこが普及していますが，日本ではニコチンが医薬品に指定されていることもあり，厚生労働省がハードルになってしまいます。そのため，財務省の管轄で電子たばこっぽいものを売り出すしかありませんでした。そのため，日本で電子たばこ，といわれているものはタバコ葉を加熱した**加熱式たばこ**のことを指す場合が多いです。これは，厳密には電子たばことは異なり，タバコ葉を原材料とするたばこ事業法に基づく「たばこ製品」にほかなりません。ちなみにニコチンの個人輸入は未承認医薬品として可能なので，ニコチンが入った液体式電子たばこは個人的な使用は可能です（そこまでやっている人は少数派ですが）。また，ニコチンが含まれない電子たばこもあり，カテゴリーは結構ややこしくなっています。

　ちなみに海外では，燃焼式たばこ（紙巻きたばこや葉巻）が減り，電子たばこが急速に普及しているようです 図6-1 [1]。

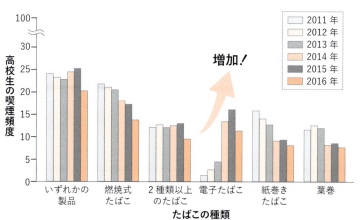

図6-1　アメリカにおける高校生の喫煙状況

〔Jamal A, et al. Tobacco use among middle and high school students-United States, 2011-2016. MMWR Morb Mortal Wkly Rep. 2017；66：601. より改変〕

クラウドファンディングで資金を集めたニコチンゼロの電子たばことして Dr. VAPE が有名です．あくまで香りを楽しむために作られたニコチンが入っていない電子たばこなのですが，そこまでして煙を吸いたい理由が私にはちょっとわからないです．

　この項目では，日本で一番シェアが大きな加熱式たばこについて書きます．

加熱式たばこの種類

　加熱式たばこは，日本では 2018 年 11 月時点で 3 種類あります．「IQOS（アイコス）」（フィリップ モリス ジャパン），「Ploom TECH（プルーム・テック）」（日本たばこ産業），「glo（グロー）」（ブリティッシュ・アメリカン・タバコ・ジャパン）です 表6-1 ．一般的な紙巻きたばこを加熱式に吸うことができる「ヴェポライザー」も登場していますが，ややこしいのでここでは割愛します．IQOS は，世界 10 か国以上で販売されていますが，全体の 98％は日本で売られています．つまり，現状だと，日本が「**加熱式たばこの実験場**」となっているといえます[2]．

加熱式たばこの弊害

　さて，よく「**たばこじゃなくて電子たばこ（加熱式たばこ）なら大丈夫ですか？**」と患者さんに聞かれますが，あなたはどう答えていますか？
　たばこの弊害としてまずニコチンが挙げられます．タバコ葉を加熱するだけですから，当然ながらこれらにもニコチンは含まれています．ただ，ヒートスティックはたばこではないので，ニコチン量を表記する義務はないため，IQOS ではどのくらいニコチンが含まれているのか明記されていません．それはともかく，間違いなくニコチンは含まれているので，ニコチン依存症になった喫煙者が電子

表6-1 加熱式たばこの種類（2018年11月現在）

	IQOS （アイコス）	Ploom TECH （プルームテック）	glo （グロー）
写真			
販売元	フィリップ モリス ジャパン	日本たばこ産業	ブリティッシュ・アメリカン・タバコ・ジャパン
仕組み	ヒートスティックを加熱ブレードに刺して内部から加熱する	リキッドを霧状化したものをタバコカプセルに通過させる	ネオスティックを外側から加熱する
重量	120 g	17 g	101 g
長さ	94 mm	128 mm	85 mm
本体価格（税込）	7,980 円 （新型は＋1,000 円）	2,980 円	8,000 円*
スティック・カプセル価格（1箱）	500 円 （20本入り）	490 円 （5カプセル） ※1カプセルは従来のたばこ4本相当	ネオスティック：460 円 neo（ネオ）：490 円
におい	焦げたにおいがある	ほとんどない	少し焦げたにおいがある
クリーニング	必要でやや難しい （加熱ブレードが折れやすい）	不要	必要だが簡単

＊初回購入・登録の場合，実質 2,980 円

　たばこに切り替えても依存症は治りません。量を減らしていけば禁煙は可能かもしれない，という意見もありますが，それは加熱式たばこでなくとも可能ですし，別問題です。ちなみに前述した Dr.

VAPE のような電子たばこはニコチンが含まれていません。

 推定で 0.5 mg/本程度のようです。

　さて，加熱式たばこを吸うと，煙がモクモク出ますが，あれは何でしょう。実はあれは燃焼した煙ではなく，蒸気です。ここには，ニコチン以外にも，ホルムアルデヒド，一酸化炭素，ベンゼン，トルエンなどが含まれています。ニコチン以外のこうした有害物質をタールと呼びます。この「煙」がたばこの 2 つ目の害です。水蒸気中の測定方法が異なるので，タバコ葉を燃焼させた場合との比較は難しいものの，販売元はこれらタールなどの有害物質はかなり除去できているとコマースしています。もちろん，「有害物質の○割削減」「発がん性物質を○割削減」が真実であったとしても，たばこ煙に曝露されるうえで安全なレベルというものはありません。しかし，従来のたばこと比べて有害物質（一酸化炭素やタール粒子成分）が少ないというのは燃焼を起こさないという純然たる事実をみれば自明の理です（ただし一部の有害物質については従来のたばこより多いという見解もある）[3-5]。実際に加熱式たばこに変えると呼気一酸化炭素濃度が上昇しない経験は多くの呼吸器内科医が実感していることでしょう。また，肺の炎症性カスケードも従来よりは少ないのは間違いないでしょう。

　タバコ葉や主流煙中の主成分であるタール・ニコチン・一酸化炭素，タバコ特異的ニトロソアミンの濃度を，従来の燃焼式たばこと IQOS で比較した国立保健医療科学院の研究があります[5]。これによれば，IQOS では標準たばこと同程度のニコチンが検出されたのに対して，タバコ特異的ニトロソアミンは標準たばこの 1/5，一酸化炭素は標準たばこの 1/100 にまで低減されていることが示されています。

表6-2 加熱式たばこと従来の燃焼式たばこに含まれる成分の比較

	加熱式たばこ（μg）	紙巻きたばこ（ラッキーストライク）（μg）
ニコチン	301	361
アクロレイン	0.9	1.1
ベンズアルデヒド	1.2	2.4
ホルムアルデヒド	3.2	4.3
アセナフテン	145	49

〔Auer R, et al. Heat-not-burn tobacco cigarettes：smoke by any other name. JAMA Intern Med. 2017 Jul 1；177（7）：1050-2. より改変〕

私は，植物の場合「タバコ」と書き，嗜好品の場合「たばこ」と使い分けています。どうでもよいこだわり…。

　なんでもかんでも加熱式たばこのほうが有害物質が少ないというわけではなく，アセナフテンなどの一部の多芳香環炭化水素物は加熱式たばこのほうに多く含まれています　表6-2 [6]。

　アメリカFDAにおけるリスク低減たばこ製品（modified risk tobacco products；MRTP）の審査では，加熱式たばこは，主要な有害成分は低減されていることは認めているものの，禁煙をすすめるための製品としては到底支持できないというコンセンサスをくだしています。ゆえに，現状，医学的にどうあがいても禁煙補助には使えないことです。

加熱式たばこ・電子たばこ禁煙

　さて，電子たばこが禁煙に役立つことを支持している代表的な国はイギリスです。加熱式たばこではなく，液体式の電子たばこのVAPEが支持されています。コクランレビュー[7] では，妥当な研究

としてニコチンを含まないプラセボの電子たばこを対照としたランダム化比較試験を 2 つ挙げて検証しています（電子たばこを用いた禁煙について，質の高い研究が少ない）。これによれば，低用量のニコチンを含む電子たばこは，少なくともプラセボと比べて 6 か月の禁煙率が 2 倍高く（9％ vs 4％），ニコチンパッチと同等の禁煙率であることが示されています。また，このコクランレビュー後に報告されたアメリカの喫煙調査（CPS-TUS）[8]のデータによれば，電子たばこ使用者のほうが非使用者よりも禁煙試行率（65.1％ vs 40.1％）と禁煙成功率（8.2％ vs 4.8％）が高かったとされています。ただし，これらのデータは自己申告によるもので，いわゆる「思い出しバイアス」があることには注意しなければいけません。

　以上から，少なくとも現時点では国際的に「電子たばこ」と認識されている製品については，禁煙に対する効果があるといって問題ないと思います。ニコチンへの曝露は徐々に減らさねばいけませんし，しっかりとしたプロトコルに基づいて行うべきですが，きちんと使えば燃焼式たばこを禁煙・減煙することは可能です。ただし，減煙しても，燃焼式・電子たばこの両方を吸っている場合，リスク低減にはならないという意見もあります。これは，燃焼式たばこの本数を減らしても健康被害のリスクが線形に減っていくわけではないためです[9]。

　COPD や肺がんなどの呼吸器疾患，そのほか動脈硬化や脳卒中などの血管系疾患に対して，従来のたばこと電子たばこ・加熱式たばこのどちらがリスクが低いかについては，疫学的な研究結果を待たねばなりません。そのため，われわれサイエンティストは「電子たばこ，加熱式たばこのほうがよい」という明言は現時点では避けなければなりません。たとえそれが真実であったとしてもです。ちなみに，従来のたばこから電子たばこにスイッチすることで，禁煙効果だけでなく COPD の増悪の頻度を減らしたという報告があります[10]。

　現時点で認識されている有害性は「燃焼式たばこ＞加熱式たばこ

＞電子たばこ」という順番でしょう。**燃焼式たばこよりも IQOS などの加熱式たばこのほうが「まだマシ」**というデータが今後出てくると予想していますが，それまでに商品が乱立してどれがどう評価されるのか専門家も混乱するかもしれません。IQOS は「I Quit Ordinary Smoking」の略であり，Q は quit（禁煙）という意味です。しかし気を付けていただきたいのは，加熱式たばこには明確な禁煙効果は証明されていないということです。前述したようにアメリカ FDA は MRTP の位置付けすら否定しているのです。

> 禁煙の定義が「燃焼式たばこの中止」というものなら，ロジカルに禁煙効果ありという結論になりますが。

　ちなみに WHO は，電子たばこであっても禁煙エリアで使用すべきでないと明言していますので，公共では従来のたばこ同じように扱いましょう。2017 年の日本肺癌学会総会において産業医科大学は，加熱式たばこを喫煙と認識していない人が多いことを指摘しています[11]。私も，現時点では加熱式たばこは間違いなく喫煙であると考えおり，同意します。

　ちなみに，学会の立場はどうかというと，日本呼吸器学会は「非燃焼・加熱式たばこや電子たばこに対する日本呼吸器学会の見解」を発表しており，「従来の燃焼式たばこに比べてタール（たばこ煙中の有害物質のうちの粒子成分）が削減されているが，依存性物質であるニコチンやその他の有害物質を吸引する製品」であるとし，「使用者にとっても，受動喫煙させられる人にとっても，非燃焼・加熱式たばこや電子たばこは推奨できない」という見解を示しています。

総括

☑ 加熱式たばこは従来のたばこよりも人体に悪影響が少ない可能性はあるが，だからといって安全といえるシロモノではない。

☑ 疫学的研究を待たないと，加熱式たばこが個別の疾患に与えるリスクの結論は出せない。

文献

1) Jamal A, et al. Tobacco use among middle and high school students-United States, 2011-2016. MMWR Morb Mortal Wkly Rep. 2017；66：601.
2) 田淵貴大．NSW-3．禁煙ワークショップ　加熱式タバコの問題点と対策．誰が加熱式タバコを使っているのか？　加熱式タバコによる他人への害は？　第58回日本肺癌学会学術集会，2017年10月．
3) Farsalinos KE, et al. Carbonyl emissions from a novel heated tobacco product (IQOS)：comparison with an e-cigarette and a tobacco cigarette. Addiction. 2018 Nov；113（11）：2099-106.
4) Gale N, et al. Changes in biomarkers of exposure on switching from a conventional cigarette to tobacco heating products：a randomized, controlled study in healthy Japanese subjects. Nicotine Tob Res. 2018 Jun 15. doi: 10.1093/ntr/nty104. [Epub ahead of print]
5) Bekki K, et al. Comparison of chemicals in mainstream smoke in heat-not-burn tobacco and combustion cigarettes. J UOEH. 2017；39（3）：201-7.
6) Auer R, et al. Heat-not-burn tobacco cigarettes：smoke by any other name. JAMA Intern Med. 2017 Jul 1；177（7）：1050-2.
7) McRobbie H, et al. Electronic cigarettes for smoking cessation and reduction. Cochrane Database Syst Rev. 2014；(12)：CD010216.
8) Zhu SH, et al. E-cigarette use and associated changes in population smoking cessation：evidence from US current population surveys. BMJ. 2017 Jul 26；358：j3262.
9) U.S. Department of Health and Human Services. The health consequences of smoking？50 years of progress. www.surgeongeneral.gov/library/reports/50-years-of-progress/full-report.pdf
10) Polosa R, et al. Evidence for harm reduction in COPD smokers who switch to electronic cigarettes. Respir Res. 2016 Dec 16；17（1）：166.
11) 大和　浩．NSW-2．禁煙ワークショップ　加熱式タバコの問題点と対策．加熱式タバコ使用時に呼出されるエアロゾルの可視化．第58回日本肺癌学会学術集会，2017年10月．

加熱式たばこを友人にためしてもらった

　別に法的規制があるわけではありませんが，私は呼吸器専門医なのでいかなるたばこも吸うことはできません。そのため，リッチな開業医の知り合い2人にお願いして，3種類の加熱式たばこをすべて試してもらいました。比較した結果を以下に示します。今後の臨床の参考にしてください。

❶ IQOS

　従来のたばこに近い喫味である。ただ，本体に1本分の充電しかできないので，連続して吸うことができない（喫煙を抑制するという意味では連続吸いができないほうがよいのだろうが）。IQOSの本体は保証期間が1年だが，いささか壊れやすく，家電のようにして扱えるものではない。大きくないので喫煙所で吸っていても目立ちにくい。ちょっと手入れが面倒くさい。

❷ Ploom TECH

　粉状になったタバコ葉が詰まったカプセルに発生させた蒸気を通過させて吸い込む，本来の電子たばこの定義に近い加熱式たばこ。1箱分使うごとにカートリッジを交換してしまうので，これも手入れが不要で故障も少ない。ニオイがほとんどなく，たばこ臭いと思われない。逆にたばこ感の喫味が少なく不満を覚える人がいるかもしれない。トータルコストはPloom TECHが一番安い。細長い本体なので，吸っていると笛を吹いているのかと思われるくらい。

❸ glo

　細いネオスティックを周囲から温めて蒸散させる仕組みで，中心にブレードを刺して加熱するIQOSよりは喫味は軽め。ブレードがないので，IQOSより壊れにくいかもしれない。バッテリーと一体になっているので重いが，連続使用が可能。1時間くらいは大丈夫。スティックはIQOSよりも安く，フレーバーの数が多い。IQOSと違って加熱ブレードの手

入れが不要なのがよい。吸っているとパックのジュースを飲んでいるように見えるので，少し恥ずかしい。

7 非呼吸器疾患を合併する呼吸器疾患患者さんの6分間歩行試験

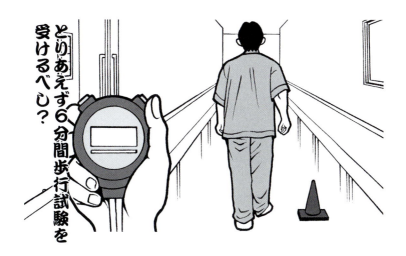

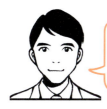
杖をついて歩いているCOPD患者さんの運動耐容能評価は6分間歩行試験でよいでしょうか？

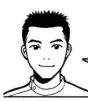
膝が痛くてあまり歩けなかったそうですが，肺の病気は悪くなっていません。

呼吸器内科で6分間歩行試験を
実施する理由

　6分間歩行試験（6-Minute Walk Test；6MWT）は患者さんの移動能力を調べて，運動耐容能を評価する検査です．呼吸器内科では主に，COPDや間質性肺疾患（interstitial lung disease；ILD）の運動耐容能を評価するために行われており，当院でも毎日複数の患者さんに6MWTが実施されています．

　6MWTは主に以下の目的で行われています．

- 疾患によって運動能力がどの程度障害されているか知るため
- 患者さんにとってどの程度の運動が妥当であるか知るため
- COPDやILDの重症度を評価するため，それによって日常生活がどのくらい障害されているか知るため
- 労作時の呼吸困難や酸素飽和度の低下を調べるため，また酸素療法の必要性を判断するため
- 治療やリハビリテーションの効果を知るため

　ATS（American Thoracic Society）のガイドライン[1]では，パルスオキシメータによる酸素飽和度測定は必要とされていませんが，日本では安全のために歩行時に酸素飽和度を測定するのが一般的です．また，特発性間質性肺炎では特定疾患申請に際して6MWTの最低酸素飽和度の数値が必要です．これは，6MWTにおける最低酸素飽和度が特発性肺線維症（IPF）の予後不良因子であるためです[2]．

　トレッドミルのような強い運動負荷をかけるわけではありませんが，基本的に不安定狭心症や心筋梗塞のリスクが高い人は禁忌とされています．また，歩行試験なので，全く歩けない介護を要する人にも6MWTは適用されません．そりゃそうだ．

　6分間，ずっとどこかに向かって歩き続けるわけではなく，15 mや30 mなどの限られた直線コースを往復することでその距離が測定されます．しんどければ途中で休憩をとってもらっても構いませ

表7-1 修正 Borg スケール

0	感じない（nothing at all）
0.5	非常に弱い（very very weak）
1	やや弱い（very weak）
2	弱い（weak）
3	
4	多少強い（somewhat strong）
5	強い（strong）
6	
7	とても強い（very strong）
8	
9	
10	非常に強い（very very strong）

ん。呼吸困難の程度の評価のために，当院では修正 Borg スケールを用いています 表7-1 。リッカート尺度に代表される順序カテゴリー尺度とは違い，おのおののポイント間は等間隔性を有すると考えられており，4点は2点の2倍，8点は4点の2倍という評価が可能で，同じ被験者における経時的な変化を検出するのに優れた呼吸困難の指標とされています。

定量的信頼性

さて，なんでもかんでも運動耐容能評価に 6MWT を用いればよいわけではありません。私が最も注意しているのは，変形性関節症や閉塞性動脈硬化症などを合併している進行性の歩行障害がある患者さんです。それらがコントロール不良の場合は，6MWT の実施自体がほぼ無意味です。

変形性関節症の患者さんでも，その歩行距離・歩行速度が疾患の

病態把握に有用でほかの運動耐容能検査と相関性があるため[3, 4]，実施している病院もあります．しかし，整形外科疾患と呼吸器疾患の2つを有している場合，6MWTの結果がどちらの疾患を反映しているのかわからないというデメリットがあります．ただでさえ，運動負荷強度の設定や再現性が患者さんに依存してしまうというリミテーションがある検査なのに，評価疾患が2つあると，ワケがわからなくなってしまう．そのため，十分にコントロールされていない非呼吸器疾患がある患者さんでは，6MWTそのものの評価ができないので注意が必要です．

フラフラで杖を突いている高齢者が「よーい，はじめ！」と6MWTを実施しているのをみると，いくらなんでもあれじゃあ定量的評価ができないだろうと思ってしまいます．6分間歩行距離は，ワンポイントで評価するのではなく，経時的変化をみることが最も重要で，その日の膝の調子の良し悪しや，杖を買い替えただけでも変化することを知っておかねばなりません．

また，前回の測定から体重が増えたり，また年単位で時間があいてしまったりすると，それらによる影響も加味して6分間歩行距離を評価しなければなりません．

6分間歩行距離は，健常者の場合BMIが1増えるごとに4.0 m，1歳年をとるごとに1.6 m，短くなるとされています[5]．

ちなみに，日本呼吸ケア・リハビリテーション学会誌に興味深い報告[6]があります．なんと，呼吸器内科領域の6MWTでよく測定されている「最低酸素飽和度」に信頼性がないかもしれないというのです．体動が激しいと，誤って酸素飽和度が低く表示されやすくなるそうです（誤表示率は全体の19％にのぼっています）．そのため，最低酸素飽和度に全幅の信頼はおけないかもしれません．

これを補うため，連続的なSpO_2測定値を用いた，DDR（**desaturation distance ratio**）が有効であるとされています．DDRは

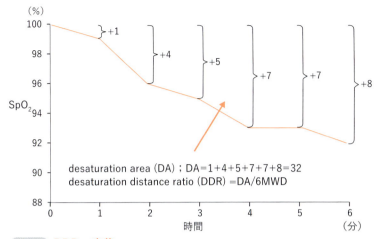

図 7-1 DDR の定義

〔Ijiri N, et al. Application of a new parameter in the 6-minute walk test for manifold analysis of exercise capacity in patients with COPD. Int J Chron Obstruct Pulmon Dis. 2014 Nov 3；9：1235-40. より〕

100％から 6MWT 時の単位時間（例えば 1 分）ごとの SpO_2（％）を引いた値をそれぞれ足し合わせて求められた数値（desaturation area；DA）を用いて，DA/6 分間歩行距離で計算されるものです。

例えば 1 分ごとに SpO_2 を測定したシンプルな定義の DDR をみてみましょう。測定 SpO_2 が 1 分後 99％，2 分後 96％，3 分後 95％，4 分後 93％，5 分後 93％，6 分後 92％で，6 分間歩行距離が 320 m だった場合，DA＝1＋4＋5＋7＋7＋8＝32 となり，DDR＝DA/6 分間歩行距離＝32/320＝0.1 となります 図7-1 [7]。Fujimoto ら[8] の報告では，DDR のカットオフ値を 0.14 にすると％1 秒量 50％未満の予測が感度 72％・特異度 71％で可能となり，カットオフ値を 0.09 にすると％DLCO75％未満の予測が感度 88％・特異度 73％，Goddard スコア 8 点以上の予測が感度 60％・特異度 90％で可能とされています。やや信頼性に乏しい気もしますが，6 分間歩行距離に比べると診断能は高い数値です。6MWT の検査レポートにルーチンで記載するようにするとよいと思います。

総括

- ☑ コントロール不良の非呼吸器疾患を合併している呼吸器疾患の患者さんに6MWTの意義は乏しい。
- ☑ 6分間歩行距離を変化させうる因子が複数ある場合は，検査を行わないほうがよい。

文献

1) ATS Committee on Proficiency Standards for Clinical Pulmonary Function Laboratories. ATS statement: guidelines for the six-minute walk test. Am J Respir Crit Care Med. 2002 Jul 1；166（1）：111-7.
2) Nishiyama O, et al. A simple assessment of dyspnoea as a prognostic indicator in idiopathic pulmonary fibrosis. Eur Respir J. 2010 Nov；36（5）：1067-72.
3) Kennedy DM, et al. Assessing stability and change of four performance measures：a longitudinal study evaluating outcome following total hip and knee arthroplasty. BMC Musculoskelet Disord. 2005 Jan 28；6：3.
4) Maly MR, et al. Determinants of self-report outcome measures in people with knee osteoarthritis. Arch Phys Med Rehabil. 2006 Jan；87（1）：96-104.
5) Oliveira MJ, et al. Reference equations for the 6-minute walk distance in healthy Portuguese subjects 18-70 years old. Pulmonology. 2018 Jul 3. pii: S2531-0437（18）30072-2. doi: 10.1016/j.pulmoe.2018.04.003. [Epub ahead of print]
6) 栗本俊明ら．パルスオキシメータを使用した6分間歩行試験中の低酸素血症評価における問題点．日本呼吸ケア・リハビリテーション学会誌．2016；26（1）：44-9.
7) Ijiri N, et al. Application of a new parameter in the 6-minute walk test for manifold analysis of exercise capacity in patients with COPD. Int J Chron Obstruct Pulmon Dis. 2014 Nov 3；9：1235-40.
8) Fujimoto Y, et al. Usefulness of the desaturation-distance ratio from the six-minute walk test for patients with COPD. Int J Chron Obstruct Pulmon Dis. 2017 Sep 6；12：2669-75.

ギネスブック級の6分間歩行距離

　6分間歩行試験では,「できるだけ遠くまで」歩くことをイメージしながら歩いてもらうことが重要です。しかし,「できるだけ速く」歩くように指示をすると,実はその声かけだけで平均50mくらい歩行距離が増えるという報告があります[1]。歩行距離ってやはり歩く人の気持ちも関係しているんでしょうね。声かけだけでそこまで差が出るんですから,結構誤差が大きい検査なのはいわずもがな。

　40歳くらいでCOPDを発症される患者さんもいるんですが,ボディビルダーかといわんばかりの筋骨隆々な同年代のCOPD患者さんを受けもったことがありました。ルーチンワークとして6分間歩行距離を測定しておこうと思ったのですが…。

患者さん「わかりました,できるだけ遠くに歩くんですね。おっしゃ,頑張るでー！」

　その患者さんにスタート位置についてもらいました。ちょっと待って,ポーズがヘン！　どう見ても陸上競技のスタートのようなポーズをとっています。患者さんはスタート前から鼻息がフンフン。6分間歩くだけですからね,全力疾走したらダメですよ。

検査技師「よーい…スタート！」

　技師さんがそう声をかけると,彼は競歩選手かというくらいのスピードで歩き始めました。

　当院は現在,指に付けたSpO_2を電波で飛ばしてタブレットで記録しているのですが,当時はコード付きのパルスオキシメータを使っていました。そのため,彼の横についていた150cmあまりの小さな女性技師さんは,徒歩ではついていけずバタバタと走り出す始末でした。

　――そして6分後。

検査技師「はい，ストップ，終わりです！」

6分間の競歩が終わりました。

患者さん「どやっ！　ええ記録出たやろ！」

　…だから好記録をたたき出すための検査じゃないんですってば。事前にもっと説明するべきだったか。これでは，運動耐容能の指標にならん。
　細かい数値までは覚えていませんが，6分間歩行距離は**驚異の1 km超え**でした。まぢかよ…。院内の歴代最高記録が出たということでわれわれも驚きました。
　ちなみに，世界最速の競歩選手ならば，6分間で1,669 m歩けます。

文献
1) Weir NA, et al. The influence of alternative instruction on 6-min walk test distance. Chest. 2013 Dec；144（6）：1900-5.

第 2 章

感染症

8 患者満足度向上のための かぜ症候群に対する抗菌薬

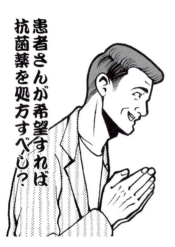
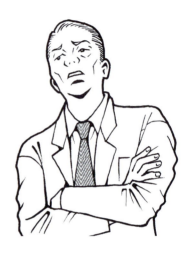

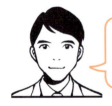
かぜ症候群だと思いますが,「抗菌薬を処方してください」と患者さんに頼まれました。

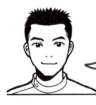
抗菌薬が必要ないことを多忙な外来で説明する時間がないので,かぜ症候群にも抗菌薬を処方しています。

　国内で医師をしているほぼ全員が,かぜ症候群に対して抗菌薬が無効であることを知っていると思います。以下は,それを前提に書

かせていただきます。

　ある研究グループは，かぜ症候群や気管支炎の半数以上に抗菌薬が投与されていることを報告しています[1,2]。これらの疾患に投与された抗菌薬の量は，アメリカの年間抗菌薬消費量の約1/5にあたります。ひょえー！　そのほとんどが不必要な抗菌薬とされていますが，抗菌薬を製造販売している企業にとって「かぜ症候群には抗菌薬は不要ですよ～」と宣伝することは自社の首を絞めることになるため，積極的にそういったキャンペーンを応援している企業は稀有です。むしろ，「肺炎だったら困るから抗菌薬の処方をお願いしま～す」と販売促進をしている企業のほうがビジネスライクです。すがすがしくもある。

　2017年3月に，厚生労働省の有識者委員会は軽いかぜ症候群や下痢の患者に対する抗菌薬の処方を控えるよう呼びかける手引書をまとめました。国が重い腰をついに上げたのです。耐性菌が増え続けており，このままでは2050年には耐性菌によって多数の死者が出る試算を懸念しての動きです。

なぜ抗菌薬処方が当たり前に？

　医師がかぜ症候群に対して抗菌薬を処方するのはなぜでしょう？　簡単です，細菌感染症を治療したいからです。しかし，目の前にいるのは抗菌薬の必要がない患者さんです。矛盾しています。処方する医師の頭に浮かぶのは，「**もし抗菌薬を処方せずに患者さんが悪くなったら…**」という防衛医療的なシチュエーションです。私も毎日のように薬剤を処方していますから，防衛医療的になる気持ちは理解できます。医師は，副作用が軽い抗菌薬を処方して治療失敗を避けられるなら，とりあえず処方しておこうという気持ちになりがちです。

「抗菌薬を処方してくれないんですか？」

　明らかにかぜ症候群の患者さんにこう言われると，こちらとしてもつらい。「必要ないですよ」と言うのは簡単ですが，もし万が一かぜ症候群ではなくて，細菌性肺炎の初期症状だった場合，あとから「医療ミスだ！」と非難されれば，ひとたまりもないからです。また，多忙な外来ではかぜ症候群に抗菌薬は必要ないということを説明する十分な時間がとれないこともあり，結果的に「効率的診療」の名のもとに抗菌薬がどんどん処方されていくのです。「心配せずに主治医である私の言うことを聞いておきなさい」といった昔ながらの診療のほうが，むしろ抗菌薬の不適切処方は少なかったかもしれません。

　小児に対する抗菌薬について，500人以上の内科医にとったアンケートがあります[3]。「あなたの経験では，患者の親の期待に応えるために上気道感染症に対してどのくらい抗菌薬を処方しますか？」という問いに対して，「かなり頻繁に処方する」と答えたのが8人(1.5%)，「しばしば処方する」と答えたのが42人(7.8%)，「ときどき処方する」と答えたのが255人(47.2%)，「めったに処方しない」と答えたのが215人(39.7%)，「絶対に処方しない」と答えたのはわずか21人(3.9%)でした 図8-1 。いや，「親の期待」ってどんだけプレッシャーやねん！　と思わずにいられない数字ですよ，これは。

　そのため，患者さん本人やその家族からも抗菌薬処方が期待されているという現実があります。

　私は，「かぜ症候群に対して抗菌薬は無効であることは知っているが害がないのであれば問題ないじゃないか」という医師がかなりの数にのぼる，というか，不必要な処方のほとんどがその理由であ

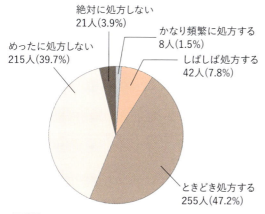

図 8-1　どのくらい抗菌薬を処方するか

〔Fletcher-Lartey S, et al. Why do general practitioners prescribe antibiotics for upper respiratory tract infections to meet patient expectations：a mixed methods study. BMJ Open. 2016 Oct 24；6（10）：e012244. より〕

ることを実感しています。実はこれが問題で，**抗菌薬はむしろ不利益である**という啓発が足りないのではないかと考えています。

　一般的に抗菌薬の副作用の頻度は，アナフィラキシーショックなどの重篤なものが 1/10,000，よくみられる下痢が 1/10 くらいです。急性非特異的呼吸器感染症（要はかぜ症候群）に対して抗菌薬を使用したケースと，抗菌薬を使用しなかったケースとを比較した研究[4]によれば，抗菌薬の投与によって 1 回の肺炎を防ぐためには，1 万回以上の抗菌薬を処方しなければいけません〔NNT（number needed to treat）：12,255〕。何のために抗菌薬を投与しているのかわからなくなってくる数字です，これは。ただし，この NNT は，高齢者であるほど，また典型的な感冒症状でない患者さんであるほど，低くなっていくと思います。特に予備能の低い高齢者が咳を主症状に来院した場合，確証がなくとも抗菌薬を処方することが正しい可能性だってあるのです。ただ，目の前の患者さんが抗菌薬を処方すべき集団かどうかの判断は，医師によって基準が異なるため，エビデンスでは語れない部分も多いでしょう。高齢者の

場合は，とてもデリケート。一概に「かぜっぽいから抗菌薬はダメ」と断言できないのです。

 NNT と NNH（number needed to harm）の逆転現象！

　2016 年にアメリカ疾病対策センターとアメリカ内科学会は合同で成人急性気道感染症（要はかぜ症候群）に対する抗菌薬の適正使用に関する臨床ガイドライン[5]を公開しました。このなかで，合併症を有さない急性気管支炎やかぜ症候群に対する抗菌薬投与を控えるよう強く呼びかけています。製薬会社がどんどん売り込みをかけても，学会が「NO！」と言えばさすがに処方する医師も減るだろうという意味合いもあります。ガイドラインは，この 10 年間で抗菌薬処方が減ったことを認めています。実際に，私が研修医をしていた頃と比較すれば抗菌薬の処方は随分減りました（それでも多いですが）。しかし，キノロン系抗菌薬（クラビット®など）やマクロライド系抗菌薬（クラリス®など）の処方はこの 10 年で 4 倍に膨れ上がっているそうです。

　日本で処方される抗菌薬は欧米諸国と比べて特段多いわけではありません。しかし，抗菌薬の販売量データを基に解析すると，日本では 1 日あたり約 200 万人に抗菌薬が処方されていると想定されます。そのうち約 90％は内服薬で，セフェム系抗菌薬・キノロン系抗菌薬・マクロライド系抗菌薬が主体です[6]。

患者満足度を上げる

　医師への啓発に加えて，どうやったら患者さんに満足してもらえるかという説明方法を学ぶことも重要です。

　『抗微生物薬適正使用の手引き 第一版』[7]には，患者さんに対する説明で以下の要素が重要であると記載されています。これを用いることで，有害事象を増やすことなく抗菌薬処方を 3〜5 割減らせ

ることが示されています[8]。

1）情報の収集
・患者の心配事や期待することを引き出す。
・抗菌薬についての意見を積極的に尋ねる。

2）適切な情報の提供
・重要な情報を提供する。
　- 急性気管支炎の場合，咳は4週間程度続くことがある。
　- 急性気道感染症の大部分は自然軽快する。
　- 身体が病原体に対して戦うが，よくなるまでには時間がかかる。
・抗菌薬に関する正しい情報を提供する。
・十分な栄養，水分をとり，ゆっくり休むことが大切である。

3）まとめ
・これまでのやりとりをまとめて，情報の理解を確認する。
・注意すべき症状や，どのようなときに再受診するべきかについての具体的な指示を行う。

　また，これ以外に重要なポイントも研修医時代の恩師である山本舜悟先生が『**かぜ診療マニュアル第2版**』（日本医事新報社，2017）のなかで詳しく書いていますので，是非参考にしてください。名著中の名著です。これをもっていなかったら，かぜを診療してはいけない！
　そのなかで抜粋して是非お伝えしたいのが，「**寝る前に咳が治まるまでハチミツをティースプーンであげるといいですよ**」**のようなポジティブな推奨**[9]**は受け入れられやすい**ということです。私たち医師は，「抗菌薬は必要ありません」とネガティブな推奨でバッサリと切り捨ててしまうことが多いですが，時間が少ない外来だからこそ，ポジティブな推奨を選んで患者さんに抗菌薬が不要であることを示唆したいものです。

> 大人の場合，コーヒーにハチミツを入れると咳止めとして有効という説[10]もあります。コーヒーに含まれるカフェインは，テオフィリンと似た構造をもち，気管支拡張作用があるためです。このことを知っていて実際にコーヒーを飲んでいる患者さんも少なからずいますが，コーヒーを1日に何度も飲む人はテオフィリンの副作用が出やすいので処方時に注意が必要です。

　有効とされている具体的な声かけは，表8-1 に示したとおりです[11]。主に子どもを連れてきた親に対する言葉ですが，成人に対しても有効と思います。

　こうしたかぜ症候群に対する不適切な抗菌薬使用を減らす方法として，**DAP**（Delayed Antibiotic Prescription）という戦略が話題です。これは，かぜ症候群のように抗菌薬が不要なケースにおいて，受診時に抗菌薬を処方した場合と，経過がおもわしくないときに抗菌薬を処方する場合とを比較すると，後者のほうが合併症や不幸な転帰を増加させることなく抗菌薬の処方量が削減できるという戦略です[10, 12]。

　防衛医療的な側面から，患者満足度を優先して抗菌薬をホイホイ処方してしまいがちですが，医師の声かけで満足度を保持できるならば，そのスキルを磨くほうが理にかなっていると私は思います。

おわりに

　厚生労働省は，かぜ症候群や腸炎で受診した3歳未満に対して，抗菌薬が不要と医師が判断した場合に病院側に報酬が支払われる仕組みを構築するようです。抗菌薬の不適切使用について，まずは小児科から崩しにかかりました。小児だと抗菌薬の副作用が出やすいためでしょう。妥当な政策だとは思いますが，そこまでしなければいけないのかと肩を落とすしかありませんね。

　そしてもう一度書きますが，高齢者のかぜ症候群の診断には注意してください。咽頭痛や鼻汁があるならそれらしいかもしれませんが，咳をコンコンしている患者さんに安易にかぜ症候群という診断

表 8-1 抗菌薬処方を抑制するための有効な声かけ

なぜ抗菌薬が不要か説明する	「これはやっかいなかぜですが，抗菌薬を使ってもよくなりません」 「溶連菌検査は陰性なので，のどの痛みはウイルスによるものでしょう。だから抗菌薬は役に立ちません」 「咳かぜ（chest cold）なので抗菌薬は役に立ちません」 ※咳かぜは気管支炎よりも患者さんに抗菌薬を期待されない
ポジティブな推奨をする	「イブプロフェンやいくらかの水分をとることで，体調はよくなっていくでしょう」 「ハチミツをお子さんに飲ませると咳がよくなって眠りもよくなるかもしれません」
緊急時の備え	「もし 3～4 日でよくならなければ，連絡して受診していただいても構いません。そのときに抗菌薬の必要性を再度評価しましょう」 「1 週間たってもまだお子さんの調子がよくなかったり，熱がまた出てくるようなら，再受診してください」
DAP（Delayed Antibiotic Prescription）：様子をみてよくならなければ抗菌薬を処方する戦略	「あなたのお子さんは自然治癒すると思われる耳の感染症があります。もし 2 日経過しても耳が痛かったり悪くなったりする場合は，連絡して受診してください。再度耳を診させていただきます」 「あなたのお子さんは自然治癒すると思われる耳の感染症があります。よくならなかった場合に，抗菌薬を使うことにしましょう。2 日経過しても耳が痛かったり悪くなったりする場合には，この処方箋を使いましょう。質問があれば遠慮なくいつでも連絡してください」

〔Fleming-Dutra KE, et al. How to prescribe fewer unnecessary antibiotics：talking points that work with patients and their families. Am Fam Physician. 2016 Aug 1；94（3）：200-2. より〕

名をつけて，抗菌薬を処方しないことが不利益をもたらす可能性も頭に入れておくべきです。

　かといって，高齢者にホイホイ抗菌薬を処方すべし，とも思いません。とてもデリケートな領域です。

総括

- ☑ かぜ症候群に対する抗菌薬は不利益をもたらす可能性がある。
- ☑ 患者さんの満足度を向上させるコミュニケーション術を磨く必要があることを啓発する必要がある。
- ☑ 高齢者のかぜ症候群には注意する。

文献

1) Gonzales R, et al. Antibiotic prescribing for adults with colds, upper respiratory tract infections, and bronchitis by ambulatory care physicians. JAMA. 1997 Sep 17；278（11）：901-4.
2) Gonzales R, et al. Principles of appropriate antibiotic use for treatment of acute respiratory tract infections in adults：background, specific aims, and methods. Ann Intern Med. 2001 Mar 20；134（6）：479-86.
3) Fletcher-Lartey S, et al. Why do general practitioners prescribe antibiotics for upper respiratory tract infections to meet patient expectations：a mixed methods study. BMJ Open. 2016 Oct 24；6（10）：e012244.
4) Meropol SB, et al. Risks and benefits associated with antibiotic use for acute respiratory infections：a cohort study. Ann Fam Med. 2013 Mar-Apr；11（2）：165-72.
5) Harris AM, et al. Appropriate antibiotic use for acute respiratory tract infection in adults：advice for high-value care from the American college of physicians and the centers for disease control and prevention. Ann Intern Med. 2016 Mar 15；164（6）：425-34.
6) Muraki Y, et al. Japanese antimicrobial consumption surveillance：First report on oral and parenteral antimicrobial consumption in Japan（2009-2013）. J Glob Antimicrob Resist. 2016 Aug 6；7：19-23.
7) 抗微生物薬適正使用の手引き 第一版，厚生労働省健康局結核感染症課．
8) Cals JW, et al. Effect of point of care testing for C reactive protein and training in communication skills on antibiotic use in lower respiratory tract infections：cluster randomised trial. BMJ. 2009 May 5；338：b1374.
9) Molassiotis A, et al. Symptomatic treatment of cough among adult patients with lung cancer：CHEST Guidelines and Expert Panel Report. Chest. 2017 Apr；151（4）：861-74.
10) Raeessi MA, et al. Honey plus coffee versus systemic steroid in the treatment of persistent post-infectious cough：a randomised controlled trial. Prim Care Respir J. 2013 Sep；22（3）：325-30.
11) Fleming-Dutra KE, et al. How to prescribe fewer unnecessary antibiotics：talking points that work with patients and their families. Am Fam Physician. 2016 Aug 1；94（3）：200-2.

12) Little P, et al. Delayed antibiotic prescribing strategies for respiratory tract infections in primary care：pragmatic, factorial, randomised controlled trial. BMJ. 2014 Mar 6；348：g1606.

亜鉛トローチがかぜ症候群に効く！？

かぜはウイルス感染症で，基本的に治るのを待つというスタンスでよいのは間違いありませんが，最近亜鉛トローチが注目を集めています。これを使うと，年齢や性別に関係なく，かぜ症状が早く治ると報告されています。3研究[1-3]のデータを統合すると，5日時点で亜鉛トローチ群（102人）の70％が回復，プラセボ群（97人）の27％が回復しました図1 [4]。

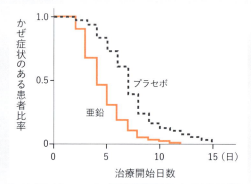

図1 3研究における亜鉛トローチとプラセボトローチのかぜ症状の比較
〔Hemilä H, et al. Zinc acetate lozenges may improve the recovery rate of common cold patients：An Individual Patient Data Meta-Analysis. Open Forum Infect Dis. 2017 Apr 3；4 (2)：ofx059. より〕

文献
1) Petrus EJ, et al. Randomized, double-masked, placebo-controlled clinical study of the effectiveness of zinc acetate lozengeson common cold symptoms in allergy-tested subjects. Curr Ther Res. 1998；59：595-607.
2) Prasad AS, et al. Duration of symptoms and plasma cytokinelevels in patients with the common cold treated with zinc acetate：a randomized,double-blind, placebo-controlled trial. Ann Intern Med. 2000 Aug 15；133（4）：245-52.
3) Prasad AS, et al. Duration and severity of symptoms and levels of plasma interleukin-1 receptor antagonist, soluble tumor necrosis factor receptor, and adhesion molecules in patients with common cold treated with zinc acetate. J Infect Dis. 2008 Mar 15；197（6）：795-802.
4) Hemilä H, et al. Zinc acetate lozenges may improve the recovery rate of common cold patients：an individual patient data meta-analysis. Open Forum Infect Dis. 2017 Apr 3；4（2）：ofx059.

9 市中肺炎の全例に非定型病原体をカバーする

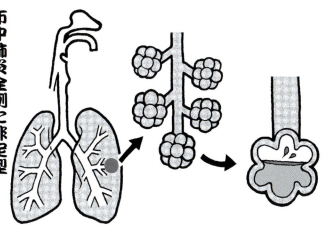

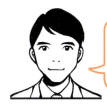
市中肺炎で入院した患者さんの抗菌薬治療では，基本的に全例マクロライド系抗菌薬をかぶせています。

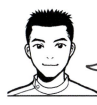
外来の市中肺炎でも非定型肺炎をカバーしておきたいので，とりあえずレボフロキサシン（クラビット®）を併用しています。

　教育熱心な総合病院では，「市中肺炎の治療」というテーマで若手医師向けにレクチャーがありますから，これを読んでいる医師の

表 9-1 細菌性肺炎と非定型肺炎の鑑別

鑑別に用いる項目	
1. 年齢 60 歳未満 2. 基礎疾患がない，あるいは軽微 3. 頑固な咳がある 4. 胸部聴診上所見が乏しい 5. 痰がない，あるいは迅速診断法で起因菌が証明されない 6. 末梢血白血球数が 10,000/μL 未満である	
鑑別基準	
6 項目中 4 項目以上合致した場合 ……非定型肺炎疑い 6 項目中 3 項目以下の合致 ……細菌性肺炎疑い	非定型肺炎の感度は 77.9%，特異度は 93.0%
1.～5. までの 5 項目中 3 項目以上合致した場合 ……非定型肺炎疑い 1.～5. までの 5 項目中 2 項目以下の合致 ……細菌性肺炎疑い	非定型肺炎の感度は 83.9%，特異度は 87.0%

非定型肺炎にはレジオネラ肺炎は含まれていない。
〔日本呼吸器学会成人肺炎診療ガイドライン 2017 作成委員会．成人肺炎診療ガイドライン 2017．日本呼吸器学会：13．より一部改変〕

多くはすでにそのノウハウを会得しているはずです。しかし，非定型肺炎をカバーするラインは医師によってまちまちです。私の勤務する病院は，重篤な呼吸器疾患を合併している患者さんが多いため，私自身はどちらかといえば閾値が低めの"コンサバ呼吸器内科医"かもしれません。

　日本呼吸器学会がガイドライン[1]で推奨している，細菌性肺炎と非定型肺炎をある程度鑑別できる項目 表9-1 を用いたとしても，全幅の信頼をおいて「非定型肺炎をカバーしない選択肢」をとれる医師は多くありません。

　非定型肺炎とひとくくりにしていますが，一般的にはマイコプラズマ（*Mycoplasma pneumoniae*），クラミドフィラ（*Chlamydophila pneumoniae*），レジオネラ（*Legionella pneumophila*）の 3 種類がその主役です。海外では Q 熱（*Coxiella burnetii*）を含むこともあ

表9-2 レジオネラ肺炎の予測因子

- 体温＞39.4℃
- 喀痰がない
- 血清ナトリウム＜133 mEq/L
- LDH＞255 IU/L
- CRP＞18.7 mg/dL
- 血小板＜17.1万/μL

それぞれを1点として，0〜1点：レジオネラ肺炎の確率3.1％，4点以上：レジオネラ肺炎の確率66％

〔Fiumefreddo R, et al. Clinical predictors for *Legionella* in patients presenting with community-acquired pneumonia to the emergency department. BMC Pulm Med. 2009 Jan 19;9:4.より〕

りますが，実臨床で遭遇することが多いメジャーな3菌種が「非定型肺炎3種の神器」として君臨しているのです。クラミドフィラ肺炎は実はそうそう出会わないといわれており，これについては後述します（⇒86頁）。また，レジオネラ肺炎は臨床像が他の非定型肺炎と大きく異なり，重症です。明らかに非定型肺炎としてひとくくりにするには違和感のある感染症です 表9-2 [2]。

となると，私たちが「非定型肺炎カバー」とよくいっているのは，主にマイコプラズマ肺炎のことを指しているといっても過言ではありません。

エビデンスはどうか

市中肺炎例に対して，非定型病原体をカバーした抗菌薬を使用した群と，細菌だけをカバーした抗菌薬を使用した群を比較したランダム化比較試験を集めたメタアナリシス[1]では，死亡率（20試験，オッズ比1.08［95％信頼区間0.86〜1.35］），有効率（23試験，オッズ比1.15［95％信頼区間0.95〜1.38］），3日後の治療効果（2試験，オッズ比1.11［95％信頼区間0.48〜2.57］）のいずれにおいても有意な差がありませんでした。大規模な臨床試験ではPostmaらの報告したCAP-START試験[3]が有名で（上記メタアナリシスにおけ

る比重は 50.2％），これは市中肺炎に対する β ラクタム戦略が，β ラクタム・マクロライド併用戦略とニューキノロン戦略に対して非劣性かどうかを検証したものです。intention-to-treat 分析では，β ラクタム群に比べマクロライド併用群で補正後死亡率が 1.9％高く（90％信頼区間 − 0.6〜4.4），ニューキノロン群で 0.6％（− 2.8〜1.9）低く，β ラクタム戦略が非定型病原体カバー戦略に対して非劣性であることが明らかになりました。ただしこの CAP-START 試験には，ちょっとした懸念があります。耐性菌の頻度が低いオランダで行われた試験であるという点や，一部の患者さんが胸部画像で肺炎を確定されていなかったり，併用群と単剤群で明らかに使用抗菌薬の"趣向"に差があったり…と，信頼性に欠けるのではという意見があるのです[4]。

per-protocol 分析では，結構ギリギリの非劣性。

　CAP-START 試験とよく一緒に議論される研究として，スイスで行われた Garin らの前向きランダム化比較試験[5]についても触れておきましょう。この研究は，β ラクタム系抗菌薬＋マクロライド系抗菌薬併用群に対する β ラクタム系抗菌薬単剤群の非劣性を確かめる目的で実施されました。7 日間の肺炎治療を行ったあと，臨床的に安定しなかった割合は β ラクタム単剤群 41％，併用群 34％と有意差はありませんでした（P=0.07）。この研究では非劣性は証明されませんでしたが，非定型肺炎のサブグループでは，単剤群のほうが不利だったという結果が出ています。

非定型肺炎 31 人の約半数がレジオネラだったので，当然といえば当然ですが。

　さて，『成人肺炎診療ガイドライン 2017』[1]には，クリニカルクエスチョンが 2 つあります。「**市中肺炎のエンピリック治療において，非定型病原体をカバーした抗菌薬の使用は推奨されるか**」と

「市中肺炎のエンピリック治療において，βラクタム系薬にマクロライド系薬を併用することは推奨されるか」という2項目です。実はこの2つのクエスチョンの答えは，前者が「**実施することを弱く推奨する**」，後者が「**実施しないことを弱く推奨する。ただし，重症例においては実施することを弱く推奨する**」というちぐはぐな回答になっています。これは，マクロライドに限定したランダム化比較試験が少なく，後者のほうがエビデンスレベルが低いためと考えられます。後ろ向きデザインや観察研究はたくさん報告されているのですが，『成人肺炎診療ガイドライン2017』ではランダム化比較試験のエビデンスを重視しています。

重要なのはレジオネラ肺炎

　市中肺炎を診たとき，白血球が上昇していなかったり咳嗽がひどかったりすると，マイコプラズマの迅速検査を行うことがあります。大葉性肺炎で血清ナトリウム値が低下していたら，レジオネラ尿中抗原も検査するでしょう。そういったケースでは間違いなく非定型病原体のカバーが必要です。ただ，マイコプラズマ肺炎においては，マクロライドを投与しなくても予後は明らかには悪化しないという見解もあるくらいなので，やはり重要なのはレジオネラ肺炎なのです。

　ちなみに，マイコプラズマ気管支炎に対して，抗菌薬は不要です。

　さきほどの 表9-2 に示したFiumefreddoらのスコアリングが最も妥当性の高いものとされており，特に除外診断においてはかなり有効です（2点未満になるレジオネラは日本のサーベイランスでも6％にすぎない[6]）。

　逆に通常の細菌性肺炎におけるマクロライドの付加価値はほとんどないと考えてよいでしょう。市中肺炎というだけで非定型病原体

のカバーは必要ないと思いますが，重症例やレジオネラが否定できないケースでは積極的に考慮したほうが治療失敗を減らせるかもしれません。

総括

☑ 市中肺炎全例に非定型病原体のカバーは必要ないが，レジオネラ肺炎を疑う場合には積極的にカバーしたほうがよい。

文献
1) 日本呼吸器学会成人肺炎診療ガイドライン 2017 作成委員会．成人肺炎診療ガイドライン 2017．日本呼吸器学会：13．
2) Fiumefreddo R, et al. Clinical predictors for *Legionella* in patients presenting with community-acquired pneumonia to the emergency department. BMC Pulm Med. 2009 Jan 19；9：4．
3) Postma DF, et al. Antibiotic treatment strategies for community-acquired pneumonia in adults. N Engl J Med. 2015 Apr 2；372（14）：1312-23．
4) Waterer G. Empiric antibiotics for community-acquired pneumonia：A macrolide and a beta-lactam please! Respirology. 2018 May；23（5）：450-1．
5) Garin N, et al. β-Lactam monotherapy vs β-lactam-macrolide combination treatment in moderately severe community-acquired pneumonia：a randomized noninferiority trial. JAMA Intern Med. 2014 Dec；174（12）：1894-901．
6) Miyashita N, et al. Clinical presentation of *Legionella pneumonia*：Evaluation of clinical scoring systems and therapeutic efficacy. J Infect Chemother. 2017 Nov；23（11）：727-32．

10 市中肺炎をみたとき クラミドフィラを鑑別の上位に入れること

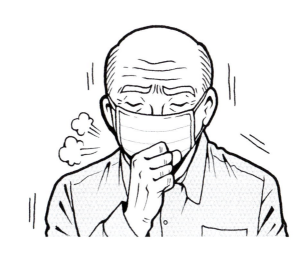

市中肺炎をみたら
クラミドフィラを疑うべし？

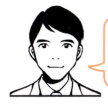

市中肺炎をみたら，マイコプラズマだけでなくクラミドフィラも鑑別に入れています。

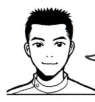

市中肺炎の血液検査にはクラミドフィラ IgG 抗体をオーダーしています。

　前項で「後述します」と書いたクラミドフィラ肺炎について考えてみましょう。慣習的に「クラミジア肺炎」と呼ばれることも多い

ですが，*Chlamydia pneumoniae* から *Chlamydophila pneumoniae* へ菌名が変わっているので，クラミドフィラ肺炎と呼ぶほうがふさわしいです。新生児では *Chlamydia trachomatis* による肺炎が起こりうるので[1]，クラミジア肺炎という用語の存在はあってもよいでしょうが…。

　さて，クラミドフィラ肺炎の診断はご存知のようにきわめて難しい。それでいて絶対に診断しなければ困るというインパクトはありません。クラミドフィラだとわかったとしても，治療方針を変えるほどの意義がないからです[2]。だから，なんとなく非定型肺炎の上位に君臨している状態です。この「なんとなく」が何十年と続いてきました。

　クラミドフィラ肺炎がもしレジオネラのように重症の肺炎を起こすなら，もう少し診断の側面で進化があったかもしれませんが，現状，入院や ICU 入室を要する肺炎ではかなりまれで，あったとしても軽度の市中肺炎だろうと考えられています[3-5]。とはいえ，従来の診断法による結論であるため，根底にある診断法にケチがついているなら，何が真実なのかは神のみぞ知る，ですが…。

　過去の血清抗体検査は他のクラミジア属と交差反応を起こすため，市中肺炎でも偽陽性がかなり多く，「抗体を測る意味ってあるのかなぁ」と疑問に感じていました。そのため，市中肺炎をみたときにクラミドフィラ抗体を提出すると，偉い先生から「意味ないからやめなさい」と諭される人もいたのではないでしょうか。

　よく用いられてきたヒタザイム法の血清抗体測定は，シングル血清の場合 IgM でカットオフインデックス 2.0 以上，あるいは IgA および IgG がシングル血清でともにカットオフインデックス 3.0 以上で陽性とされます。ペア血清を用いた場合，IgG がカットオフインデックス 1.35 以上の変化がある場合にクラミドフィラ肺炎と診断してもよいとされています[6]。ただし，この検査は偽陽性と偽陰性が多く確定診断に用いることができないという意見が多かったです[7]。また，ペア血清は治療を開始してからかなりあとになって

結果が判明するため，実臨床では非常に使いにくく，誰もこんな検査やっていなかった…ような気もします。市中肺炎で非定型肺炎を疑えば初日から治療を導入するので，私はクラミドフィラ抗体が実用的だったと感じたためしがありません。

　特に高齢者では偽陽性が多いことが知られています。

　そんな臨床のジレンマを知ってか，最近，特異度が高いエルナス法が使用可能になりました[7]。エルナス法は，要は酵素免疫測定法（Enzyme-Linked Immuno Sorbent Assay；ELISA）を用いて検出するものです。エルナスプレートと呼ばれる抗体キットは，IgM，IgA，IgG の全種類使用できます。このうち，クラミドフィラ肺炎の診断に重要なのは IgM です。現時点では少なくともヒタザイム法よりは特異度が高いので有用とされていますが[8, 9]，実臨床においてどれくらいインパクトがあるのかはわかっていません。

　IgG 除去試薬と希釈検体をマイクロストリップのウェル（抗原を固相に使用）に加え第 1 反応をみます。そのあとウェルを洗浄し，ホースラディッシュペルオキシダーゼ標識抗ヒト IgM ポリクローナル抗体を加え第 2 反応をみます。抗 IgM 抗体量に応じて，固相抗原-特異 IgM 抗体-標識抗体に複合体が形成されます。未反応の標識抗体を洗浄したあと，TMB 溶液（発色試薬）を加えて，そのあとに反応停止液を加えて吸光度を測定します。この吸光度を比較し，結果を判定します。

　アメリカでは，PCR 診断（BioFire FilmArray）が可能ですが，かなりコストがかかるようで，よほどの症例でない限り使うことはないそうです。診断精度は高そうに見えますが，マルチプレックス PCR がどのくらい臨床的に有用なのか妥当性の検証はなされていません。「なんとなく時代」を打破するためにこの PCR による診断法が普及するかもしれませんが，臨床的にインパクトの小さなクラミドフィラ肺炎を同定するだけで，そこまでやってしまうのはコストエフェクティブとはいえません。

　結局，どのくらいクラミドフィラ肺炎が市中肺炎に存在するのか

明らかにしなければこの議論は進まないのです。

実際のクラミドフィラ肺炎の頻度

　産業医科大学の研究グループが興味深い研究結果を報告しています（表10-1）[10]。これは，市中肺炎で気管支肺胞洗浄液を採取された147人（市中肺炎71人，医療ケア関連肺炎76人）のデータを用いて，洗浄液からDNAを抽出してC. pneumoniae特異的PCR法で評価したものです。その結果，**驚くべきことにPCR法は全例陰性だったのです**（プライマー感度は10^1〜10^7コピー程度）。1例たりとも陽性例がいなかったのです。ただ，これらは気管支肺胞洗浄を余儀なくされた例を後ろ向きに集めたものであり，「元気な市中肺炎」という母集団ではないことに注意が必要です。これらの患者さんのうち，91人に血清抗体価が測定されていますが，シングル血清のクラミドフィラ肺炎の基準を満たした人が8人（14.8％）い

表10-1 肺炎例における血清クラミドフィラ抗体と気管支肺胞洗浄液のPCR

	血清クラミドフィラ抗体 ELISA　IgG, IgA			気管支肺胞洗浄液の特異的PCR
	シングル血清（54人）	ペア血清（37人）		
	感染疑い	過去の感染	推定	陽性
合計（147人）	8/54（14.8％）	7/37（18.9％）	1/37（2.7％）	0/147（0.0％）
市中肺炎（71人）	3/21（14.3％）	3/28（10.7％）	1/28（3.6％）	0/71（0.0％）
医療ケア関連肺炎（76人）	5/33（15.2％）	4/9（44.4％）	0/9（0.0％）	0/76（0.0％）

〔Noguchi S, et al. Frequency of detection of *Chlamydophila pneumoniae* using bronchoalveolar lavage fluid in patients with community-onset pneumonia. Respir Investig. 2017 Nov；55(6)：357-64. より〕

ました。ただし，ペア血清で評価可能だった37人のうち抗体価の上昇がみられていたのはわずか1人（2.7％）だけでした。しかも，その1人は培養からインフルエンザ桿菌が生育したのです。

　肺炎で多いと思われていたクラミドフィラ肺炎ですが，気管支肺胞洗浄までしてDNAが検出できなかったとなると，かなりレアな感染症と考えてもよいのかもしれません。また，少なくともシングル血清での診断は全くアテにならないといえそうです。元気な市中肺炎であってもこの知見がそのまま適用できるとは思っていませんが，少なくとも「想定より少ない」という結論に異論はないでしょう。

　そうなると，ますますクラミドフィラ肺炎の診断が必要かどうか議論の余地が広がりそうです。

　クラミドフィラ肺炎は，急性呼吸器感染症の代表的病原微生物と考えられ研究が進められてきました。しかし，現在ではクラミジア属は持続的感染による慢性炎症性疾患との関連性のほうが重要のように思います。

総括

- ✓ 市中肺炎に占めるクラミドフィラ肺炎の頻度は低いため，積極的診断が必要なのかどうか疑問である。

文献

1) Li Y, et al. The clinical characteristics and genotype distribution of *Chlamydia trachomatis* infection in infants less than six months of age hospitalized with pneumonia. Infect Genet Evol. 2015 Jan；29：48-52.
2) Mandell LA, et al. Infectious diseases society of America/American thoracic society consensus guidelines on the management of community-acquired pneumonia in adults. Clin Infect Dis. 2007 Mar 1；44 Suppl 2：S27-72.
3) Marrie TJ, et al. Ambulatory patients with community-acquired pneumonia：the frequency of atypical agents and clinical course. Am J Med. 1996 Nov；101（5）：508-15.

4) Cillóniz C, et al. Microbial aetiology of community-acquired pneumonia and its relation to severity. Thorax. 2011 Apr ; 66 (4) : 340-6.
5) Arnold FW, et al. A worldwide perspective of atypical pathogens in community-acquired pneumonia. Am J Respir Crit Care Med. 2007 May 15 ; 175 (10) : 1086-93.
6) Kishimoto T, et al. Assay of *Chlamydia pneumoniae*-specific IgM antibodies by ELISA method - reduction of non-specific reaction and resetting of serological criteria by measuring IgM antibodies-. Jpn J Infect Dis. 2009 Jul ; 62 (4) : 260-4.
7) Miyashita N, et al. Antibody responses of *Chlamydophila pneumoniae* pneumonia : Why is the diagnosis of C. pneumoniae pneumonia difficult? J Infect Chemother. 2015 Jul ; 21 (7) : 497-501.
8) Miyashita N, et al. Evaluation of serological tests for diagnosis of *Chlamydophila pneumoniae* pneumonia in patients with nursing and healthcare-associated pneumonia. J Infect Chemother. 2013 Apr ; 19 (2) : 249-55.
9) Miyashita N, et al. *Chlamydophila pneumoniae* serology : cross-reaction with *Mycoplasma pneumoniae* infection. J Infect Chemother. 2013 Apr ; 19 (2) : 256-60.
10) Noguchi S, et al. Frequency of detection of *Chlamydophila pneumoniae* using bronchoalveolar lavage fluid in patients with community-onset pneumonia. Respir Investig. 2017 Nov ; 55 (6) : 357-64.

11 排菌陰性化から1年時点での非結核性抗酸菌症の治療終了

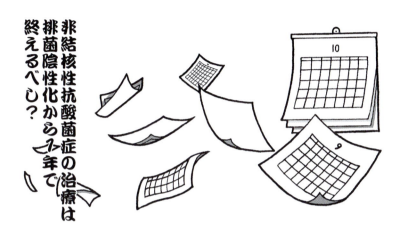

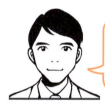
ガイドラインどおり，非結核性抗酸菌症は排菌陰性化から1年で治療を終えています。

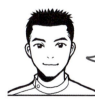
結核と同じような服薬指導ができないので，治療脱落が多いです。

　国内外のガイドラインや指針[1-3]では，非結核性抗酸菌（non-tuberculous mycobacteria；NTM）症の治療期間は排菌が陰性化

してから 1 年と明記されています。イギリスでは 2 年間投与しましょうと記載されていましたが，2017 年のガイドライン改訂[3]で少なくとも 1 年という記載に変更になっています。この治療期間は，NTM 症全般にいえることで，*Mycobacterium avium* complex（MAC）も，*M. kansasii* も，*Mycobacteroides abscessus* も同じです。個人的には「菌種全部同じというのもどうなのかな」と感じていますが，今のところ確たるエビデンスはないのでおしなべて同じ治療期間になっています。

> アブセッサスは *Mycobacteroides* になりましたが，書き分けるのが大変なので，以下「*M.*」で統一します。

一般的に NTM 症の代表的 3 菌種の治療は 表 11-1 のようになります。

このなかで最も多いのは，肺 NTM 症の 9 割近くを占める MAC です。肺カンサシ症 と肺アブセッサス症はそれぞれ数％ずつの頻度です。そのため，臨床医が接する機会が多いのは，やはり肺 MAC 症なのです。肺 MAC 症が皇帝，肺カンサシ症と肺アブセッサス症が右大臣・左大臣みたいなイメージです。

> アメリカのカンザス（発音記号：kænzəs）が語源なので，正しくはカンザシ症ですが，慣例的に日本ではカンサシ症と呼んでいます。

ただし，現時点で沖縄だけは例外です！　沖縄は迅速発育菌が多く存在することが知られており，一番多い NTM 症は *M. abscessus* なのです。

> 割合は 3 割ほどで，MAC 2 菌種よりわずかに多い程度とされています[4]。予後良好とされる *M. massiliense*（後述）がどの程度含まれるのか興味のあるところ。

表 11-1 代表的な肺 NTM 症の治療

肺 MAC 症
・リファンピシン　10 mg/kg（上限 600 mg）/日　分 1 ・エタンブトール　15 mg/kg（上限 750 mg）/日　分 1 ・クラリスロマイシン　600〜800 mg/日　（15〜20 mg/kg）　分 1 または分 2（800 mg は分 2 とする） ・ストレプトマイシンまたはカナマイシンのおのおの 15 mg/kg 以下（上限 1,000 mg）を週 2 回または 3 回筋注 ※難治例，クラリスロマイシンの MIC≧32 の高度耐性例ではシタフロキサシン 100 mg/日の追加も考慮
肺カンサシ症
・イソニアジド　5 mg/kg（上限 300 mg）/日　分 1（ピリドキサールを併用する） ・リファンピシン　10 mg/kg（上限 600 mg）/日　分 1 ・エタンブトール　15 mg/kg（上限 750 mg）/日　分 1（視力障害の発生に注意する） ※肺 MAC 症と同レジメンも有効
肺アブセッサス症
・イミペネム　0.5〜1.0 g　6〜8 時間ごと ・アミカシン　7.5 mg/kg　12 時間ごと　あるいは　15 mg/kg　24 時間ごと ・クラリスロマイシン　600〜800 mg/日　（15〜20 mg/kg）　分 1 または分 2（800 mg は分 2 とする）　あるいは　アジスロマイシン　500 mg/日 上記治療を 1〜2 か月継続し，マクロライドを継続した状態でシタフロキサシン　100〜200 mg/日　分 1 あるいはモキシフロキサシン 400 mg/日　分 1 を併用する ※外科的切除を常に検討する ※リネゾリド 600 mg 1 日 1〜2 回の併用も有効である

肺 MAC 症の治療期間

　まずは最もエビデンスが豊富な肺 MAC 症について書いていきたいと思います。さて，肺 MAC 症をなぜ治療するのでしょうか？「病気を治すために決まっているじゃないか！」とおっしゃられる人がいるかもしれませんが，肺 MAC 症を根治させることは至難の

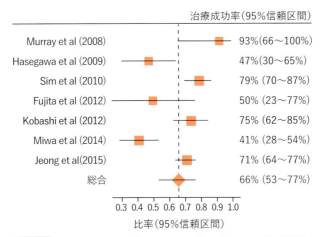

図 11-1 ATS 推奨レジメンで治療したマクロライド感受性 MAC に対する治療効果

〔Diel R, et al. Microbiologic outcome of interventions against *mycobacterium avium* complex pulmonary disease：a systematic review. Chest. 2018 Apr；153（4）：888-921. より〕

業です。そのため，①**自覚症状をよくすること**，②**病勢進行を食い止めて長期予後を改善すること**，の2点が主目的です。

　マクロライド系抗菌薬をキードラッグに据えると，MACの排菌陰性化率は65％以上と報告されています[5-7]。ただ，Dielら[7]も報告しているように，地域や文献ごとのばらつきが大きいため，真の治療成功率はわかりません **図11-1** 。喀痰はテクニカルな側面から偽陰性が多く，微生物学的アウトカムの設定も研究ごとに異なっていることがあるため，おおむね3人に2人，治療の恩恵を受けるというイメージでよいでしょう。言い換えると，3人に1人は効果が乏しく，難治性ということが言えます。

　さて，少し歴史をひもといてみましょう。イギリス胸部学会（British Thoracic Society；BTS）が主導したランダム化比較試験[8]で，リファンピシン＋エタンブトールに上乗せで用いる薬剤としては，シプロフロキサシンよりクラリスロマイシンのほうが治療失敗が少ないことがわかりました（23％ vs 13％） **表11-2** 。以降，ク

表 11-2 MAC に対する各レジメンの効果

	リファンピシン エタンブトール	イソニアジド リファンピシン エタンブトール	リファンピシン エタンブトール クラリスロマイシン	リファンピシン エタンブトール シプロフロキサシン
患者数	37 人	38 人	83 人	87 人
治療失敗 および再発	41％	16％	13％	23％

〔Jenkins PA, et al. Clarithromycin vs ciprofloxacin as adjuncts to rifampicin and ethambutol in treating opportunist mycobacterial lung diseases and an assessment of *Mycobacterium vaccae* immunotherapy. Thorax. 2008 Jul；63（7）：627-34. より改変〕

ラリスロマイシンはキードラッグとして君臨しています。リファンピシンとの併用でクラリスロマイシンの血中濃度が低下するため，リファンピシンと併用するときは十分量のクラリスロマイシン（可能なら 800 mg/日）を処方すべきです。

少量マクロライド療法を漫然と続けられていた患者さんは，初回治療の時点で MAC がクラリスロマイシン耐性になっていることがあるので，治療開始時に必ず MAC の感受性を確認しておく必要があります。

さて，肺 MAC 症の治療期間は排菌陰性化から 1 年とされています[1]。これは，1 年以上排菌がなくなったあとの再排菌は再発ではなく**再感染**であることが多いという報告[6]に基づいて，1 年以上の排菌陰性持続が治療終了の目安になっているからです（⇒ 108 頁 column 参照）。排菌陰性とは基本的に喀痰の**抗酸菌培養が陰性**であることを示しています。通常排菌陰性化まで 3〜6 か月くらいかかりますので，トータル 1.5 年くらいを見積もって治療を開始します。

> 空洞のない結節気管支拡張型の再発例の 75％が再感染とされています。初回に検出した MAC と再発時に検出した MAC が異なる遺伝子型であることが示されています。

それでも，実臨床では 2 年を超えて使っている患者さんも少なくありません。それは，たとえ排菌陰性化率が高くても，そのあと

の再発が多いからです。その頻度は約 50％にものぼります[9, 10]。**治療中および治療終了後の再発の原因は，先ほど述べたように再感染が多いとされています**。マクロライドを長期間飲んだけど効果がなくてダメでした，というよりも，空洞形成や気管支拡張症で構造変化をきたした肺に，再び新しい MAC が感染するのです[6, 11, 12]。

　肺 MAC 症の治療を受けた 466 人のアウトカムを調べた報告[13]があります。これによれば，**微生物学的再発率は排菌陰性化から 15 か月未満の維持治療を受けた患者に偏って高くみられました**。マクロライドの投与期間が長く，若年であるほど治療成功が多いという知見[14]もあります。

　エキスパートオピニオンでは，有空洞症例の再発率（再感染率）が高いことから，空洞が残っている場合は治療期間をさらに 9 か月～1 年程度長めに見積もってよいとされています。私も同意見です。長いほど安心感は増します。ちなみに，有空洞例には初期からアミノグリコシドを入れたほうがアウトカムがよくなります。

　私の外来患者さんには，5 年以上内服している患者さんもいます。もちろん，永続的に内服するリスクにも同意いただいたうえでのことです。特にエタンブトールの長期内服は，視力障害のリスクが高くなるので，定期外来で「新聞の字などが読みにくくなっていないか」などの問診が必要です。

　なお，標準治療で奏効しない場合，またクラリスロマイシンの MIC が 32 以上と高度耐性の場合は，シタフロキサシン（グレースビット®）を 100 mg/日加えることもあります（当院では難治例が多いのでよく使っています）。ちなみに，MAC に対するキノロンの効果は，「シタフロキサシン＝モキシフロキサシン（アベロックス®）＞ガチフロキサシン＞レボフロキサシン（クラビット®）」です。

　ガチフロキサシン（内服）はとうの昔に販売中止になりました。

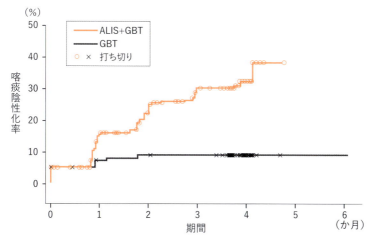

ALIS：アミカシンリポソーム吸入懸濁液，GBT：ガイドラインに基づいた標準治療
図11-2 治療抵抗性肺 MAC 症に対するアミカシン吸入の効果（CONVERT 試験）

〔Griffith DE, et al. Amikacin liposome inhalation suspension for treatment-refractory lung disease caused by Mycobacterium avium complex（CONVERT）: a prospective, open-label, randomized study. Am J Respir Crit Care Med. 2018 Sep 14. doi: 10.1164/rccm.201807-1318OC.［Epub ahead of print］より〕

　治療抵抗性肺 MAC 症に対して，アミカシンリポソーム製剤を吸入することで，喀痰陰性化率が3倍以上改善したと報告されており 図11-2 [15]，**アミカシン吸入**はかなりトピックになっている治療法です。いずれ日本でも難治性 MAC に使われるようになるでしょう。

M. intracellulare と *M. avium* の違い

　ちなみに肺 MAC 症では，***M. intracellulare* のほうが *M. avium* よりも重症化しやすいとされています。**なぜか胸部 CT で比較的広範囲にみられるのが *M. intracellulare* なのです[16]。また，空洞がある場合，前述したように再発（再感染）が多くなるため，より長期の化学療法を推奨している医師も多いです。

表11-3 各地域のMACの内訳

	M. avium の頻度（%）	*M. intracellulare* の頻度（%）
北海道地方	85.7	14.3
東北地方	79.2	20.8
関東地方	89.7	10.3
中部地方	67.9	32.1
近畿地方	79.4	20.6
中国四国地方	47.6	52.4
九州地方	39.6	60.4
全国	67.4	32.6

〔Suzuki K, et al. Clinical significance and epidemiologic analyses of *Mycobacterium avium* and *Mycobacterium intracellulare* lung disease from post-marketing surveillance. Respir Investig. 2018 Jan；56（1）：87-93. をもとに作成〕

　ちなみに，*M. intracellulare* は西日本に多く，*M. avium* は東日本に多いとされています 表11-3 [17]。そういう意味では，ちょっと西日本のほうが不利かもしれませんね。また，全体の内訳は，67.4％が *M. avium* 感染症，32.6％が *M. intracellulare* 感染症です。

高齢者における現実的対応

　高齢者の場合，肺MAC症に対してそもそも治療を導入しないという選択肢もあるのですが，リファンピシンを省いてエタンブトールとクラリスロマイシンの2剤を併用するという方法もあります。というのも，平均70歳の肺MAC症の臨床試験[18]において，リファンピシン＋エタンブトール＋クラリスロマイシンのレジメンと，エタンブトール＋クラリスロマイシンのレジメンには有効性に差がなく 表11-4 ，むしろ，忍容性は2剤のほうが良好という結果が示されているからです。リファンピシンはクラリスロマイシンの耐性誘導期間を延長し，重症例では生命予後を改善することがわかってい

表11-4 肺MAC症に対する3剤併用療法と2剤併用療法の喀痰陰性化率

	リファンピシン エタンブトール クラリスロマイシン	エタンブトール クラリスロマイシン	差
intention-to-treat	40.6%	55.0%	−14.4%（95%信頼区間−32.1〜3.4%）
per-protocol	75.0%	82.5%	−7.5%（95%信頼区間−26.6〜11.6%）

※ intention-to-treat集団では，2剤併用療法は3剤併用療法に対して非劣性であると結論付けている

〔Miwa S, et al. Efficacy of clarithromycin and ethambutol for *Mycobacterium avium* complex pulmonary disease. A preliminary study. Ann Am Thorac Soc. 2014；11：23-9. より〕

ますが，「副作用でリファンピシンがダメだ」という患者さんではエタンブトール＋クラリスロマイシンの2剤併用療法も選択肢に入れてよいでしょう。

　多剤併用療法を要する重症例でない場合や治療適応になさそうな高齢者では，なんとエリスロマイシン単剤治療が肺MAC症の悪化を予防するという報告[19]もあります。そのため，併用化学療法の適応にない患者さんのサルベージ治療としてエリスロマイシン単剤治療も選択肢に入れてよいでしょう。エリスロマイシンはもともとびまん性汎細気管支炎に対してエビデンスがある薬剤ですが，肺MAC症に対しても喀痰を減少させたり胸部画像所見の悪化を予防したりする効果があります。

　超高齢者で予後の改善が見込めず，無治療を選択した場合であっても，少なくとも年3〜4回くらい胸部画像のフォローはしておくべきです。無治療の場合，**5年間で20%，10年間で50%の患者さんが増悪する**というイメージです[20-22]。

治療開始のタイミング

　線維空洞型の肺MAC症は間違いなく予後不良であるため

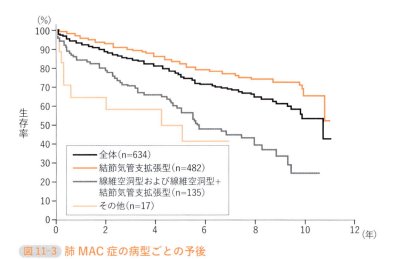

図 11-3 肺 MAC 症の病型ごとの予後

〔Hayashi M, et al. Prognostic factors of 634 HIV-negative patients with *Mycobacterium avium* complex lung disease. Am J Respir Crit Care Med 2012；185：575-83. より〕

図 11-3 [23, 24]，できるだけ治療を早期に開始したほうがよいです。一方，結節気管支拡張型の場合，進行はゆるやかであることが多いので[20]，しばらく経過をみてもよいかもしれません。

肺カンサシ症の治療期間

　肺カンサシ症の治療は，国内ではイソニアジド，リファンピシン，エタンブトールの 3 剤を併用することが一般的です。結核と同じレジメンなので，覚えやすいですね。肺 MAC 症と同じく，リファンピシン，エタンブトール，クラリスロマイシンの組み合わせも有効です。**M. kansasii はリファンピシンがキードラッグ**であるため，リファンピシンの感受性を確認しておくとよいでしょう。リファンピシンが耐性だと，他の薬剤も耐性になっていることがあるため，難治性肺カンサシ症の可能性があるからです[25]。

結核菌用の薬剤感受性検査では，*M. Kansasii* に対してイソニアジドやストレプトマイシンがよく耐性と判定されますが，リファンピシンが感受性であれば併用療法での臨床効果に問題ありません。結核菌用の薬剤感受性検査は，NTM 症に対しては濃度設定が不適切であるため，リファンピシン以外は役に立たないと覚えておいてよいでしょう。ちなみに，リファンピシン耐性の *M. kansasii* は 1％もないとされているため，目くじらを立てて全例感受性をみろとは思いません。

　さて，治療期間についてはこの菌も排菌陰性化から 1 年とされていますが[1]，肺 MAC 症とは雲泥の差で予後がよいのです。12 か月の治療期間で，83〜89％が治癒し，その後の再発も 2.5〜6.6％と良好な結果です[26, 27]。また，ときに自然に病変が軽快していく患者さんも経験します。ただ，中途半端に治療をすると再発することがあり，当院のデータでは治療例の 14％に再発がみられています。**「やるなら完遂したほうが再発は少ない」**というのが *M. kansasii* です。長期的予後がよいからといって，中途半端な治療は控えたほうがよいでしょう。

肺アブセッサス症の治療期間

　M. abscessus は，*M. abscessus* complex をひとくくりにして理解しておく必要があります。complex のなかに，*M. abscessus* subspecies *abscessus*，*M. abscessus* subspecies *bolletii*，*M. abscessus* subspecies *massiliense* の代表的亜種があります。***M. massiliense* は最近のトピック**なので，おさえておきたいところです。繰り返しますが，アブセッサスの「*M.*」は *Mycobacteroides* です。

　肺アブセッサス症は，**リファンピシンとエタンブトールに自然耐性を有している**ため，イミペネムとアミカシンの点滴とクラリスロマイシンあるいはアジスロマイシンの内服をできれば 2〜4 か月くらい行い，そのあとにクラリスロマイシンあるいはアジスロマイシンを継続したまま上乗せでシタフロキサシンやモキシフロキサシンを併用します。ちょっとややこしい治療ですが，初期の点滴

表 11-5 *M. massiliense* の治療アウトカム

	4 週間点滴治療群 （28 人）	2 週間点滴治療群 （43 人）
12 か月後 　症状改善 　胸部 HRCT 所見改善 　喀痰陰性化	 25 人（89%） 22 人（79%） 28 人（100%）	 43 人（100%） 39 人（91%） 39 人（91%）
治療終了後喀痰陰性化	28 人（100%）	42 人（98%）
微生物学的再発	2 人（7%）	3 人（7%）＊

＊ただしこの数値は母数は 42 人
〔Koh WJ, et al. Oral macrolide therapy following short-term combination antibiotic treatment of *Mycobacterium massiliense* lung disease. Chest. 2016 Dec；150（6）：1211-21. より改変〕

治療がとても重要で，内服だけでは治療が厳しい。

> 実際にはバッサリ査定されてしまうことも多いため，また患者さんの入院ストレスも溜まってくるため，せいぜい 1 か月で点滴が終わることがほとんどです。海外では，アミカシンの点滴に，イミペネム，リネゾリド，チゲサイクリン，セフォキシチンから 2 剤を加えて 3 剤併用療法が行われます。

　病変がある程度限局しているなら，積極的に外科的切除に踏み切ったほうがよいです。というのも，点滴→経口治療でも「よくなった」と実感することはまれで，他の肺 NTM 症よりもたちの悪い存在だからです。

　M. abscessus complex に対してクラリスロマイシンを用いると，*M. abscessus*，*M. bolletii* ではかなりの確率でクラリスロマイシン耐性が誘導されますが，**M. massiliense ではほとんど誘導されません**。そのため，肺アブセッサス症のなかでも ***M. massiliense* によるものは予後が良好**とされています。少なくとも 2 週間の点滴治療が入った場合，*M. massiliense* の排菌陰性化率は 100% 近いです 表 11-5 [28]。ただしこの研究は，クラリスロマイシンの用量が 1,000 mg/日で，点滴治療にアミカシンやイミペネム以外にもセフォキシチンという日本にはない抗菌薬が選択肢に入っています。

> これは *erm41* 遺伝子に欠損を有するため。ちなみに,「*M. abscessus* の一部(亜種)には, *M. massiliense* が混じりえんせ(massiliense)」という,内容もさることながらセンスも抜群な上司の素晴らしいダジャレがあります。

　当院では *M. abscessus* complex の亜種同定が可能ですが,通常の検査室ではここまで同定ができないため,クラリスロマイシンが効果的かどうかは治療をしてみないとわからないことが多いです。維持治療としてクラリスロマイシンかアジスロマイシンのどちらかを選ぶことが多いですが,後者のほうが効果的と考えられます。*M. abscessus* において *erm41* 遺伝子発現頻度は,アジスロマイシンよりもクラリスロマイシン曝露後のほうが高かったためです[29]。

　治療期間については,培養陰性化が達成されればそのあと1年間で終了してよいという点は他の NTM と同様ですが,非 *M. massiliense* 症の場合,外科手術ができないケースでは長期の治療を余儀なくされます。長期の治療を導入してもよくならないとき,薬剤の毒性を永遠に享受しなければならないため,この場合は治療撤退も視野に入れることもあります。

　ちなみに,肺 MAC 症の治療中に 29% が肺アブセッサス症を発症する[30] と言われているため,NTM 症同士の合併には常に気を配る必要があります。そのため,治療を続けている間も,喀痰検査は保険適用内で頻繁に行うべきです。

総括

- ☑ 肺 NTM 症は基本的に排菌陰性化から1年の治療が推奨されている。
- ☑ 肺 MAC 症は治療後再感染による再発が多い。
- ☑ 高齢者の肺 MAC 症には治療をしないという選択肢もある。

文献

1) Griffith DE, et al. An official ATS/IDSA statement：diagnosis, treatment, and prevention of nontuberculous mycobacterial diseases. Am J Respir Crit Care Med 2007；175：367-416.
2) 日本結核病学会非結核性抗酸菌症対策委員会，日本呼吸器学会感染症・結核学術部会．肺非結核性抗酸菌症化学療法に関する見解— 2012 年改訂．結核．2012；87（2）：83-6.
3) Haworth CS, et al. British Thoracic Society Guidelines for the management of non-tuberculous mycobacterial pulmonary disease（NTM-PD）. Thorax. 2017 Nov；72（Suppl 2）：ii1-ii64.
4) Nagano H, et al. Causative species of nontuberculous mycobacterial lung disease and comparative investigation on clinical features of *Mycobacterium abscessus* complex disease：A retrospective analysis for two major hospitals in a subtropical region of Japan. PLoS One. 2017 Oct 23；12（10）：e0186826.
5) Jeong BH, et al. Intermittent antibiotic therapy for nodular bronchiectatic *Mycobacterium avium* complex lung disease. Am J Respir Crit Care Med. 2015 Jan 1；191（1）：96-103.
6) Wallace RJ Jr, et al. Macrolide/Azalide therapy for nodular/bronchiectatic *Mycobacterium avium* complex lung disease. Chest. 2014 Aug；146（2）：276-82.
7) Diel R, et al. Microbiologic outcome of interventions against *mycobacterium avium* complex pulmonary disease：a systematic review. Chest. 2018 Apr；153（4）：888-921.
8) Jenkins PA, et al. Clarithromycin vs ciprofloxacin as adjuncts to rifampicin and ethambutol in treating opportunist mycobacterial lung diseases and an assessment of *Mycobacterium* vaccae immunotherapy. Thorax. 2008 Jul；63（7）：627-34.
9) Field SK, et al. *Mycobacterium avium* complex pulmonary disease in patients without HIV infection. Chest. 2004；126：566-81.
10) Xu HB, et al. Treatment outcomes for *Mycobacterium avium* complex：a systematic review and meta-analysis. Eur J Clin Microbiol Infect Dis. 2014；33：347-58.
11) Lee BY, et al. Risk factors for recurrence after successful treatment of *Mycobacterium avium* complex lung disease. Antimicrob Agents Chemother. 2015；59：2972-7.
12) Min J, et al. Determinants of recurrence after successful treatment of *Mycobacterium avium* complex lung disease. Int J Tuberc Lung Dis. 2015；19：1239-45.
13) Kadota J, et al. The clinical efficacy of a clarithromycin-based regimen for *Mycobacterium avium* complex disease：A nationwide post-marketing study. J Infect Chemother. 2017 May；23（5）：293-300.
14) Cadelis G, et al. Predictive factors for a one-year improvement in nontuberculous mycobacterial pulmonary disease：An 11-year retrospective and multicenter study. PLoS Negl Trop Dis. 2017 Aug 7；11（8）：e0005841.
15) Griffith DE, et al. Amikacin liposome inhalation suspension for treatment-refractory lung disease caused by *Mycobacterium avium* complex（CONVERT）：a prospective, open-label, randomized study. Am J Respir Crit Care Med. 2018 Sep 14. doi: 10.1164/rccm.201807-1318OC.［Epub ahead of print］
16) Lee G, et al. Serial CT findings of nodular bronchiectatic *Mycobacterium avium* complex pulmonary disease with antibiotic treatment. AJR Am J Roentgenol. 2013；201：764-72.
17) Suzuki K, et al. Clinical significance and epidemiologic analyses of *Mycobacterium avium* and *Mycobacterium intracellulare* lung disease from post-marketing

surveillance. Respir Investig. 2018 Jan ; 56 (1) : 87-93.
18) Miwa S, et al. Efficacy of clarithromycin and ethambutol for *Mycobacterium avium* complex pulmonary disease. A preliminary study. Ann Am Thorac Soc. 2014 ; 11 : 23-9.
19) Komiya K, et al. Long-term, low dose erythromycin monotherapy for *Mycobacterium avium* complex lung disease : a propensity score analysis. Int J Antimicrob Agents. 2014 ; 44 : 131-5.
20) Lee G, et al. Nodular bronchiectatic *Mycobacterium avium* complex pulmonary disease. Natural course on serial computed tomographic scans. Ann Am Thorac Soc. 2013 Aug ; 10 (4) : 299-306.
21) Kitada S, et al. Long-term radiographic outcome of nodular bronchiectatic *Mycobacterium avium* complex pulmonary disease. Int J Tuberc Lung Dis. 2012 May ; 16 (5) : 660-4.
22) Henkle E, et al. Long-term outcomes in a population-based cohort with respiratory nontuberculous mycobacteria isolation. Ann Am Thorac Soc. 2017 Jul ; 14 (7) : 1120-8.
23) Ito Y, et al. Predictors of 5-year mortality in pulmonary *Mycobacterium avium-intracellulare* complex disease. Int J Tuberc Lung Dis. 2012 ; 16 : 408-14.
24) Hayashi M, et al. Prognostic factors of 634 HIV-negative patients with *Mycobacterium avium* complex lung disease. Am J Respir Crit Care Med. 2012 ; 185 : 575-83.
25) Ahn CH, et al. Sulfonamide-containing regimens for disease caused by rifampin-resistant *Mycobacterium kansasii*. Am Rev Respir Dis. 1987 Jan ; 135 (1) : 10-6.
26) Ahn CH, et al. Short-course chemotherapy for pulmonary disease caused by *Mycobacterium kansasii*. Am Rev Respir Dis. 1983 Dec ; 128 (6) : 1048-50.
27) Santin M, et al. Long-term relapses after 12-month treatment for *Mycobacterium kansasii* lung disease. Eur Respir J. 2009 Jan ; 33 (1) : 148-52.
28) Koh WJ, et al. Oral macrolide therapy following short-term combination antibiotic treatment of *Mycobacterium massiliense* lung disease. Chest. 2016 Dec ; 150 (6) : 1211-21.
29) Choi GE, et al. Macrolide treatment for *Mycobacterium abscessus* and *Mycobacterium massiliense* infection and inducible resistance. Am J Respir Crit Care Med. 2012 Nov 1 ; 186 (9) : 917-25.
30) Griffith DE, et al. The significance of *Mycobacterium abscessus* subspecies abscessus isolation during *Mycobacterium avium* complex lung disease therapy. Chest. 2015 May ; 147 (5) : 1369-75.

消えない血痰

　肺カンサシ症を罹患している患者さんがいました。ただ，初診時に血痰を呈しており，その患者さんにとっては決して軽症とはいえない状態でした。M. kansasii には，抗結核薬であるイソニアジド，リファンピシン，エタンブトールが有効とわかっているため，治療を導入したところ，すみやかに肺の陰影は消退していきました。しかし，患者さんの症状がなかなかよくならないのです。

患者さん「肺のカゲがよくなっても，血痰がなかなかなくならないんや」

私「うーん，胸部 CT 写真を撮影してみても，ほとんど陰影は残っていないんですけどねぇ」

患者さん「1 日 1 回，必ず朝に血痰が出るんや」

　一部，気管支内に突出した病変があるので，気管支鏡で観察すべきかどうか悩んでいたところ，横にいた奥さんがこう言いました。

妻「あんた，もしかして毎朝飲んでるアレのせいとちゃうの？」

患者さん「ん？」

　毎朝飲んでいるアレとは何でしょう。青汁とか？

患者さん「…！！！　ああーっ！」

　大きな声をあげたので，私もびっくりしました。

患者さん「先生，すまん，血痰や血痰やと思っとったけど…」

私「ほうほう」

患者さん「ワシ，毎朝トマトジュース飲んでるんやわ…！」

　…えーっ！…ということは…，血痰じゃなくて，普通の喀痰にトマトジュースが混ざっているということか。

患者さん「せや…トマトジュースやわ…」

　一件落着。ネタかと思うような出来事でしたが，そのあとトマトジュースをしばらく控えてもらったところ，血痰 は見事になくなりましたとさ。おあとがよろしいようで。テケテンテンテン。

もし学会で「トマトジュースによる偽血痰の 1 例」という報告をしたら，どうなるだろう。

非結核性抗酸菌（NTM）はどこからやってくる？

　勉強熱心な読者の皆さんはご存知と思いますが，NTM は**①風呂場，②土壌・ガーデニング・井戸水**あたりが感染源と考えられています。

　西内ら[1]が MAC 症の患者さんに家庭環境調査を行っており，患者さんの自宅で菌同定率が有意に高かったことが示されています。その場所こそが，風呂場だったのです（表1 のごとく，数自体は多くありませんでしたが…）。

表1 住宅における MAC の同定

住居	風呂場				キッチン	流し台	リビング	合計
	シャワーヘッド	シャワー水	浴槽水	排水溝				
患者宅	2/37	3/46	3/48	2/49	0/97	0/49	0/45	10/371
健常者宅	0/39	0/43	1/38	0/43	0/86	0/43	0/41	1/333

〔Nishiuchi Y, et al. The recovery of *Mycobacterium avium-intracellulare* complex (MAC) from the residential bathrooms of patients with pulmonary MAC. Clin Infect Dis. 2007 Aug 1；45(3)：347-51. より〕

　最近，オーストラリアのとある病院のレクチャーを拝見したことがあるのですが，「**レジオネラの棲み着くところに MAC あり**」という興味深いスライドがあり，hot tub lung だけでなく通常の NTM 症に対しても汚い水には注意が必要という認識が広まっています[2]。欧米ではシャワーヘッドが感染源として注目されています。

　また，近年土壌・ガーデニング・井戸水が原因とする報告もあります[3-5]。前川ら[3]は，結節気管支拡張型の肺 MAC 症患者さんと MAC を有さない気管支拡張症の患者さんの土壌曝露について調べたところ，肺 MAC 症の患者さんのほうが農業やガーデニングなどの土壌曝露が有意に多かったと報告しています 表2 。

表2 土壌曝露とMAC症の関連

	MAC症（106人）	非MAC症（53人）	P値
土壌曝露	–	–	–
週2回以上	25人（23.6%）	5人（9.4%）	0.032
週2回未満	81人（76.4%）	48人（90.6%）	–

〔Maekawa K, et al. Environmental risk factors for pulmonary *Mycobacterium avium-intracellulare* complex disease. Chest. 2011 Sep；140（3）：723-9. より〕

　実際に，NTMの治療を開始したあとに土壌の曝露を軽減した場合，そのあとの再発が減少したという報告があります（80.0% vs 16.7%）[6]。そのため，患者さんには「ガーデニングや土いじりは控えてくださいね」と，できるだけ曝露を避けていただくようお願いしています。どうしてもという場合にはマスクを装着するなどの工夫をお願いしています（もちろん，市販マスクの効果については不明です）。

　MACがどういうところに棲んでいるのか，呼吸器内科医も理解しておく必要がありますね 図1 。

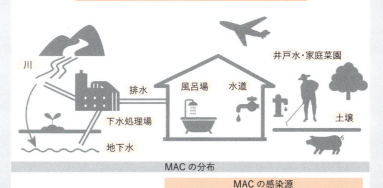

図1　MACの分布と感染源

文献

1) Nishiuchi Y, et al. The recovery of *Mycobacterium avium-intracellulare* complex (MAC) from the residential bathrooms of patients with pulmonary MAC. Clin Infect Dis. 2007 Aug 1；45（3）：347-51.

2) Hamilton KA, et al. Human health risks for *Legionella* and *Mycobacterium avium* complex (MAC) from potable and non-potable uses of roof-harvested rainwater. Water Res. 2017 Aug 1;119:288-303.
3) Maekawa K, et al. Environmental risk factors for pulmonary *Mycobacterium avium-intracellulare* complex disease. Chest. 2011 Sep;140(3):723-9.
4) 三島有華ら.茨城県南地域における非結核性抗酸菌症と環境因子の検討.日呼吸誌. 2017;6(3):129-35.
5) Hamada S, et al. Impact of industrial structure and soil exposure on the regional variations in pulmonary nontuberculous mycobacterial disease prevalence. Int J Mycobacteriol. 2016 Jun;5(2):170-6.
6) Ito Y, et al. The influence of environmental exposure on the response to antimicrobial treatment in pulmonary *Mycobacterial avium* complex disease. BMC Infect Dis. 2014 Sep 29;14:522.

12 とりあえず アスペルギルス抗体

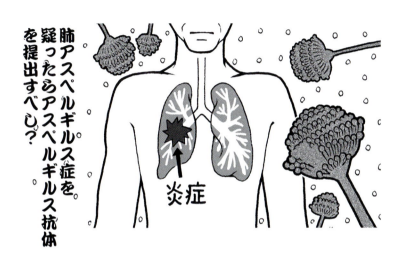

肺アスペルギルス症を疑ったらアスペルギルス抗体を提出すべし？

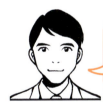

肺アスペルギルス症を疑ったら，とりあえずアスペルギルス抗体をオーダーしています。

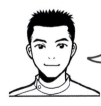

アスペルギルス感染症のとき，アスペルギルス抗体が陽性になるんですよね？

「アスペルギルス抗体って何ですか？」と聞いて，即座に答えられる呼吸器内科医は少ないと思っています。かくいう私も，後期研

修医の頃はそうでした。アスペルギルス抗原の検査はガラクトマンナン抗原しかありませんから,「抗原」についてはあまり迷うことはありません。問題は「抗体」のほうです。

電子カルテで「アスペルギルス抗体」とタイプすると,いくつか出てくると思います。そう,アスペルギルス抗体にはいくつか種類があるのです。1つひとつ見ていきましょう。

オタクロニー法（二重免疫拡散法）によるアスペルギルス抗体：アスペルギルス沈降抗体

オタクロニー法は,二重免疫拡散法（double immunodiffusion；DID法）とも記載します。呼称がたくさんあるので,注意が必要です。オタクロニー法とは,ゲル内で抗体と抗原を拡散させて,抗原抗体反応によってできた沈降線を観察するシンプルな検査です。具体的には,アガロースゲルに複数の穴をあけて,そこにアスペルギルス抗原・抗体をそれぞれ分けて入れて**沈降線が形成されるか目視で観察します**。 図 12-1 の①〜⑥に濃度調整した *Aspergillus fumigatus* 抗原試薬を,C1〜C3 に陽性および陰性コントロールを

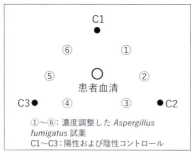
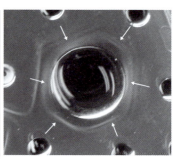

図 12-1 アスペルギルス沈降抗体

〔安藤陽一郎ら. 血清アスペルギルス沈降抗体検査症例の臨床的検討. 日呼吸誌. 2012；1（1）：3-8. より一部改変〕

注入し，約 48 時間インキュベートし，肉眼的に沈降線を判定します[1]。

 オタクロニー法は，1940 年代にスウェーデンの Örjan Ouchterlony 医師が確立しました[2]。

　沈降抗体はご存知のとおり，Ⅲ型アレルギーの検査です。そのため，**アレルギー性気管支肺アスペルギルス症（allergic bronchopulmonary aspergillosis；ABPA）の診断基準に組み込まれているほど有用です** 表 12-1, 2 [3-5]。Greenberger らの診断基準と Agarwal らの ISHAM（International Society of Human and Animal Mycology）診断基準のどちらを使うかは地域によってかなり差がありますが，日本では前者のほうがよく用いられていますね。国際的には後者が用いられています。

　オタクロニー法によるアスペルギルス沈降抗体は，薄い線として認識されるため，どうしても感度が低くなるのが難点です。また，特異的抗体を検出できる技術がすでに開発されているため，現在はABPA の診断に積極的にアスペルギルス沈降抗体を用いる意義は薄まりつつあります。

　また，アレルギー性疾患でなくともアスペルギルス沈降抗体は陽性になります。そのため，**慢性肺アスペルギルス症（chronic pulmonary aspergillosis；CPA）でも有用**です。非アスペルギルス症をコントロールとした CPA におけるアスペルギルス沈降抗体検査は，陽性判定基準を沈降線数 2 本以上とした場合，感度 78.9％，特異度 95.6％と報告されています 表 12-3 [1]。肺アスペルギローマの患者さんでは陽性率はかなり高いことが古くから知られており[6, 7]，**慢性経過で検出されやすい抗体**と言えます。一方で，組織侵入型のような急性のアスペルギルス症では陽性にならないことが多く，侵襲性肺アスペルギルス症ではこの抗体を提出する意味はありません。俗な表現ですが，「**なんだかこの人，アスペルギルスにか**

表12-1 アレルギー性気管支肺アスペルギルス症（ABPA）の診断基準①

Greenberger-Patterson の診断基準		最低限必要基準（minimal essential criteria）
ABPA-CB（central bronchiectasis：中枢性気管支拡張症）		
1	発作性呼吸困難・喘息	必要あり
2	中枢性気管支拡張（胸部 CT で肺野の中枢側 2/3 以内）	必要あり
3	Aspergillus 種あるいは A. fumigatus に対する皮膚テスト即時型反応陽性	必要あり
4	血清総 IgE 高値＞417 IU/mL（＞1,000 ng/mL）	必要あり
5	A. fumigatus 特異的 IgE and/or IgG 上昇	必要あり
6	胸部画像上浸潤影（必須でなくともよい）	必要なし
7	A. fumigatus に対する沈降抗体陽性（必須でなくともよい）	必要なし
ABPA-S（seropositive：血清陽性）		
1	発作性呼吸困難・喘息	必要あり
2	Aspergillus 種あるいは A. fumigatus に対する皮膚テスト即時型反応陽性	必要あり
3	血清総 IgE 高値＞417 IU/mL（＞1,000 ng/mL）	必要あり
4	A. fumigatus 特異的 IgE and/or IgG 上昇	必要あり
5	胸部画像上浸潤影（必須でなくともよい）	必要なし

〔Greenberger PA, et al. Diagnosis and management of allergic bronchopulmonary aspergillosis. Ann Allergy. 1986 Jun；56（6）：444-8. ／Schwartz HJ, et al. The prevalence of allergic bronchopulmonary aspergillosis in patients with asthma, determined by serologic and radiologic criteria in patients at risk. J Lab Clin Med. 1991 Feb；117（2）：138-42. より〕

ぶれてるな」と思った患者さんに提出すると陽性になりやすい検査です。

　2018年現在，アスペルギルス沈降抗体は保険収載されておらず，保険診療で実施できません。また，抗原の濃度は基準化されておらず，治療効果判定には不向きです。そのため，ELISA 法などで特異

表12-2 アレルギー性気管支肺アスペルギルス症（ABPA）のISHAM 診断基準②

Agarwal らによる ISHAM 診断基準
素因（以下のうち1つがある） ・気管支喘息 ・嚢胞性線維症
必須基準（両方を満たすこと） ・*A. fumigatus* 抗原に対する即時型皮膚反応陽性あるいは *A. fumigatus* 特異的 IgE 上昇 ・血清総 IgE 高値（典型的には 1,000 IU/mL を超えるが，他のすべての基準を満たしていれば 1,000 IU/mL 以下でもよい）
低基準（2つを満たすこと） ・*A. fumigatus* 抗体に対する沈降抗体陽性あるいは *A. fumigatus* 特異的 IgG 上昇 ・ABPA に合致する胸部画像における肺の陰影 ・ステロイド治療を受けていない状態での末梢血好酸球の増多（＞500/μL）

〔Agarwal R, et al. Allergic bronchopulmonary aspergillosis：review of literature and proposal of new diagnostic and classification criteria. Clin Exp Allergy. 2013 Aug；43（8）：850-73. より〕

表12-3 慢性肺アスペルギルス症（CPA）と非アスペルギルス症におけるアスペルギルス沈降抗体判定

	アスペルギルス 沈降抗体陽性（19人）	アスペルギルス 沈降抗体陰性（91人）
CPA	15人	4人
非アスペルギルス症	4人	87人

※沈降線数2本以上を陽性と定義
〔安藤陽一郎ら．血清アスペルギルス沈降抗体検査症例の臨床的検討．日呼吸誌．2012；1（1）：3-8．より一部改変〕

的 IgG 抗体を検出するのを好む人が増えています。

　ちなみにアスペルギルス沈降抗体は，1％程度に製品不良（寒天への気泡混入や寒天剥離など）が存在することがあるので注意が必要です。

補体結合反応（CF 法），免疫酵素抗体法（ELISA 法）によるアスペルギルス抗体

　特異的 IgG を検出するための方法です（IgM も検出できますが）。CF 法は，抗原抗体反応が起こることによって補体が消費されるという原理を利用しています。ELISA 法は，抗体のかわりに特異抗原を固相化しておき，血清中の特異抗体を検出する方法です。世界的には後者が有用とされていますが，国内では CF 法のオーダーが主流です。アスペルギルス沈降抗体との違いは，定量的評価が可能である点です。実際に，抗真菌治療を行うことで抗体価の減少を観察できたという報告があります[8]。

　ABPA に対しても，既存の沈降抗体と遜色ない結果が示されており[9]，定量評価できることからこちらのほうが有効と考える研究者が増えています。上述したようにアスペルギルス沈降抗体は感度が低いため，どうしてもこちらのほうに軍配が上がってしまいます[10]。

　CPA においても同様です。アスペルギルス沈降抗体を測定した 353 人の血清を用いて，ELISA 法によるアスペルギルス特異的 IgG 抗体の測定を行った研究[11]では，ELISA 法の検出感度・特異度は良好で，むしろ沈降抗体より ELISA 法のほうが早期に抗体上昇を検出できました。この研究で使用された ImmunoCAP は，複数の IgG 抗体測定キットのなかでも優れているとされています[12]。

　問題は，アスペルギルス沈降抗体と同じく，この特異 IgG 抗体の測定も保険収載されていない点です。うう…。

アスペルギルス特異的 IgE 抗体

　これは IgG 抗体とは関係のない検査なので，別モノとして理解すべきです。ABPA の診断基準 表 12-1, 2 をみていただければわかるとおり，特異的 IgG 抗体の検出と同列に並んでいます。IgE 抗体

にも ImmunoCAP という商品があるので，混同しないよう注意してください。

　ABPA の患者さんでは，当初喘息疑いとしていろいろなアレルゲンの検査を提出することが多いので，その一環としてアスペルギルス特異的 IgE 抗体をオーダーするのもアリかなと思います。ただし，誰が決めたのか知りませんが，アレルゲン検査を一度に検査できるのは 13 項目までと決まっています。優先度の高い項目を集めて一気に検査する MAST-33，View 39 という裏ワザもありますが，個々の項目をモディファイできないので注意してください。

　特異的 IgE 検査では，1 項目が 110 点で判断料 144 点が加わります。そのため 3 割負担の患者さんでは 760 円くらいかかります。

総括

- ✓「アスペルギルス抗体」がどの抗体を意味しているのか知っておく必要がある。

文献
1) 安藤陽一郎ら．血清アスペルギルス沈降抗体検査症例の臨床的検討．日呼吸誌．2012；1（1）：3-8．
2) Ouchterlony O. Antigen-antibody reactions in gels. Acta Pathol Microbiol Scand. 1949；26（4）：507-15.
3) Greenberger PA, et al. Diagnosis and management of allergic bronchopulmonary aspergillosis. Ann Allergy. 1986 Jun；56（6）：444-8.
4) Schwartz HJ, et al. The prevalence of allergic bronchopulmonary aspergillosis in patients with asthma, determined by serologic and radiologic criteria in patients at risk. J Lab Clin Med. 1991 Feb；117（2）：138-42.
5) Agarwal R, et al. Allergic bronchopulmonary aspergillosis：review of literature and proposal of new diagnostic and classification criteria. Clin Exp Allergy. 2013 Aug；43（8）：850-73.
6) Coleman RM, et al. Use of the immunodiffusion test in the serodiagnosis of aspergillosis. Appl Microbiol. 1972 Feb；23（2）：301-8.
7) Kurup VP, et al. Evaluation of methods to detect antibodies against *Aspergillus fumigatus*. Am J Clin Pathol. 1978 Apr；69（4）：414-7.
8) Yao Y, et al. Serum *Aspergillus fumigatu*s-specific IgG antibody decreases after

antifungal treatment in chronic pulmonary aspergillosis patients. Clin Respir J. 2018 Apr ; 12 (4) : 1772-4.
9) Baxter CG, et al. Performance of two *Aspergillus* IgG EIA assays compared with the precipitin test in chronic and allergic aspergillosis. Clin Microbiol Infect. 2013 Apr ; 19 (4) : E197-204.
10) 竹内保雄ら．ABPA における *Aspergillus fumigatus*（AF）特異的沈降抗体と IgG 抗体の検討．アレルギー．2003 ; 52 (2/3) : 312.
11) 藤内　智．慢性肺アスペルギルス症診断における特異的 IgG 抗体価測定（Immuno CAP）法の有用性の検討．真菌症フォーラム第 15 回学術集会．2014．
12) Page ID, et al. Comparison of six *Aspergillus*-specific IgG assays for the diagnosis of chronic pulmonary aspergillosis (CPA). J Infect. 2016 Feb ; 72 (2) : 240-9.

column

Rosenbergの診断基準

アレルギー性気管支肺アスペルギルス症（ABPA）の診断基準を作成しようと，PattersonやGreenbergerらの研究グループが1977年に報告したのが，いわゆる「Rosenbergの診断基準」[1] 図1 ですが（筆頭著者は当時のレジデント），この診断基準はもはやどこの国でも使用されていません。研究グループがあるNorthwestern大学のアレルギー科ですら使用されていないのです。脈々とこの最古の診断基準を受け継いでいる国内の記事がいまだに散見されるので注意してください。冷静に考えてください，半世紀近く前の診断基準ですよ。

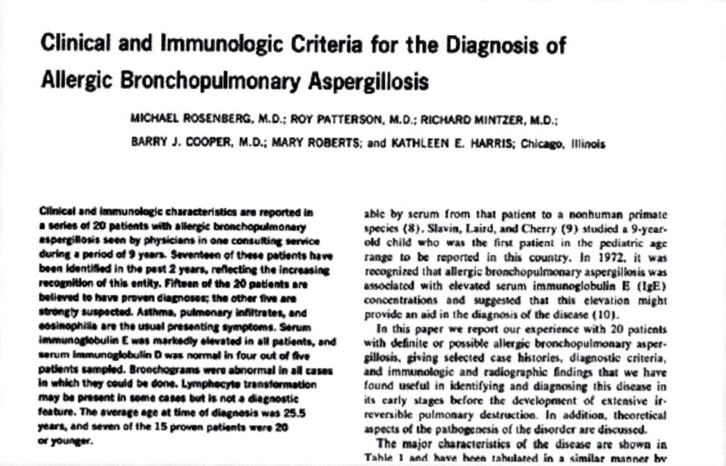

Clinical and Immunologic Criteria for the Diagnosis of Allergic Bronchopulmonary Aspergillosis

MICHAEL ROSENBERG, M.D.; ROY PATTERSON, M.D.; RICHARD MINTZER, M.D.; BARRY J. COOPER, M.D.; MARY ROBERTS; and KATHLEEN E. HARRIS; Chicago, Illinois

Clinical and immunologic characteristics are reported in a series of 20 patients with allergic bronchopulmonary aspergillosis seen by physicians in one consulting service during a period of 9 years. Seventeen of these patients have been identified in the past 2 years, reflecting the increasing recognition of this entity. Fifteen of the 20 patients are believed to have proven diagnoses; the other five are strongly suspected. Asthma, pulmonary infiltrates, and eosinophilia are the usual presenting symptoms. Serum immunoglobulin E was markedly elevated in all patients, and serum immunoglobulin D was normal in four out of five patients sampled. Bronchograms were abnormal in all cases in which they could be done. Lymphocyte transformation may be present in some cases but is not a diagnostic feature. The average age at time of diagnosis was 25.5 years, and seven of the 15 proven patients were 20 or younger.

able by serum from that patient to a nonhuman primate species (8). Slavin, Laird, and Cherry (9) studied a 9-year-old child who was the first patient in the pediatric age range to be reported in this country. In 1972, it was recognized that allergic bronchopulmonary aspergillosis was associated with elevated serum immunoglobulin E (IgE) concentrations and suggested that this elevation might provide an aid in the diagnosis of the disease (10).

In this paper we report our experience with 20 patients with definite or possible allergic bronchopulmonary aspergillosis, giving selected case histories, diagnostic criteria, and immunologic and radiographic findings that we have found useful in identifying and diagnosing this disease in its early stages before the development of extensive irreversible pulmonary destruction. In addition, theoretical aspects of the pathogenesis of the disorder are discussed.

The major characteristics of the disease are shown in Table 1 and have been tabulated in a similar manner by

図1 Rosenbergの診断基準が記載された文献

日本では当たり前のように使われている診断基準が，実は海外ではもう一昔前のものだということがよくあります。これは，日本の医学書や総説がコピペで作られてきた歴史があり，情報のアップデートがなされていないためです。

メジャーな疾患は定期的にガイドラインを読むようにして，マイナーな疾患はPubMedで論文を調べてどういった診断基準が用いられているか確認しておきたいですね。

文献

1) Rosenberg M, et al. Clinical and immunologic criteria for the diagnosis of allergic bronchopulmonary aspergillosis. Ann Intern Med. 1977 ; 86 : 405-14.

13 CRP 測定と
クリアカット思想

第 2 章 感染症

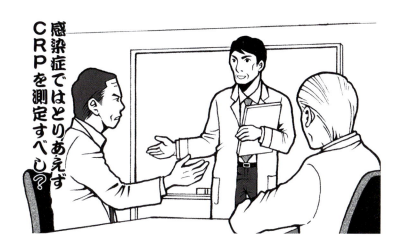

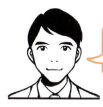

CRP が 30 mg/dL あるので，ガツンとメロペン®を投与します。

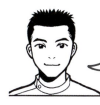

CRP は臨床では有用ではないと教えられましたが，なんだかんだで測定しています。

　私が研修医の頃，「CRP は有用か・有用でないか」というテーマで Pros/Cons が繰り広げられていました。傍観していただけです

が，とても熱い議論でした．有名なメーリングリスト上でも喧々囂々と意見が交わされていました．感染症や総合診療の分野の大家たちは「CRPの数値に頼るな」という主張で，スーパーローテートをしていない中堅以上の医師たちは「CRPが高いときは感染症も重症だ」という主張だったと記憶しています．もしかしたら，その構図は今もそう変わっていないかもしれませんね．

　天邪鬼な私はこういう二元論が嫌いで，確たる意見はもち合わせていません．感染症の際に測定するかしないかと問われれば，間違いなく私は測定します．CRPなんて測定しなくてもよい，という意見の医師でさえも実臨床では測定していることが多いんじゃないですかね．本音と建前は別なんだろうと思います．

「私は本当に測っていない」とクレームがきたことがあります．それはそれで，ポリシーを貫いてて偉いなと思います．

　臨床を5年，10年とやっていると，CRPが2 mg/dLの肺炎と，CRPが40 mg/dLの肺炎では明らかに後者のほうが重症で入院を要するリスクが高いことが多いと実感します．いや，そんな判断をくだすのに5年も必要ないか．中心静脈カテーテルが入っている患者さんのCRPが2 mg/dLから40 mg/dLに跳ね上がれば，間違いなくおかしいですよね．目の前の患者さんによってそのCRPの意味するところは全く異なるので，ケースバイケースとしかいいようがないのです．だから，二元論はありえないと思っています．

　診断の感度・特異度を担保するという意味でCRPを二元的に用いることはあってもよいと思いますが，思考過程が二元的になってしまうことが一番恐ろしい．長らく呼吸器内科医をやっていると，時折「なんかおかしいぞ」と思う点があります．CRPからかなり脱線しますが，お付き合いください．

クリアカット思想

　今からもう何年前になるでしょうか。私が指導医に「アスペルギルス抗原が陽性です！　この患者さんアスペルギルスだったんですね！」と鼻息を荒くして報告したときのことでした。そのとき，指導医から「抗原が陽性だったら，全員アスペルギルス症なのかな？」と言われたことがあります。結果的にその患者さんの喀痰から *Aspergillus niger* が検出され，総合的に慢性肺アスペルギルス症と診断されたのですが，私のなかでその言葉がずっと残っていました。ぶっちゃけ，「なんだよ，結局アスペルギルス症だったじゃん」と思っていました。

> 2007年にカットオフインデックスが陽性1.5以上→0.5以上，陰性1.0未満→0.5未満に変更になり，感度は76.3％から97.4％まで上昇したのですが，肝心の特異度が97.5％から90.5％に減少しました。そのため，「アスペルギルス抗原0.8で陽性です」というのは，特異度に主眼をおいたカットオフインデックスでは従来陰性と判定されていたことになります。

　検査のうち，定性検査と呼ばれるものは結果が「陽性」「陰性」で表示されます。一方，数値で表示されるものを定量検査と呼びます。最近は，定量検査とともに定性的な結果が得られるシステムが電子カルテに備わっていますから，異常値はすべて赤色や青色で表示される病院も多いでしょう。定量検査といいながら，実は定性的に解釈してしまっている医師もいるはずです。

　肝機能の異常を血液検査で評価する場合，AST（アスパラギン酸アミノトランスフェラーゼ）をみることがあります。病院や検査法によって基準値は異なりますが，例えば基準値上限が32 IU/Lとしましょう。ある患者さんのASTが38 IU/Lとわずかに基準値を上回ってしまいました。それをみて「**ASTが基準値を超えている！これは薬剤性肝障害かもしれない！**」と慌てたところで，それに賛同してくれる人はいません。これはなぜかというと，健常な人でも

何かしらの理由でASTが基準値上限を超えることがありうることを私たちは知っているからです．また，その異常値が何となく誤差範囲であることを知っているからです．もちろん，ASTがたとえ正常であったとしても薬剤性肝障害の患者さんもいるかもしれませんし，医療に絶対というのは存在しないのはいうまでもありません．ASTのように極端な例でなくとも，過去の私のように検査に振り回される人は少なからずいます．

「○○が陽性なので，××病です」
「▲▲が上昇しているので，□□を投与します」

多くの検査にはカットオフ値や基準値が定められていますが，一部の例外を除いて診断に100％信頼できる検査なんて存在しません．医師になりたての頃は，図13-1のようにクリアカットに考えすぎてしまう人が少なくありません．まさに若い頃の私がこれでした．クォンティフェロン®（QFT）が陽性だから結核．CEAが上昇

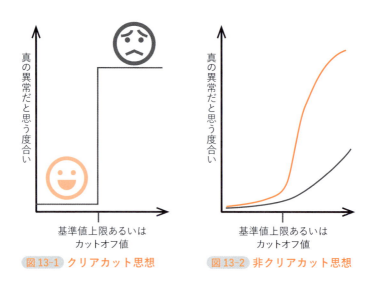

図13-1 クリアカット思想　　図13-2 非クリアカット思想

しているからがん．β-D グルカンが上昇しているから真菌．すなわち，「異常と判断されたらイコール異常」という考えかたです．

クリアカット思想は，理系かつ漢（おとこ）らしくて個人的には好きなのですが，人の身体はそんな簡単にできていません．翌日採血したら異常値だった検査値が正常に戻ってることもあります．図13-2 の色線や黒線のように，基準値上限やカットオフ値を上回っていても慌てなくてもよい検査もあります（繰り返しますが，あくまでイメージです）．

「取りこぼしを減らしたい」という目的でカットオフ値（黒線のようなケース）を設定した場合，軽度上昇していたところでさほど怖くないことが多いです．それにもかかわらず，先述の「異常と判断されたらイコール異常」理論がいまだ医療界には根強いのは，診断学が発展しすぎたがゆえでしょうか．

私のように専門分野にどっぷり漬かってしまった人間は，少なくとも自分が専門としている領域では，目の前の患者さんの確定診断を目的として検査をしているのか・除外診断を目的として検査しているのか，"ぼんやりと"意識することが重要です．

 ほとんどの検査の感度と特異度を暗記している超人に出会ったことがあります．

さて CRP について

私が研修医時代，お世話になった山本舜悟先生が興味深い研究[1]を報告しています．もっとお世話になっておけばよかったと思う，日本で指折りの医師です．勝手なファンです．

その研究とは，敗血症を疑われた患者さんで血清 CRP が CURB-65 に対して臨床的有用性の上乗せ効果があるかどうかみたコホート研究です．救急外来で血液培養を採取して入院になった 15 歳以上の成人を対象にしています．解析の結果，30 日間入院死亡は全

体の 8.4％で，血清 CRP 15 mg/dL 以上は独立予測因子であることが示されました（調整オッズ比 2.0，95％信頼区間 1.3～3.1）。ただし，CURB-65 に CRP を加えても臨床的な有用性が上乗せされることはありませんでした。CRP が高いほどリスキーだからといって役に立つという単純な視点ではなく，すでに知られた重症度スコアである CURB-65（このスコアは肺炎以外でも有用）の上乗せ効果を調べたという視点がすごいなと思いました。

「臨床的有用性」というとざっくりしていますが，この研究では判断曲線分析（decision curve analysis；DCA）という考えに基づいて論理が展開されています。これについては山本先生のブログ（「CRP は役に立つか？　について論文を書きました」─今にも落ちて来そうな空の下で　URL：http://blog.livedoor.jp/kmcid929/archives/1823186.html）を読んだほうがわかりやすいので，是非ご覧になってください。

この論文から読み取れることは，CRP の高い低いを議論するよりも，CURB-65 のようなスコアリングに用いられている意識レベル，BUN，呼吸数，血圧，年齢といった指標を重視しなさいという啓発です。極端な話，ぐったりして呼吸数が 30 回/分あるショック状態の肺炎では，CRP が 3 mg/dL でも 30 mg/dL でも何ら変わりません。ごはんをモリモリ食べている元気な市中肺炎でも同様です。

とはいえ，医療は楽観的であるよりも悲観的であるほうがとりこぼしが少なくなりますので，ちょっとばかり慌てたほうが結果的に患者さんにもたらすメリットは多くなるかもしれません。

病棟で心肺停止があったとき，どう見てもナースが 2 人しかいないのに「ルートとって！　除細動器準備して！　挿管します！　アドレナリン早く！」と騒ぎ立てる医師がいますが，周囲を焦らせるだけなので，冷静になるべきです。焦るときは静かに焦るべし。

デシジョンメイキング

　CRPは使いようによっては有用のはずです．ただ，自分が何のためにCRPを測定して，どういう結果ならどういうアクションを起こすのか答えられるようにしておくべきです．盲目的に測定するCRPほど無意味なものはないでしょう．すべての検査はそんなクリアカットに判断できるシロモノではないという最低限のセンスだけは若いうち（特に医師10年目まで）に身につけてほしいと思っていますし，指導医はそれを教えるべきです．

　「β-D グルカンが 25 pg/mL から 33 pg/mL に上昇しているんですが，真菌感染症でしょうか？」，「CRP が 12 mg/dL から 14 mg/dL に上昇したんですが，抗菌薬が効いていないのでしょうか？」とカンファレンスで尋ねるベテランドクターには決してならないでください．もちろん，若手医師の時代はどんどんカンファレンスで疑問をぶつけたらいいと思います．

　その結果が本当に正しい異常を反映しているのか，一歩立ち止まって疑うことは忘れないようにしたいですね．

総括

- ✓ 自分の専門領域では，その検査が確定診断を目的としているのか，除外診断を目的として検査しているのか，"ぼんやりと"意識することが重要である．

文献
1) Yamamoto S, et al. Prognostic utility of serum CRP levels in combination with CURB-65 in patients with clinically suspected sepsis: a decision curve analysis. BMJ Open. 2015; 5 (4): e007049-9.

14 高齢者に対するインターフェロンγ遊離アッセイ

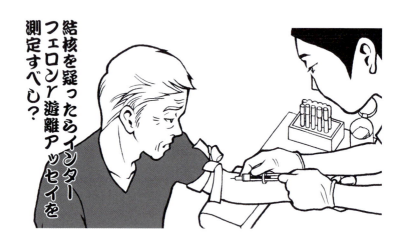

結核を疑ったらインターフェロンγ遊離アッセイを測定すべし？

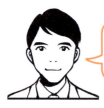

肺結核の可能性が高い80歳の男性のクォンティフェロンを測定します！

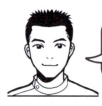

クォンティフェロンが陰性なので，とりあえず結核は否定的ですね。

　インターフェロンγ遊離アッセイ（interferon-gamma release assays；IGRA）は，現在クォンティフェロン®（QFT）とT-スポット®.

TB（T-SPOT）の 2 種類が使えます。両方ともほとんど診断精度が同等であるため，当院では両方合わせて「イグラ（IGRA）」という呼称をカンファレンスで使っています。アメリカの学会で「イグラ」と言った人が通じなかったらしいので，日本国内でしか通用しない呼称だと思ってください。

英語では「アイグラ」と発音します。一応，ネイティブの医師 3 人に聞きました。

QFT の測定原理

　まず，代表的な IGRA である QFT の測定原理を復習しましょう。陽性コントロールだの陰性コントロールだの，なんだかよくわからないというまま成長した呼吸器内科医も少なくないかもしれません。これは，QFT の測定原理の説明がどの本も難しいからです。なんだろう，あえて難しく書いているのかな。ここでは，まず測定原理をかみ砕いて説明したいと思います。

　ヒトが結核菌に感染すると，体内の T リンパ球がその情報を記憶します。そして，ふたたび結核菌が侵入したときに，インターフェロンγを産生します。結核菌にはたくさんのタンパクがあります。そのなかでも，QFT に使われるのは ESAT-6，CFP 10 というタンパク抗原です。これを採血スピッツの中に入れておくと，体内に結核菌の記憶をもっている患者さんから採血すれば，採血スピッツ内でどんどんとインターフェロンγが産生されるはずですよね。現在日本で用いられている QFT-4G（QuantiFERON® TB ゴールドプラス：QFT®-Plus）は，採血スピッツが 4 本あります。そのうち 2 本の中（緑色と黄色のスピッツ）にこれらのタンパク抗原が含まれています。残り 2 本のスピッツは，陰性コントロール（灰色スピッツ）と陽性コントロール（紫色スピッツ）です。はて，これらのコントロールスピッツは何のために使うのでしょう？

> 第 3 世代のときは抗原スピッツ 1 本の中に ESAT-6，CFP-10，TB7.7 のペプチドが被覆されていましたが，第 4 世代になって，片方には ESAT-6，CFP-10 の長鎖ペプチドが，もう片方には長鎖ペプチドに加えて CFP-10 の短鎖ペプチドが被覆されています．短鎖ペプチドは CD8 陽性 T 細胞の免疫応答を誘導しています．すなわち，CD4 陽性 T 細胞数が低下している場合でも感度の上昇が期待できるわけです．第 4 世代 QFT は日本人においても良好な診断精度であると報告されています[1]．

　例えば，結核菌タンパク抗原の入った 2 本のスピッツで全くインターフェロンγが産生されず QFT が陰性だったとしましょう．よっしゃ，オイラ結核菌に感染していないぜ！　ということになります．しかし，細胞性免疫がしっかりしていない患者さんの場合，そもそも結核菌だろうが何だろうがインターフェロンγの産生能が低下しているはずです．だから，活動性結核なのに偽陰性になってしまうことがあるのです．そういったエラーを担保するのがコントロールスピッツです．

　陰性コントロールスピッツ（灰色スピッツ）には生理食塩水が入っています．陰性コントロールは生理食塩水ですから，基本的にインターフェロンγなんて検出されないはずです．ただ，結核菌タンパク抗原の有無とは関係なくインターフェロンγ血症がベースに存在する可能性があるバックグラウンドのインターフェロンγを差し引いて調整した値（Nil 値）を用います．

　陽性コントロール（紫色スピッツ）にはマイトジェンが入っています．マイトジェンというのは一種の細胞毒で，健常ならば間違いなくインターフェロンγが産生されます．陽性コントロールのインターフェロンγ産生があまりにも少ないとき，細胞性免疫がしっかりしていないわけですから，QFT が陰性と言い切ることができなくなるのです．

　第 4 世代 QFT の解釈は 表 14-1 を参照してください．QFT において一番重要な数値は，抗原スピッツから陰性コントロール値を差し引いて得られる TB1 値と TB2 値です（従来の「測定値 A」）．陰性コントロール値（Nil 値）が大きくない状況でこれが 0.35 IU/mL 以上あれば，結核菌による免疫応答が起こっているという証拠にな

表14-1　QuantiFERON® TB ゴールド プラス［QFT®-Plus］の解釈

Nil 値 (IU/mL) (陰性コントロール)	TB1 値 (IU/mL) (抗原)	TB2 値 (IU/mL) (抗原)	マイトジェン (IU/mL) (陽性コントロール)	判定	解釈
8 未満	0.35 以上かつ Nil 値の 25%以上	不問	不問	陽性	結核感染を疑う。ただし，最近の感染と過去の感染，あるいは LTBI と活動性結核の鑑別はできない。ESAT-6, CFP-10 が含まれる一部の NTM (*M. kansasii*, *M. szulgai*, *M. marinum*) で偽陽性になることがある。
	不問	0.35 以上かつ Nil 値の 25%以上			
	0.35 未満あるいは 0.35 以上かつ Nil 値の 25％未満		0.5 以上	陰性	結核感染していない。ただし，ウィンドウ期での検査，高齢者・免疫抑制剤の使用によって免疫抑制状態にある場合，偽陰性を示すことがある。
			0.5 未満（低すぎる）	判定不可	結核感染の有無について判定できない。HIV 感染症などによるリンパ球不足，免疫抑制状態などが原因となる。
8 以上（高すぎる）	不問				

LTBI：latent tuberculosis infection

ります（QFT 陽性）。また，TB1 値と TB2 値が低かったり Nil 値を遥かに下回る反応だったりする場合は，基本的に陰性になります。第 3 世代 QFT では「判定保留」という項目がありましたが，第 4 世代では「判定保留」がなくなり，陽性でも陰性でもないものはすべて「判定不可」になりました。

　ちなみにインターフェロンγの産生は採血からの時間経過と低温

保存で減衰します。雪の降る北海道で，検査室が離れにあるからといって雪のなかをスピッツを持って長時間移動すると，陰性になりやすいかもしれませんね。17〜27℃の環境で血液を運搬する必要があります。

T-SPOT の測定原理

T-SPOT は採血後に分画したリンパ球を使います。抗 IFN-γ 抗体を固相したマイクロプレートのウェルに検体を加えて，結核菌特異抗原（ESAT-6，CFP 10）と 20 時間反応させます。これによりインターフェロンγを産生した細胞数を ELISPOT 法で測定します 図 14-1，表 14-2[2)]。インターフェロンγを産生した細胞は，暗青

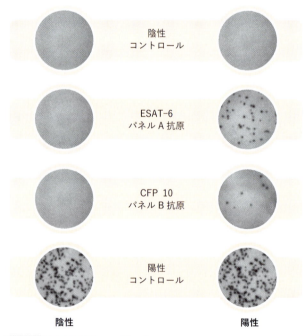

図 14-1 T-SPOT のスポット

表 14-2 T-スポット®.TB（T-SPOT）の解釈

判定	陰性 コントロール値	特異抗原の 反応値：高いほう	陽性 コントロール値
陽性	10 spot 以下	8 spot 以上	不問
陽性・判定保留	10 spot 以下	6，7 spot	不問
陰性・判定保留	10 spot 以下	5 spot	不問
陰性	10 spot 以下	4 spot 以下	不問
判定不可	10 spot 超 10 spot 以下	不問 5 spot 未満	不問 20 spot 未満

・判定保留：「陽性」または「陰性」の判定結果自体は有効だが，数値が 8 以上または 4 以下となった場合と比較して，信頼性がやや低下する可能性があるため，再検査を推奨。
・「判定保留」による再検査の結果が再度「判定保留」となった場合は，他の診断方法を用いるか，臨床的・医学的症状や患者背景を考慮のうえ，医師による総合的な判断のもとで，結核菌感染の診断を行う。
〔日本結核病学会予防委員会．インターフェロンγ遊離試験使用指針．結核．2014；89：717-25．より〕

色のスポットとして見え，このスポットの数をもって陽性と陰性を判断します。だから T-「SPOT」というのです。なるほど。

 T-SPOT は 1 本の採血管で済むので，QFT のように 4 本も採らなくてよい点がメリットです。ただし，採血量は QFT のほうが少ないです（QFT：1 mL×4，T-SPOT：6 mL）。真空管採血されるとき，私はスピッツの抜き差しが嫌いなので，自分が受けるなら T-SPOT でお願いしたい。真空管を使わないなら QFT がいいな…って，どれだけわがままやねん。ちなみに，検査コストは T-SPOT の方が安いです。

 どの教科書にも書かれていますが，IGRA は QFT，T-SPOT の両者とも高い感度と特異度を有しており，特に BCG 接種をしている日本では有用な検査です。

高齢者・低栄養・免疫不全のワナ

 前述した高い感度・特異度という見解は，実臨床で頻繁に遭遇す

る低栄養やステロイド内服中の高齢者を想定していません。多くが，結核確定例と健常人ボランティアの比較です。検査法の感度・特異度を調べるにあたって，疾患がある人とない人を比較することはやむを得ません。できるだけシンプルに精度を知りたいわけですから，実臨床でのジレンマを加味するわけにはいきません。そういう清廉な臨床試験だからこそ，実臨床との乖離があることを私たちは知らなければいけません。こういう臨床試験では，カンファレンスにたびたび登場するような複雑な症例は登場人物になりえません。

　血清アルブミン値が 1.5 g/dL の寝たきりの 90 歳の結核患者さんで IGRA を測定したとしましょう。結核の既往があれば陽性になるはずですから，この患者さんでは陽性を期待したいところです。なぜなら，90 歳の推定結核感染率はむちゃくちゃ高いからです（80％以上はかたいでしょう）。しかし，IGRA は上述したように細胞性免疫の検査をしているので，この患者さんでは偽陰性になってもおかしくありません。何が言いたいかというと，**複雑な背景のある高齢者ほど，IGRA の陽性・陰性の解釈がややこしくなってくる**のです。もっと砕いて述べるならば，**高齢者ではアテにならない。結核にかかりやすい弱った人ほど IGRA が陽性になりにくいのですから，肺結核の診断に補助的にしか使えないことは自明の理です**。そのため，結核診療医は IGRA を 1 つの武器として使ってはいますが，決して無敵のリーサルウェポンではないことを知っていただきたい。結核診療におけるリーサルウェポンは，1 億年前から喀痰検査と決まっています。

　実臨床では，IGRA は感度・特異度が 100％という夢の検査ではありません。あくまで健常者が研究に参加することで高い感度・特異度が実現できるわけで，私たちがよく遭遇する寝たきり高齢者の結核の診断にそのまま適用してはいけません。

　例えば，HIV のように免疫不全がベースにある患者さんでは，IGRA の診断精度は，QFT-3G で感度 60％（95％信頼区間 34～

82％），特異度 50％（95％信頼区間 35〜65％），T-SPOT で感度 76％（95％信頼区間 45〜92％），特異度 52％（95％信頼区間 40〜63％）程度です[3]。HIV 感染者では血液中のリンパ球が低下します。ゆえに，IGRA が判定不可となる割合が高くなるのです。ただし，リンパ球低下時の IGRA 偽陰性については T-SPOT のほうが起こりにくいとされているため，HIV 患者さんでどうしても測定したい場合は QFT よりも T-SPOT を選択するほうがよいかもしれません（臨床行動に差が出るほどの選択ではないと思いますが…）。この理由は，他の IGRA 検査では全血を材料としてリンパ球数に応じた結果が出るのに対して，T-SPOT ではリンパ球を分離して数を調整するためです[4]。現在用いられている第 4 世代 QFT が，CD4 陽性 T リンパ球数の減少しやすい HIV 感染症に対して，これまでの IGRA よりどの程度パフォーマンスがよいのか，現時点ではあまり報告がありません。

ザンビアの HIV 陽性者と陰性者の間に感度の差はなかったという報告があります[5]。

　HIV 感染症に限らず，悪性腫瘍・糖尿病合併・免疫抑制剤内服といった免疫が低下している集団における IGRA の診断精度を調べた研究[6]がありますが，ここでは QFT-3G は感度 59％（95％信頼区間 44.9〜72％），特異度 61.3％（95％信頼区間 54.4〜67.6％），T-スポット®.TB は感度 72％（95％信頼区間 54.2〜86.2％），特異度 42.3％（95％信頼区間 33.8〜49.1％）と報告されています。やはり，低いですね。

　ベトナムの 500 人以上の結核患者さんを対象にした研究[7]では，高齢者（オッズ比 1.04，95％信頼区間 1.01〜1.07），極度のるいそう（オッズ比 5.42，95％信頼区間 1.48〜19.79），HIV 共感染（オッズ比 6.38，95％信頼区間 1.78〜22.92）は IGRA の偽陰性を増加させました。

これらの研究に鑑みると，高齢者における IGRA がいかにグラついた位置にあるかおわかりでしょう。イグラなだけに。…それでも，どういうわけか，結核診断において水戸黄門の印籠のように IGRA が使われている病院が存在するのも事実です。知っておかねばならないのは，「**高齢者ほど結核の既感染率が高く IGRA が陽性になりやすいはずだが，高齢者ほど細胞性免疫の低下を反映して IGRA が偽陰性になりやすい**」ということです[8]。これが重要なジレンマなのです。
　しかし，ここでややこしい見解が登場しています。以前は高齢者の IGRA 陽性イコール過去の感染と考えられていたものが，実は結構な割合で直近の感染を反映していることが多いこともわかっており，高齢者にも IGRA 陽性はそれなりに有用であるという意見もあるのです。これはちょっとデリケートな知見で，まだ真実はわかっていません。

IGRA の陽性適中率のワナ

　『結核の接触者健康診断の手引き（改訂第 5 版）』[9] では，「**50 歳以上の場合でも QFT 検査による結核感染スクリーニングを積極的に推奨する**」と明記されています。日本結核病学会は IGRA を適用すべき要件として，（1）**接触者健診**，（2）**医療従事者の健康管理**，（3）**発病危険が大きい患者および免疫抑制状態にある患者の健康管理**，（4）**活動性結核の補助診断**，を挙げています。そのため，いったん結核菌に接触しただけで結構な確率で IGRA が測定されているのが現状です。さすが経済大国，日本。ゆえに，結核診療の土壌そのものが偽陽性と偽陰性を生みやすい状況にあるといえます。
　さて，IGRA の陽性適中率と陰性適中率は，結核既感染率の影響を受けます。例えば，IGRA の感度が 90％，特異度が 99％と仮定した場合，結核既感染率が 1％と低い集団（10〜20 代の元気な若者）では，陽性適中率 47.4％，陰性適中率 99.9％になります

表 14-3 IGRA の陽性適中率・陰性適中率

有病率（結核感染者の割合）の異なる集団に対して IGRA を適用した場合の適中率
（※ IGRA の感度＝90％，特異度＝99％とみなして計算）

①有病率＝1％の場合

検査結果		感染「あり」	感染「なし」	計
検査結果	（＋）	9	10	19
	（－）	1	980	981
計		10	990	1,000

陽性適中率＝9/19＝47.4％（偽陽性率＝52.6％）
陰性適中率＝980/981＝99.9％

②有病率＝50％の場合

検査結果		感染「あり」	感染「なし」	計
検査結果	（＋）	450	5	455
	（－）	50	495	545
計		500	500	1,000

陽性適中率＝450/455＝98.9％
陰性適中率＝495/545＝90.8％（偽陰性率＝9.2％）

〔感染症法に基づく結核の接触者健康診断の手引き（改訂第 5 版），厚生労働科学研究，結核予防会．2014．より〕

表 14-3 [9]。つまり，何も疑っていない若年者で IGRA を測定すると，陽性者の多くが偽陽性である可能性があるのです。

　これはつまり，接触者健診などでスクリーニングした若年者に対して，過剰に潜在性結核感染症（latent tuberculosis infection；LTBI）の治療が導入されるリスクがあることを意味しています。実際に「これって偽陽性かな」と思いながら LTBI 治療を導入するケースもありますが，とりこぼしがコワイというのも事実です。そのため，なかば防衛医療的にイソニアジドを内服している人もいます。

　一方，結核既感染率が 50％ と高い集団（中高年以降）では，同じ感度・特異度で計算すると陽性適中率 98.9％，陰性適中率

90.8％になります 表14-3 [9]。今度は，偽陰性が少し問題になりそうですね。

測定誤差のワナ

　当院でも時折，絶対に結核にかかっている人なのにIGRAが陰性になったり，過去にIGRAが陽性になった人なのに陰転化していることがあります。実は，IGRAには測定誤差があるとされています。
　QFT-3Gのrepeatability（反復可能性：同じ条件で反復できるかどうか）をみたアメリカの研究[10]では，結果が一致しなかったのが366例中28例（7.7％）だったと報告されています 表14-4 。10人に1人ほどではないとはいえ，結構な頻度ですよね。もちろん，ベースラインの結核抗原刺激が0.35 IU/mL近辺のグレーゾーンの症例が多いですが，IGRAを定性的に判断してしまいがちなわれわれにとって，これは身につまされる結果です。
　上記の事実から，主治医が想定している結果と異なる場合，ベー

表14-4 QFT-3Gの不一致例

ベースラインの結核抗原刺激（IU/mL）	被験者数	陽転化（初回陰性・2回目陽性）	陰転化（初回陽性・2回目陰性）
全体	366人	148人中　13人	218人中　15人
<0.25（陰性）	106人	106人中　1人	―
0.25〜0.34（陰性）	42人	42人中　12人	―
0.35〜0.80（陽性）	66人	―	66人中　12人
0.81〜3（陽性）	76人	―	76人中　2人
3.1〜9.92（陽性）	76人	―	76人中　1人

※判定不能例は最初から除外している
※0.35 IU/mLが陽性・陰性のカットオフ値
〔Metcalfe JZ, et al. Test variability of the QuantiFERON-TB gold in-tube assay in clinical practice. Am J Respir Crit Care Med. 2013 Jan 15；187（2）：206-11. より〕

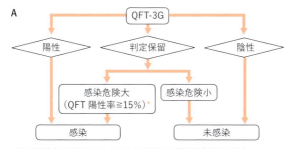

＊QFT 陽性率15％以上またはそれに相当する感染危険がある場合。

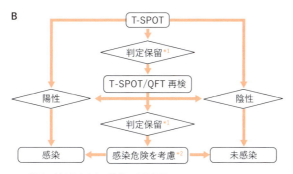

＊1：陽性・判定保留または陰性・判定保留
＊2：T-SPOT で再検査を行って，再度「判定保留」であった場合には，総合的に診断する。QFT を用いた場合には陽性率15％以上またはそれに相当するリスクの場合のみ感染として取り扱う。

図14-2 IGRA の判定フロー図
A：QFT-3G の判定フロー図，B：T-SPOT の判定フロー図
〔日本結核病学会予防委員会．インターフェロンγ遊離試験使用指針．結核．2014；89：717-25．より〕

スラインの結核特異抗原刺激がボーダーラインに近いときは，再測定するかあるいは別の IGRA を用いてもよいと思います。ただし，「インターフェロンγ遊離試験使用指針」では **QFT の再測定はフローチャートに含まれていません** 図14-2 [2]（ただし，フローチャートの記載はまだ第 3 世代です）。

　ずっと IGRA の話をしていると，なんだかこの検査を信じてはいけないような気すらしてきましたね。

そもそもなぜ測定するのか
説明できないとダメ

　「とりあえず IGRA を提出しました」というのは一番やってはいけないことです。80〜90 歳の結核既往がある患者さんに，陽性を確認するために提出することは無意味きわまりありません。陽性であっても「そりゃそうだ」で終わります。陰性を確認することは，あってもよいかもしれません。それでも，「細胞性免疫が弱っていて偽陰性かな」で終わることも多い。

　私は毎日結核患者さんを診療していますが，IGRA が最も有効だと思うのは，**「菌が証明できないが結核の可能性が高い若年者」**です。例えば，肺に明らかに結核っぽい陰影がある大学生がいたとして，いくら喀痰検査や胃液検査をしても菌が捕まえられない場合。こういったケースでは，IGRA はかなり有効です。IGRA が陽性ならば，気管支鏡をしてでも菌を検出しにいく根拠になります。IGRA が陰性ならば，肺結核ではなく別の疾患（マイコプラズマ肺炎など）かもしれません。

　私が IGRA が役に立ったなぁと思うのは以下のような症例です。

- 空洞性肺炎があるが，喀痰検査は抗酸菌塗抹陰性の若年患者
- 胸水＋縦隔リンパ節腫大があり，胸水中リンパ球比率がかなり高い若年患者
- 腸腰筋膿瘍があるが穿刺培養しても菌が同定されない若年患者

　若年患者は，基本的に IGRA の感度・特異度が高い集団です。結核を強く疑っていてあらゆる抗酸菌検査が陰性のとき，あるいは胸水中リンパ球比率が高い場合，IGRA 陽性ならば結核の確からしさを上げ，陰性ならば結核がほぼ否定されます。ただし，陽性でも**活**

動性を保証するものではないことは忘れないでおきたいところ。

　もちろん，役に立つ場面というのはたくさんあるのですが，決してQFTだけで結核を診断したり除外したりしないことが重要です。とりわけ高齢者では偽陰性が起こりうることを頭に入れて検査をオーダーしたいところ。また，健康若年者では陽性のなかに偽陽性が結構まぎれこんでいるというデータも忘れてはいけません。

　いろいろなリミテーションはありますが，それらを差し引いても，接触者健診などで感染が疑わしくリスクの高い人をスクリーニングするための検査としてIGRAは有用と思います。その有用な武器をどう使うのかは私たち次第なのです。

総括

- ☑ 高齢者におけるIGRAの解釈には注意が必要である。アテにならない場合もある。
- ☑ IGRAの「3つのワナ」を知っておく。

文献

1) Takasaki J, et al. Sensitivity and specificity of QuantiFERON-TB Gold Plus compared with QuantiFERON-TB Gold In-Tube and T-SPOT.TB on active tuberculosis in Japan. J Infect Chemother. 2018 Mar；24（3）：188-92.
2) 日本結核病学会予防委員会．インターフェロンγ遊離試験使用指針．結核．2014；89：717-25.
3) Metcalfe JZ, et al. Interferon-γ release assays for active pulmonary tuberculosis diagnosis in adults in low- and middle-income countries：systematic review and meta-analysis. J Infect Dis. 2011 Nov 15；204 Suppl 4：S1120-9.
4) Vassilopoulos D, et al. Comparison of two gamma interferon release assays and tuberculin skin testing for tuberculosis screening in a cohort of patients with rheumatic diseases starting anti-tumor necrosis factor therapy. Clin Vaccine Immunol. 2011 Dec；18（12）：2102-8.
5) Telisinghe L, et al. The sensitivity of the QuantiFERON®-TB Gold Plus assay in Zambian adults with active tuberculosis. Int J Tuberc Lung Dis. 2017 Jun 1；21（6）：690-6.
6) Jung JY, et al. Questionable role of interferon-γ assays for smear-negative pulmonary TB in immunocompromised patients. J Infect. 2012 Feb；64（2）：188-

96.
7) Hang NT, et al. Analysis of factors lowering sensitivity of interferon-γ release assay for tuberculosis. PLoS One. 2011；6（8）：e23806.
8) 森　亨．結核感染をめぐる諸問題．結核 1988；63：339-48.
9) 感染症法に基づく結核の接触者健康診断の手引き（改訂第 5 版）．厚生労働科学研究，結核予防会．2014．
10) Metcalfe JZ, et al. Test variability of the QuantiFERON-TB gold in-tube assay in clinical practice. Am J Respir Crit Care Med. 2013 Jan 15；187（2）：206-11.

column

抗インターフェロンγ自己抗体

　呼吸器内科医として知っておかねばならない自己抗体に，抗インターフェロンγ自己抗体があります。

　播種性 NTM 症といえば，基本的に免疫抑制状態がある人に起こる疾患です。有名なリスク因子としては，メンデル遺伝型マイコバクテリア易感染症（Mendelian susceptibility to mycobacterial disease；MSMD），HIV 感染症，免疫抑制剤使用，血液悪性腫瘍の存在などが挙げられます。MSMD は，BCG や非結核性抗酸菌など弱毒抗酸菌に易感染性を有する先天性疾患で，幼少期から重症サルモネラ感染症や播種性 NTM 症を繰り返すというものです。しかし，免疫抑制状態にない患者さんが播種性 NTM 症を発症した場合，抗インターフェロンγ自己抗体の存在を疑う必要があります。

　アメリカ国立衛生研究所の Browne ら[1]は，アジアで大規模な調査を行い，CD4 陽性 T リンパ球数が正常な播種性 NTM 症患者さん 52 人のうち 81％から抗インターフェロンγ自己抗体が検出されたことを報告し 図1，

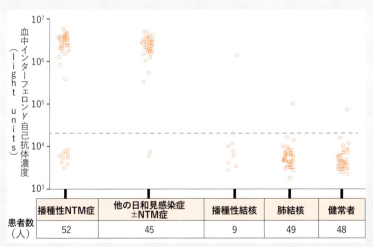

図1　血中インターフェロンγ自己抗体の頻度
〔Browne SK, et al. Adult-onset immunodeficiency in Thailand and Taiwan. N Engl J Med. 2012 Aug 23；367（8）：725-34. より〕

われわれの度肝を抜きました。

　2018年、新潟大学の青木ら[2]が抗酸菌感染症における抗インターフェロンγ自己抗体スクリーニングの研究結果を報告しています。スクリーニング検査を行った331人の抗酸菌感染症のうち、189人が肺結核、91人が肺NTM症、51人が播種性NTM症でした。331人のうち31人が抗インターフェロンγ自己抗体陽性で、この31人は全員播種性NTM症を発症していました。抗体陽性の播種性NTM症の患者さんの多くは、発熱や倦怠感などの症状で発症し、複数の臓器に結節影や腫瘤をつくるといった多彩な病像を呈します。免疫抑制状態であることを疑えないため、初診時には悪性リンパ腫や転移性腫瘍が鑑別の上位に入ることが多いそうです。

この文献における播種性NTM症の定義は、「1臓器を超えて検出される、あるいは臨床的に無菌と想定される血液や骨髄などの検体からNTMが発育する」です。

　この疾患でおさえておきたいポイントは、**QFTの陽性コントロールが検出不可能になるという点**です。この疾患ではインターフェロンγが中和されてしまうので、QFTは当然ながら「判定不可」になります。

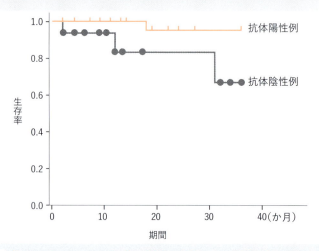

図2　抗インターフェロンγ自己抗体の有無による生存曲線

〔Aoki A, et al. Clinical Significance of Interferon-γ Neutralizing Autoantibodies Against Disseminated Nontuberculous Mycobacterial Disease. Clin Infect Dis. 2018 Apr 3 ; 66（8）: 1239-45. より〕

治療は多剤併用化学療法（肺 MAC 症ならリファンピシン＋エタンブトール＋クラリスロマイシン＋ストレプトマイシンなど）を行いますが，インターフェロンγ自己抗体の産生を抑えるために，リツキシマブを用いることもあります[2, 3]。しかし実は，予後は不良どころかむしろ良好で，青木らの報告[2]においても 31 人中 1 人しか死亡していません 図2 。

文献

1) Browne SK, et al. Adult-onset immunodeficiency in Thailand and Taiwan. N Engl J Med. 2012 Aug 23 ; 367（8）: 725-34.
2) Aoki A, et al. Clinical Significance of Interferon-γ Neutralizing Autoantibodies Against Disseminated Nontuberculous Mycobacterial Disease. Clin Infect Dis. 2018 Apr 3 ; 66（8）: 1239-45.
3) Czaja CA, et al. Rituximab as successful adjunct treatment in a patient with disseminated nontuberculous mycobacterial infection due to acquired anti-interferon-γ autoantibody. Clin Infect Dis. 2014 Mar ; 58（6）: e115-8.

第3章

閉塞性肺疾患

15 高額な喘息治療

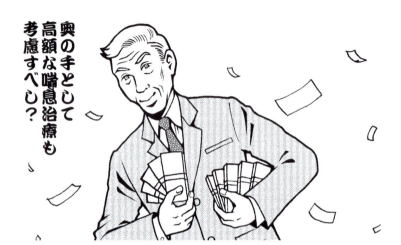

奥の手として高額な喘息治療も考慮すべし？

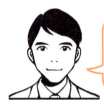

あらゆる吸入薬を最大用量使っていますが，喘息がよくなりません。高額ですがモノクローナル抗体を使います。

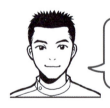

気管支喘息発作の頻度が減るらしいので，気管支サーモプラスティを受けてもらいます。

　患者さんにとって高額な医療費がかかる治療法といえば，抗がん剤治療です。しかし，近年喘息の世界にも高額な治療が次々と参入

してきました．その代表的なものが，抗体医薬品と気管支サーモプラスティです．本項では，喘息患者さんにおける経済的な問題について議論していきましょう．

そもそも喘息患者さんはどのくらいお金を払っているのか？

　総合病院だと喘息治療管理料を加算でとっているところが多いはずです．「喘息治療管理料1」は1か月目が75点，2か月目以降が25点です．「喘息治療管理料2」は，280点です．よほど吸入療法に力を入れている病院でない限り，ほとんどが前者に該当すると思いますが，25点の加算は患者さんにとってそれほど負担にはならないでしょう．

> 「喘息治療管理料1」は，ピークフローメーター，ピークフロー測定日記などを患者に提供し，計画的な治療管理を行った場合に月1回に限り算定します．なお，喘息治療管理料1において，「1月目」とは初回の治療管理を行った月のことを指します．

> 「喘息治療管理料2」は，6歳未満または65歳以上の喘息患者さんで，吸入ステロイド薬のときに吸入補助器具（スペーサー）を必要とする場合に，吸入補助器具を提供して指導を行った場合に，初回に限り算定されます．

　そのため，特に中等症以上の喘息患者さんにとっては，**診察料やその他加算よりも薬価・治療が主な経済的負担となる**わけです．吸入薬については支払いの上限がある程度予測できるのですが，青天井になってしまいがちなのが抗体医薬品と気管支サーモプラスティです．高額療養費制度を用いなければ対応できないこともあります．

　さて，みなさんは普段処方している喘息治療薬の値段をご存知ですか？　薬価なんてググればすぐにわかるんですが，とりあえず吸入薬を処方しておけとオーダーしている人も少なくないでしょう．

表15-1 30日あたりのICSの薬価（2018年11月時点）

吸入薬剤名	治療ステップ1 軽症間欠型 低用量	治療ステップ2 軽症持続型 低〜中用量	治療ステップ3 中等症持続型 中〜高用量	治療ステップ4 重症持続型 高用量
シクレソニド（オルベスコ®）	100〜200μg/日：605〜1,202円	100〜400μg/日：605〜2,403円	400〜800μg/日：2,403〜4,806円	800μg/日：4,806円
フルチカゾンプロピオン酸エステル（フルタイド®）*	100〜200μg/日：ディスカス：1,304〜1,770円 エアゾール：881〜1,818円	100〜400μg/日：ディスカス：1,304〜2,304円 エアゾール：881〜3,636円	400〜800μg/日：ディスカス：2,304〜4,607円 エアゾール：3,636〜7,272円	800μg/日：ディスカス：4,607円 エアゾール：7,272円
ベクロメタゾンプロピオン酸エステル（キュバール®）	100〜200μg/日：1,306〜1,715円	100〜400μg/日：1,306〜3,430円	400〜800μg/日：3,430〜6,859円	800μg/日：6,859円
モメタゾンフランカルボン酸エステル（アズマネックス®）	100〜200μg/日：1,237〜2,473円	100〜400μg/日：1,237〜3,108円	400〜800μg/日：3,108〜6,216円	800μg/日：6,216円
ブデソニド（パルミコート®）	200〜400μg/日：741〜953円	200〜800μg/日：741〜1,907円	800〜1,600μg/日：1,907〜3,814円	1,600μg/日：3,814円
フルチカゾンフランカルボン酸エステル（アニュイティ®）	100μg/日：1,899円	100〜200μg/日：1,899〜2,456円	100〜200μg/日：1,899〜2,456円	200μg/日：2,456円

＊フルタイドロタディスクは除く
※吸入回数の少なさを優先した価格で記載している
※色のついたセルは最安値ライン

　各吸入薬の薬価はおさえておく必要があります。
　例えば吸入ステロイド薬（inhaled corticosteroid；ICS）のみで管理されている場合，多くがステップ1〜3の患者さんですから月あたり1,000〜6,000円くらいかかると考えてよさそうです。3割負担だと多くても2,000円くらいですから，そこまで負担にはならないかもしれませんね 表15-1 。

表 15-2 30 日あたりの ICS/LABA の薬価（2018 年 11 月時点）

吸入薬剤名	治療ステップ 1 軽症間欠型 低用量	治療ステップ 2 軽症持続型 低〜中用量	治療ステップ 3 中等症持続型 中〜高用量	治療ステップ 4 重症持続型 高用量
フルチカゾンプロピオン酸エステル/サルメテロールキシナホ酸塩（アドエア®ディスカス）	合剤は不要と考える	200〜500μg/日（100 製剤 1 吸入 1 日 2 回〜250 製剤 1 吸入 1 日 2 回）：6,236〜7,169 円	500〜1,000μg/日（250 製剤 1 吸入 1 日 2 回〜500 製剤 1 吸入 1 日 2 回）：7,169〜8,145 円	1,000μg/日（500 製剤 1 吸入 1 日 2 回）：8,145 円
フルチカゾンプロピオン酸エステル/サルメテロールキシナホ酸塩（アドエア®エアゾール）	合剤は不要と考える	200〜500μg/日（50 製剤 2 吸入 1 日 2 回〜125 製剤 2 吸入 1 日 2 回相当）：6,587〜7,691 円	500〜1,000μg/日（125 製剤 2 吸入 1 日 2 回〜250 製剤 2 吸入 1 日 2 回相当）：7,691〜8,703 円	1,000μg/日（250 製剤 2 吸入 1 日 2 回相当）：8,703 円
ブデソニド/ホルモテロールフマル酸塩（シムビコート®）	合剤は不要と考える	320〜640μg/日 1〜2 吸入 1 日 2 回：5,850〜1 万 1,700 円	640〜1,280μg/日 2〜4 吸入 1 日 2 回：1 万 1,700〜2 万 3,401 円	1,280μg/日 4 吸入 1 日 2 回：2 万 3,401 円
フルチカゾンプロピオン酸エステル/ホルモテロールフマル酸塩（フルティフォーム®）	合剤は不要と考える	200〜500μg/日（50 製剤 2 吸入 1 日 2 回〜125 製剤 2 吸入 1 日 2 回）：5,469〜6,346 円	500〜1,000μg/日（125 製剤 2〜4 吸入 1 日 2 回）：6,346〜1 万 2,692 円	1,000μg/日（125 製剤 4 吸入 1 日 2 回）：1 万 2,692 円
フルチカゾンフランカルボン酸エステル/ビランテロールトリフェニル酢酸塩（レルベア®）	合剤は不要と考える	100μg/日（100 製剤 1 吸入 1 日 1 回）：5,689 円	100〜200μg/日（100 製剤 1 吸入 1 日 1 回〜200 製剤 1 吸入 1 日 1 回）：5,689〜6,353 円	200μg/日（200 製剤 1 吸入 1 日 1 回）：6,353 円

※一部個人的な見解を含む
※色のついたセルは最安値ライン

　ただ，ICS/吸入長時間作用性 β_2 刺激薬（long-acting beta-adrenoceptor agonist；LABA）の合剤を使わなければならない人は，薬価の負担がグンと上がります 表15-2 。特に重症例でシムビコー

ト®を使うと，結構な薬価になってしまいます。

> SMART療法が適用できるので，シムビコート®は高くないという意見もありますが，ガイドラインで推奨されている定期吸入でこの薬価なので，SMART療法を頻繁に行うと薬価はさらに跳ね上がります。

　最重症例ではチオトロピウム臭化物（スピリーバ®）レスピマット製剤を加えてトリプル吸入療法を行うため，さらに薬価は上昇します。ちなみに，いずれグラクソスミスクライン社がトリプル吸入製剤〔ICS/LABA/吸入長時間作用性抗コリン薬（LAMA）〕を発売するでしょうが，喘息ではなくCOPDを適応病名にすると予測されます（⇒185頁）。
　しかし，この最も強力なトリプル吸入療法は，メタアナリシスにおいてICS/LABAと比較して喘息発作のリスクを軽減するほどのパワーはないと言われています[1]。高用量ICS/LABAを適用している時点で，実は吸入治療としては飽和しているのです。

モノクローナル抗体にかかる費用

　喘息に対して用いられるモノクローナル抗体には保険適用されるものが3種類あります。抗IgE抗体のオマリズマブ（ゾレア®），抗インターロイキン-5抗体のメポリズマブ（ヌーカラ®），抗インターロイキン-5受容体αサブユニットに結合するベンラリズマブ（ファセンラ®）です。アメリカでは，メポリズマブではなくTeva社の抗インターロイキン-5抗体のレスリズマブが承認されています。2018年4月にデュピルマブ（デュピクセント®）が喘息に対して適応追加申請を行っているので，今後は4種類から選ぶことになります 表15-3 。
　ベンラリズマブは，好酸球表面に発現しているインターロイキン-5受容体に直接作用しますが，インターロイキン-5を中和させるだけでなく，抗体依存性細胞傷害を活性化して，気道の好酸球をあた

表 15-3 喘息に対する抗体医薬品（デュピルマブは追加保険適応申請中）

	オマリズマブ	メポリズマブ	ベンラリズマブ	デュピルマブ
商品名	ゾレア®	ヌーカラ®	ファセンラ®	デュピクセント®
販売元	ノバルティスファーマ	グラクソスミスクライン	アストラゼネカ	サノフィ
機序	抗IgEモノクローナル抗体	抗IL-5モノクローナル抗体	抗IL-5受容体αモノクローナル抗体	抗IL-4/IL-13受容体モノクローナル抗体
用法	2〜4週間ごとに皮下注	4週間ごとに皮下注	初期2か月は4週間ごとだが，以降8週間ごと皮下注	2週間ごと皮下注
用量	血清総IgE値，体重に応じて変化	固定用量100 mg	固定用量30 mg	初回600 mg，2回目以降固定用量300 mg
剤型	バイアル	バイアル	プレフィルドシリンジ	プレフィルドシリンジ
小児喘息	12歳未満に安全性確立なし	12歳未満に安全性確立なし	安全性確立なし	安全性確立なし
喘息以外の保険適用疾患	特発性の慢性蕁麻疹	好酸球性多発血管炎性肉芽腫症（固定用量は300 mgになる）	なし	アトピー性皮膚炎
投与基準	・コントロール不良喘息* ・血清総IgE値：30〜1,500 IU/mL	・コントロール不良喘息* ・血中好酸球数：多いほどよい（治療開始時で150/μL以上あるいは過去12か月間に300/μL以上が目安）	・コントロール不良喘息* ・血中好酸球数：多いほどよい	・コントロール不良喘息* ・血中好酸球数：多いほどよい
薬価	75 mg：2万3,128円 150 mg：4万5,578円	100 mg：17万5,684円	30 mg：35万1,535円	300 mg：8万1,640円
4週間あたりの薬価	投与量による：2万3,128円〜36万4,624円	17万5,684円	3か月目以降は17万5,768円	2回目以降は16万3,280円

＊高用量の吸入ステロイド薬とその他の長期管理薬を併用しても，全身性ステロイド薬の投与などが必要な喘息増悪をきたすもの。

かも洗濯機のように洗い流す作用があります[2]。日本アレルギー学会は既存のモノクローナル抗体よりも，ベンラリズマブを推奨しているような印象があります。実際，経口ステロイドに依存してしまっているステップ4の喘息患者さんにとって，ベンラリズマブの臨床試験における経口ステロイド減量率の高さは魅力的にうつります[3]。

 そもそも学会側から積極的に早期承認を呼びかけていたため。

それぞれの薬価を比較してみましょう。

ゾレア®はIgE値と体重によって用法用量が異なります 表15-4, 5 。75 mg注が2万3,128円，150 mg注が4万5,578円です。1回75〜600 mgを2〜4週間ごとに皮下注射するので，最安だと1か月で2万3,128円，最高だと1か月で36万4,624円かかります。3割負担だとそれぞれ6,938円，10万9,387円かかります。エライ個人差が出ますね。測定されたIgE値と体重が多すぎると投与不可の範囲に該当しますが，肥満患者さんは薬価が高くなってしまうので注意が必要です。ゾレア®を投与する際，最安におさまることはまれで，基本的には万単位になると想定しておいたほうがよいでしょう。

ヌーカラ®はゾレア®のように用量を変更する必要はなく，100 mgを4週間ごとに皮下注射します。そのため，1か月あたり100 mg，17万5,684円の薬価がかかります。3割負担だと，5万2,705円です。

ファセンラ®は2018年4月に薬価収載されたばかりの，できたてホヤホヤの抗体医薬品です。1回30 mgを，初回，4週後，8週後に皮下注射し，以降，8週ごとに投与します。30 mgのバイアルで35万1,535円かかります。基本的にはヌーカラ®とほぼ同額におさえられます。

デュピクセント®はアトピー性皮膚炎に対して使われるモノク

表 15-4 ゾレア®の 4 週間ごと投与早見表（添付文書より）

投与前の血清中総 IgE 濃度（IU/mL）	体重（kg） ≧20〜25	>25〜30	>30〜40	>40〜50	>50〜60	>60〜70	>70〜80	>80〜90	>90〜125	>125〜150
≧30〜100	75 mg	75 mg	75 mg	150 mg	150 mg	150 mg	150 mg	150 mg	300 mg	300 mg
>100〜200	150 mg	150 mg	150 mg	300 mg	300 mg	300 mg	300 mg	300 mg	450 mg	600 mg
>200〜300	150 mg	150 mg	225 mg	300 mg	300 mg	450 mg	450 mg	450 mg	600 mg	
>300〜400	225 mg	225 mg	300 mg	450 mg	450 mg	450 mg	600 mg	600 mg		
>400〜500	225 mg	300 mg	450 mg	450 mg	600 mg	600 mg				
>500〜600	300 mg	300 mg	450 mg	600 mg	600 mg					
>600〜700	300 mg		450 mg	600 mg						
>700〜800										
>800〜900										
>900〜1,000										
>1,000〜1,100										
>1,100〜1,200										
>1,200〜1,300										
>1,300〜1,500										

4 週間ごと投与の表に該当しない場合には 2 週間ごと投与の表に従い投与すること

表 15-5 ゾレア®の2週間ごと投与早見表（添付文書より）

投与前の血清中総IgE濃度（IU/mL）	体重（kg）								
	≧20〜25	>25〜30	>30〜40	>40〜50	>50〜60	>60〜70	>70〜80	>80〜90	>90〜125	>125〜150
≧30〜100										
>100〜200										
>200〜300	2週間ごと投与の表に該当しない場合には4週間ごと投与の表に従い投与すること									375 mg
>300〜400									450 mg	525 mg
>400〜500							375 mg	375 mg	525 mg	600 mg
>500〜600						375 mg	450 mg	450 mg	600 mg	
>600〜700		225 mg			375 mg	450 mg	450 mg	525 mg		
>700〜800	225 mg	225 mg	300 mg	375 mg	450 mg	450 mg	525 mg	600 mg		
>800〜900	225 mg	225 mg	300 mg	375 mg	450 mg	525 mg	600 mg			
>900〜1,000	225 mg	300 mg	375 mg	450 mg	525 mg	600 mg				
>1,000〜1,100	225 mg	300 mg	375 mg	450 mg	600 mg					
>1,100〜1,200	300 mg	300 mg	450 mg	525 mg	600 mg		投与不可			
>1,200〜1,300	300 mg	375 mg	450 mg	525 mg						
>1,300〜1,500	300 mg	375 mg	525 mg	600 mg						

表 15-6 高額療養費制度における自己負担限度額（70歳未満）

所得区分	自己負担限度額	多数該当の自己負担限度額
標準報酬月額83万円以上	25万2,600円＋（総医療費－84万2,000円）×1％	14万100円
標準報酬月額53〜79万円	16万7,400円＋（総医療費－55万8,000円）×1％	9万3,000円
標準報酬月額28〜50万円	8万100円＋（総医療費－26万7,000円）×1％	4万4,400円
標準報酬月額26万円以下	5万7,600円	4万4,400円
低所得者	3万5,400円	2万4,600円

※多数該当とは，直近の1年間に3か月以上の高額療養費の支給を受けている場合に，4か月目から自己負担限度額が軽減される制度．

ローナル抗体で，2週間ごとに皮下注する必要があります．2回目以降は1か月あたり16万3,280円かかりますが，ヌーカラ®やファセンラ®よりも1万円以上安くなっています．

　喘息診療でこれらの抗体医薬品を使う患者さんは70歳未満の人がほとんどでしょうから，高額療養費制度が使えるラインというのは患者さんの所得によって大きく変わります．

　例えば，低所得者（療養を受けた月の年度で市区町村民税が非課税の被保険者と被扶養者）では，ヌーカラ®の投与によって月々1万7,000円程度安くなりますが，普通のサラリーマンくらいの収入があると，高額療養費制度が適用されません．モロに5万円以上の医療費負担が発生するわけです．

　ゾレア®の上限の10万9,387円の支払いがあっても，標準報酬月額が50万円台以上の収入がある患者さんには高額療養費制度は適用されません．標準報酬月額が28〜50万円の患者さんでようやく2〜3万円返ってくるくらいのレベルです 表15-6 ．高い高いといわれている抗体医薬品ですが，高額療養費制度に意外と引っかからないケースが多いのも実情です．ただし，4か月目からは上限が

表 15-6 の右欄の上限になりますので，平均的な標準報酬月額の患者さんではおそらく 4 万 4,400 円で済むはずです。ただ，それでもやはり高額です。喘息治療に年間 50 万円も支払える人はそう多くありません。

よく忘れがちなのが，高額療養費制度を使ったあとに，**確定申告で医療費控除の申請をすること**です。医療費というのは，基本的に 10 万円を超えたぶんについては控除され，所得税が安くなるのです。高額療養費として還付されたぶんは医療費控除の対象にはなりませんが，自己負担限度額と支払った額，保険外治療費，差額ベッド代などは医療費控除として申請することができます。

ちなみに生活保護を受けている患者さんは，こうした高額な保険診療についてやきもきする必要はなく，コントロール不良の喘息ならば投与を受けたほうがよいでしょう。

モノクローナル抗体の使い分け

費用以外にモノクローナル抗体の使い分けに留意すべきポイントはあるでしょうか。

結論を書いてしまうと，コントロール不良喘息に対する抗体医薬品 4 剤の使い分けにコンセンサスはありません。**基本的にアレルギー優位型（IgE が高く，好酸球数が多くないタイプ）にはゾレア®が，好酸球優位型（IgE が高くなく，好酸球数が多いタイプ）にはヌーカラ®，ファセンラ®，デュピクセント®が妥当とされますが，明確なエビデンスは確立していません**[4]。そもそも，IgE と好酸球比率の両方が高いなんてこともザラにありますし。これまでの他疾患へのエビデンスに応じて使うのもよいかもしれません。例えば，アトピー性疾患を有する喘息患者の場合はデュピクセント®による恩恵を受けやすく，鼻ポリープを合併する好酸球性副鼻腔炎がある喘息患者の場合はヌーカラ®による恩恵を受けやすいとされています。

また，製剤ごとの特性も重要です．患者さんにとって，投与間隔は2週間ごとより8週間ごとのほうがありがたいでしょう．この観点からは，ファセンラ®が一歩抜きんでている．

　プレフィルドシリンジ（あらかじめ薬剤がシリンジの中に充填されたキット製剤）かどうかという観点も医療従事者には重要かもしれない．ファセンラ®とデュピクセント®は，調剤の必要がないという大きなメリットをもっています．

　モノクローナル抗体のうち，安く済ませることができる可能性を秘めているのはゾレア®ですが，体重と血清総IgE値によって薬価の差が激しく，血液検査をしないと投与量がわからないというのはいささか歯がゆい．

　ステップ4の喘息におけるこれらの効果を比較するためには，head-to-head試験を組むしかありません[5]．特に，インターロイキン関連のヌーカラ®，ファセンラ®，デュピクセント®にとって避けて通れない道のように思います．

気管支サーモプラスティ

　気管支サーモプラスティは3週間の間隔をあけて合計3回，入院して実施する必要があります（1回目：右下葉，2回目：左下葉，3回目：左右上葉の気管支）．手技として1回あたり10万1,500円かかり，サーモプラスティ用カテーテルを1回の処置で1本使用します（32万3,000円）．同じ患者さんで3本を限度にカテーテルが算定できるため，3回の入院で約130万円の医療費がかかります．麻酔費用や入院費用もあわせると，3割負担の場合，50万円近くかかってしまいます 表15-7 ．

　そのため，この治療に関してはよほどお金が余っていないのなら，間違いなく高額療養費制度を使ったほうがよいでしょう．高額療養費制度を使う場合，1か月ごとの算定になるので注意が必要です．例えば，11月，12月に気管支サーモプラスティを予定してい

表 15-7 気管支サーモプラスティの自己負担額（高額療養費制度を使わなかった場合）

	18〜69 歳 （3 割負担）	70〜74 歳 （2 割負担）	75 歳以上 （1 割負担）
気管支サーモプラスティ 3 回治療の合計自己負担額	49 万 2,430 円	32 万 8,280 円	16 万 4,140 円

※含まれる金額は，2 泊 3 日の想定で麻酔費用，入院費用なども含めて計算。

表 15-8 気管支サーモプラスティの自己負担額（高額療養費制度を使った場合）

18〜69 歳までの患者さん		気管支サーモプラスティ 3 回分の医療費の自己負担額の合計（1 か月に 1 回受けた月と 1 か月に 2 回受けた月の合計）
所得	年収約 1,160 万円以上	41 万 9,270 円
	年収約 770〜1,160 万円	33 万 6,910 円
	年収約 370〜770 万円	17 万 1,270 円
	年収約 370 万円未満	11 万 5,200 円
	住民税非課税の人	7 万 800 円

※含まれる金額は，2 泊 3 日の想定で麻酔費用，入院費用なども含めて計算。

たけど，年末年始をはさむのでどうしても 3 回目が 1 月になってしまう場合，患者さんにとってはこの制度を使ううえで損になります。できるだけ，1 か月の間にたくさん医療費を算定したほうが，返金が多くなる制度だからです。

　ゆえに，1 か月に 2 回，その次の月に 1 回などのように 2 か月で 3 回治療を受けるのがベストな選択肢といえます。それを考慮すると，想定される自己負担額は 表 15-8 のようになります（70 歳未満の人がほとんどでしょうから，高齢者の計算は割愛します）。年収が高い人は，残念ながらあまり恩恵を受けられませんね。

　気管支サーモプラスティによって，治療 1 年後の喘息関連 QOL の改善や喘息の増悪が減少するという効果がみられますが，それは

少なくとも 3〜5 年間程度持続することがわかっています[6,7]。2018 年 11 月時点では 5 年を超えた長期効果についてはわかっていません。効果がさらに持続することが証明されれば，費用対効果が優れていると言えるかもしれませんね。

総括

- ✓ **喘息にかかる治療費を知っておく。**
- ✓ **抗体医薬品や気管支サーモプラスティの医療費と高額療養費制度について知っておく。**

文献

1) Sobieraj DM et al. Association of inhaled corticosteroids and long-acting muscarinic antagonists with asthma control in patients with uncontrolled, persistent asthma：a systematic review and meta-analysis. JAMA. 2018 Apr 10； 319（14）：1473-84.
2) Laviolette M, et al. Effects of benralizumab on airway eosinophils in asthmatic patients with sputum eosinophilia. J Allergy Clin Immunol. 2013 Nov；132（5）：1086-96.e5.
3) Nair P, et al. Oral glucocorticoid-sparing effect of benralizumab in severe asthma. N Engl J Med. 2017 Jun 22；376（25）：2448-58.
4) Zervas E, et al. An algorithmic approach for the treatment of severe uncontrolled asthma. ERJ Open Res. 2018 Mar 6；4（1）. pii: 00125-2017.
5) Drazen JM, et al. New Biologics for Asthma. N Engl J Med. 2018 Jun 28；378（26）：2533-34.
6) Wechsler ME, et al. Bronchial thermoplasty：Long-term safety and effectiveness in patients with severe persistent asthma. J Allergy Clin Immunol. 2013 Dec；132（6）：1295-302.
7) Chupp G, et al. Long-term outcomes of bronchial thermoplasty in subjects with severe asthma：a comparison of 3-year follow-up results from two prospective multicentre studies. Eur Respir J. 2017 Aug 31；50（2）：pii：1700017

16　吸入指導ができない医師の吸入薬処方

吸入指導は調剤薬局にまかせるべし？

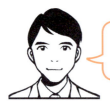
毎日のように吸入薬を処方していますが，実際に操作はできません。

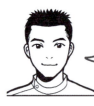
調剤薬局で吸入指導してもらっているので，私からは指導していません。

吸入アドヒアランス不良はベリーコモン

　私が呼吸器内科医になった時代から，いくつもの吸入薬・吸入デバイスが登場しました。昔はフルタイド®ディスカス®，アドエア®ディスカス®の独壇場といっても過言ではなかったのですが，そのあとタービュヘイラー®，エリプタ®，ジェヌエア®など新規デバイスが続々と参入し，吸入薬戦国時代へと突入しました。

 結核予防会複十字病院の大藤貴先生からパクった言葉ですが，いやはや，すっかり私のものになりました。

　さて，医師のうち吸入薬の操作に自信がある人はどのくらいいるでしょうか。SNSを使った独自の調査では，呼吸器内科医のうちのおよそ5〜10％だけという結果でした。10人に1人いるかいないか，です。残りの90％は吸入操作に自信がないという驚きの結果でした。

 そのため，エビデンスレベルはゼロです。

　呼吸器内科医ですら理解しにくいのに，患者さんがどうして吸入操作を理解できましょうか。ましてや，一度の薬剤指導なんかでは絶対身に付きません。保険調剤薬局では，吸入指導によって服薬指導情報提供加算を加えることができますが，これは病院に対してフィードバックすることが条件となっており，病院との連携が必須になります。そのため，結局のところ十分に機能していません。
　初回はしっかりと吸入指導されている薬局も多いのですが，2回目・3回目となると患者さんも「もうわかってるよ」と言って複数回の吸入指導を受けることがなくなります。そして，次第に吸入手技がおかしくなっていき，いつの間にか全く間違った方法で吸入している，というエラーの蓄積が起こります。少なくとも年単位以上，

近医で吸入薬を処方されていた紹介患者さんに実際に吸入してもらうと，9割近い患者さんが何かしらの吸入手技エラーをきたしていました．いいですか，吸入アドヒアランス不良は，ベリーコモンな現象なのです．

どのくらい吸入アドヒアランスが悪いのか

　吸入アドヒアランス不良でも，多少肺に吸入薬が入っているんだから少しのロスには目をつぶってよ，と思われるかたもいるかもしれませんが，この本はいちおう医学書なので「とんでもありません」と書いておこう．喘息治療初期では，アドヒアランス不良によって予定外の受診や入院が増えます[1]．喘息の患者さんが症状悪化によって救急入院する原因の半数以上は，吸入アドヒアランス不良によるものです．

 私も最近はあまり厳しくなくなった．歳をとってしまいました．

　3,811人の患者さんの吸入手技について検討した大規模な研究[2]があります．これによれば，ディスカスやタービュヘイラーなどのドライパウダー吸入器（dry powder inhaler；DPI）の半数，加圧噴霧式定量吸入器（pressurized metered-dose inhaler；pMDI）の3/4に手技エラーがあったとされています．吸入薬剤が肺内に到達しない致命的なエラーも1〜2割は潜んでいました．オソロシイ結果です．

　もう少し小規模ですが，さまざまな吸入デバイスを用いている合計300人の気管支喘息あるいはCOPD患者を登録した観察研究[3]もあります．これによれば，登録患者さんのうち，247人（82.3％）が少なくとも吸入手技に1回のエラーがみられました．最もエラーが多かったのはpMDIを用いた患者さんで（94.3％），続いてDPI

（82.3％），スペーサー付き pMDI（78％）という結果でした。

初回薬剤指導の時期に吸入アドヒアランスの問題が出ることはほとんどないのですが，時間の経過とともに急速にアドヒアランスが低下することがわかっています[4]。これはよくも悪くも「慣れ」のせいです。毎日やっているうちに「やっぱり面倒だなぁ，あまり症状変わらないしなぁ」と飽きてしまうケースも多いです。

喘息と類似の吸入薬を用いる COPD においても，半数以上が吸入手技不良・アドヒアランス不良を有していることがわかっており[5, 6]，それが COPD 増悪に影響を及ぼしている可能性もあります 表16-1 。自験例では，コーヒーにふりかけて飲んでいるおじいちゃんもいました。「お風呂に入れてバスクリンみたいにしたら湯気から吸入できないの？」と聞かれたこともあります。ちょっとみんな，そんなに吸入薬がイヤなのかい。

そのため，目の前の患者さんは「まともに吸えていない」という前提で診療をしないとダメなのです。フィクションの名探偵と同じです。出会った人間はすべて犯人と思え。

そんな状況で，果たして主治医である呼吸器内科医が吸入薬の使い方を知らないでよいのでしょうか？　いやいや，いけません。

高齢者のみなさんも一度はちゃんとやってみようと思っておられる人が多く，潜在的なアドヒアランスは高いんです。やはりどこかでテクニカルな面が障害になり，結局うまく吸えないからやめてしまう人が多いようです[7]。

患者さんの言うことを信じるな？

患者さんの喘息日誌をみると吸入アドヒアランスがほぼ 100％であるにもかかわらず，実際には ICS のアドヒアランスは 58％だったという衝撃的な報告があります 図16-1 [8]。定刻に吸入できているのは 3 割ほどでした。個人的にはそこまで吸入時刻にはこだわらなくてよいと思っていますが，歯磨きしたあとに吸う，ごはんを

表 16-1 COPD における吸入手技不良

	手技エラーなし	非重大エラー	P 値	重大エラー	P 値
人数	857 人	1,236 人	-	1,019 人	-
平均年齢	64.8 歳	66.1 歳	＜0.05	65.7 歳	有意差なし
男女比（%）	63.5/36.5	64.3/35.7	有意差なし	62.3/37.7	有意差なし
デバイス使用期間（平均，か月）	31.9	39.1	＜0.001	39.5	＜0.001
最低 1 回の吸入デモを実施した（平均，%）	90	85.4	＜0.01	83.6	＜0.0001
最低 1 回説明書を読んだ（平均，%）	69.1	58.7	＜0.0001	53.9	＜0.0001
アドヒアランス不良（平均，%）	4.4	8.0	＜0.01	12.6	＜0.0001
治療が効果的と認識（平均，%）	40.4	28.8	＜0.0001	17.8	＜0.0001
過去 3 か月の中等度～重度の増悪（平均，%）	32.1	35.6	有意差なし	38.5	＜0.01
過去 3 か月の重度の増悪（平均，%）	3.3	4.6	有意差なし	6.9	＜0.01

※ P 値はそれぞれ，手技エラーなしと比較したもの。
〔Molimard M, et al. Chronic obstructive pulmonary disease exacerbation and inhaler device handling：real-life assessment of 2935 patients. Eur Respir J. 2017 Feb 15；49（2）. pii：1601794. doi：10.1183/13993003.01794-2016. より〕

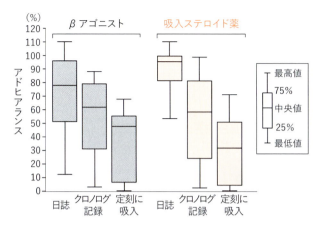

※クロノログ：吸入した時刻が記録される。

図 16-1　クロノログを用いた吸入アドヒアランスの検証

〔Milgrom H, et al. Noncompliance and treatment failure in children with asthma. J Allergy Clin Immunol. 1996 Dec；98（6 Pt 1）：1051-7. より〕

食べる前に吸うといった感じでルーチン化しておかないと絶対に忘れます。

 これは 8〜12 歳の小児における研究ですが，親が注意していてもこの数値なのです。

　成人でも類似の報告[9]があります。28 週間の 4 回の通院において，外来受診前 1 週間に規定の吸入（フルチカゾン，サルメテロール，フルチカゾン/サルメテロールの 3 薬を使用）を遵守できたかどうかを，電子モニタリングと自己申告の双方から検証しています。その結果，吸入薬を過多使用・過少使用している患者さんでは，吸入薬使用回数をそれぞれ過少申告・過多申告する傾向があることが示されました。つまり，**自己申告は実際の使用と乖離しており不正確である**ということです。

繰り返し指導するしかない

　吸入アドヒアランスをどうすれば向上させられるか。もちろん，地域の薬局と病院が手を組んで取り組むことや，吸入療法についての研究会を開催するといった取り組みも重要です。しかし，最も大事なのは，繰り返し吸入指導をすることです。

　COPD・喘息のいずれの疾患においても，外来で繰り返し指導することで，次第に吸入デバイスが上手に使用できるようになり，疾患コントロールは良好になっていきます 図16-2 [10]。

　調剤薬局の薬剤師さんに吸入アドヒアランスの維持をお願いすることも有効ですが，私は主治医が外来で吸入手技をチェックすることが重要であると常々思っております。そんな時間ない？　いやいや，チェックだけならほんの1分で済みます。もし明らかなエラーで指導が必要であったとしても，5分程度あれば十分指導できるはずです 図16-3 [11]。

　だから，見本を手に入れて，主治医がすべての吸入薬を使えるようにならなければ，私は吸入薬を処方してはいけないとすら思っています。ちょっと辛辣かもしれませんが，言い過ぎるくらいのほうが，効果テキメンってもんです。少なくとも呼吸器内科医は吸入手技をマスターしてほしい。

　しかし，あるアマチュアスポーツの監督にこの話をしたところ，「過ぎたるはなお及ばざるがごとしってこともあるよ」と諭されました。スポーツの上達にはトレーニングが欠かせません。流した汗の数だけうまくなれる，そんな精神論もよく耳にします。スポーツにおいて努力することは何よりも重要なことですが，スポーツトレーニングのプロの意見では，がむしゃらに毎日練習するよりも適度な休息やリフレッシュをはさみながらトレーニングを続けるほうが効果的らしい。

　毎日ガミガミと吸入アドヒアランスの維持を指導するのではなく，時折チェックするくらいのスタンスでよいのかもしれませんね。

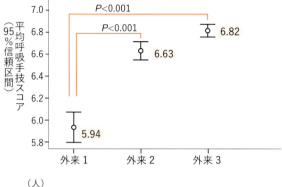

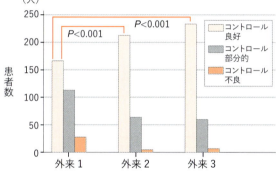

※この研究ではタービュヘイラーを使用。
※吸入手技スコアは手技7ステップをそれぞれ1点として計算。
※月1回の外来受診を3回まで追跡。

図16-2 吸入手技の向上と疾患コントロール

〔Dudvarski Ilic A, et al. Influence of inhaler technique on asthma and COPD control：a multicenter experience. Int J Chron Obstruct Pulmon Dis. 2016 Oct 6；11：2509-17. より〕

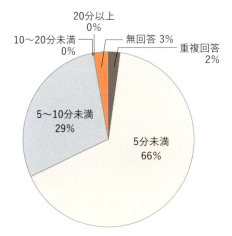

吸入薬の説明時間。「吸入指導に関してどれくらいの時間をかけていますか」の設問では，「5分未満」が66%，「5〜10分未満」が29%であり，10分以上かけている薬剤師はいなかった。

図16-3 吸入指導にかかる時間

〔野見山順子ら．吸入指導における地域の薬・薬連携の現状と課題．日本呼吸ケア・リハビリテーション学会誌．2012；22（1）：38-42．より一部改変〕

総括

- ☑ 思っているより吸入アドヒアランスは悪い。
- ☑ 吸入薬を処方する主治医も吸入手技を体得すべきである。

文献

1) Williams LK, et al. Relationship between adherence to inhaled corticosteroids and poor outcomes among adults with asthma. J Allergy Clin Immunol. 2004 Dec；114(6)：1288-93.
2) Molimard M, et al. Assessment of handling of inhaler devices in real life：an observational study in 3811 patients in primary care. J Aerosol Med. 2003 Fall；16(3)：249-54.
3) Arora P, et al. Evaluating the technique of using inhalation device in COPD and bronchial asthma patients. Respir Med. 2014 Jul；108(7)：992-8.
4) Cramer JA, et al. Treatment persistence and compliance with medications for chronic obstructive pulmonary disease. Can Respir J. 2007 Jan-Feb；14(1)：25-9.
5) Melzer AC, et al. Patient characteristics associated with poor inhaler technique among a cohort of patients with COPD. Respir Med. 2017 Feb；123：124-30.

6) Molimard M, et al. Chronic obstructive pulmonary disease exacerbation and inhaler device handling：real-life assessment of 2935 patients. Eur Respir J. 2017 Feb 15；49（2）. pii：1601794. doi：10.1183/13993003.01794-2016.
7) Ceylan E, et al. Adherence rate to inhaled therapies and factors affecting adherence in elderly with chronic obstructive lung diseases. ERS 2018, OA290.
8) Milgrom H, et al. Noncompliance and treatment failure in children with asthma. J Allergy Clin Immunol. 1996 Dec；98（6 Pt 1）：1051-7.
9) Patel M, et al. Accuracy of patient self-report as a measure of inhaled asthma medication use. Respirology. 2013 Apr；18（3）：546-52.
10) Dudvarski Ilic A, et al. Influence of inhaler technique on asthma and COPD control：a multicenter experience. Int J Chron Obstruct Pulmon Dis. 2016 Oct 6；11：2509-17.
11) 野見山順子ら．吸入指導における地域の薬・薬連携の現状と課題．日本呼吸ケア・リハビリテーション学会誌．2012；22（1）：38-42.

ネコを剃毛したら喘息が治った

　幾度となく発作を繰り返す喘息の女性がいました。喘息の患者さんを初診で診た場合，当然ながらアレルギー検査を行うのですが，彼女はひどいネコアレルギーであることがわかりました。ネコアレルギーの治療は，やはりネコを遠くに離すことがベストです。

患者さん「そうなんですか…。どうしよう，今ネコを飼ってるんですけど…。毎日一緒に寝てるんです」

私「ちなみに，アレルゲンになっているネコを手放すという選択肢は──」

　と言いながら彼女の顔をチラッと見ると，悲壮な顔つきをしていました。

私「…ですよね，ないですよねえ」

　というわけで，まずは吸入ステロイド薬や抗アレルギー薬の内服を試してみることにしました。それで気管支喘息の発作が治まるようなら，たとえネコアレルギーでも一緒に生活していいのではないかと考えました。もちろん，部屋の中のアレルゲンを除去する工夫（換気，掃除など）は徹底してもらいました。

──1か月後，やはり気管支喘息の軽発作が続いているという彼女が来院しました。聴診すると呼気時に wheezes が聴取できました。

患者さん「やはりネコと一緒に生活していてはダメなんでしょうか…」

私「アレルギーが専門の知り合いに相談してみたんですが，ネコのアレルゲンは多くが毛に付着しているといわれているんです」

患者さん「はい」

私「では,いっそのこと毛を全部剃ってしまうというのはどうでしょう?」

患者さん「…え,えーっ!」

　そんなの無理ですよ,と言われるかと思いきや,意外にも彼女は乗り気のようでした。

患者さん「わかりました!　一度やってみます!」

　それからさらに1か月。彼女が外来にやってきました。

私「どうですか?　調子は」

患者さん「はい!　毛を全部剃ってしまってから,ほとんど発作が出なくなったんですよ!　ありがとうございます!」

　驚きました。ネコの剃毛だけでここまで効果が出るとは。

患者さん「ネコは見た目がスフィンクスみたいになっちゃって」

　…スフィンクス?　エジプトにある,あの大きな建造物の?　確かスフィンクスって,ライオンの身体と人間の顔をもった怪物じゃなかったっけ。

患者さん「ああ,スフィンクスっていうネコの品種がいるんですよ。無毛のネコのことなんです」

　そのあとも,スフィンクスになったネコちゃんと仲良く暮らしているそうです。こまめに剃毛しているためでしょうか,吸入ステロイド薬のステップダウンが可能になり,2年以上発作が出なくなったので,通院を終了しました。

17 超高齢者の吸入治療

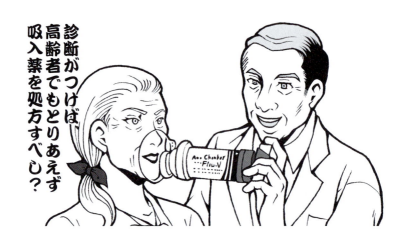

診断がつけば高齢者でもとりあえず吸入薬を処方すべし？

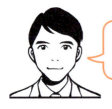

ほとんど寝たきりに近いですが，とりあえず吸入薬は処方しています。

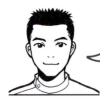

少しくらい肺に入っているかなと思って超高齢者にも吸入薬を処方しています。

　当院には90歳，100歳を超える喘息・COPD患者さんが紹介されることがあります。とてもじゃないけど吸入なんてできないよう

な人が吸入薬を処方されていることもしばしば。ここでは，超高齢者に対する吸入薬について議論してみましょう。

超高齢者喘息は見逃されやすい

　高齢者で吸入薬を処方されている人は，喘息とCOPDが半々くらいです[1]。若年層ではCOPDの比率はほぼゼロですが，40〜50歳を超えたあたりからCOPDが増えてきます。そして，70歳を超えてくるとそれぞれの比率は半々あたりで落ち着きます。ただ，超高齢者の喘息患者さんは，かなりの例が見逃されている気がします。その理由は，「**呼吸が苦しいのは年齢のせいだろう**」と思っている人が多いからです。これは患者さん，家族，医療従事者の全員にあてはまります。そのため，治療されるべき超高齢者の喘息患者さんが治療されていないことがあるのです。また，「高齢者で喘息を発症することはない」という思い込みがあり，未診断の喘息高齢者は結構な数にのぼります 図17-1 [2]。

　GINA（Global Initiative for Asthma）のガイドラインに準じて喘

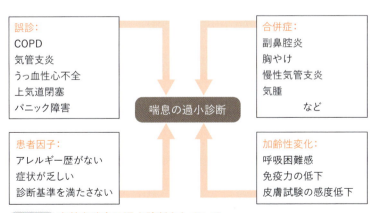

図17-1　高齢者喘息は過小診断されている

〔Zuo L, et al. Characterization and redox mechanism of asthma in the elderly. Oncotarget. 2016 May 3；7（18）：25010-21. より改変〕

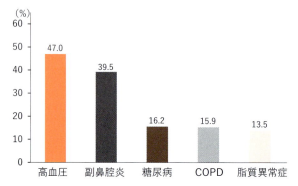

図 17-2 高齢者喘息の合併症の頻度

〔Ban GY, et al. Predictors of asthma control by stepwise treatment in elderly asthmatic patients. J Korean Med Sci. 2015 Aug；30（8）：1042-7. より〕

表 17-1 喘息と ACO の合併症

	喘息（249 人）	ACO（101 人）
高血圧症	53%	66%
胃食道逆流症	30%	23%
骨粗鬆症	18%	25%
糖尿病	16%	20%
慢性心疾患	15%	14%

〔Milanese M, et al. Asthma control in elderly asthmatics. An Italian observational study. Respir Med. 2014 Aug；108（8）：1091-9. より〕

息と診断された高齢者（60 歳以上）を 300 人近く集めた韓国の研究[3]では，患者さんはいろいろな合併症を有していることがわかっています 図17-2。また，喘息および喘息と COPD のオーバーラップ〔ACO（asthma and COPD overlap）〕の患者背景を調べたイタリアの研究[4]でも，高血圧，胃食道逆流症などの頻度が高いことが示されています 表17-1。すなわち，高齢者の体調不良が"一元的な問題"として片づけられてしまうと喘息の診断を受ける機会を逸してしまう懸念があるということです。この傾向はおそらく齢を重ねるほど顕著になっていき，90 歳になろうものなら喘息と自信をもって診

断される患者さんはほとんどいないんじゃないでしょうか．また，喘息高齢者では抑うつのリスクも高いため[5]，家から出てこないために診断が遅れてしまう，ドクターズディレイが起こりやすいです．

 かといって，健康な高齢者でも選択によってはこういう合併症の組成になるので，高齢者は喘息以外の疾患も有しやすいということしかいえません．

また，逆にテキトーに「喘息っぽいですね」「咳喘息になりかけていますね」と診断されている例もあるので，安易に吸入薬を処方しないことも重要です．高齢者だから検査エラーも多く，とりあえず吸入薬が効くでしょと判断してしまうのもまた問題です．

超高齢者の気道

喘息が高齢化するほど，大小さまざまな気道が障害を受け，換気も不均衡になっていくことが広域周波数オシレーション法により示されています 図17-3 [6]．そのため，若年喘息のように一様な集団

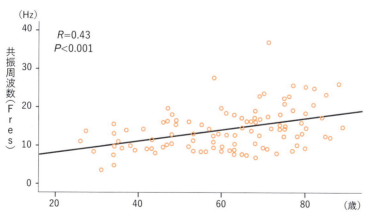

図17-3 喘息患者における年齢と共振周波数の関連性

〔Iwanaga T, et al. Age-related changes in airway resistance using an impulse oscillation system in patients with asthma. Acta Med Kinki Univ. 2012；37：71-6．より〕

として扱うべきではありません。併存症が多いので，専門医でも治療が難しい。

　実際に高齢者喘息を治療していると，効果テキメンで wheezes が止まる人から，なかなか治療効果がなく頑固な気道をもっている人までまちまちです。また，吸入アドヒアランスがものすごくよいのに効果がイマイチな人もいます。純粋な喘息ではなく，いろいろなフェノタイプ背景を有している喘息であるため，効果が一様に表れないのかもしれません。

喘息死の高齢者を減らすために

　呼吸器系以外の合併症による死亡リスクも高くなってしまうのが高齢者喘息ですが，年齢別の喘息死は 50 代以降から急峻なカーブをつくって上昇します 図 17-4 [7]。吸入ステロイド薬の普及により，喘息死は減りました。しかし，高齢者はまだその恩恵を受けていない人が多く，喘息死の大部分を高齢者が占めています。われわれ呼吸器内科医にとって，いかに高齢者喘息を上手に治療するかが重要

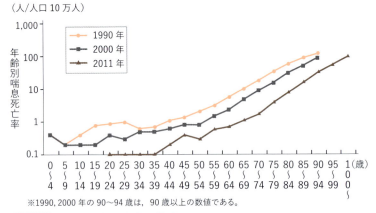

図 17-4　年代別喘息死亡率の推移

（厚生労働省．平成 23 年患者調査．http://www.e-stat.go.jp/SG1/estat/Listdo?/id=000001103075）

表 17-2　高齢者喘息のイメージ

	高齢者喘息	若年者喘息
発症年齢	小児喘息歴は少なく，成人発症	小児期から罹患
1秒量	比較的高い	比較的低い
重症度	さまざま	さまざま
Th2炎症	さまざま	大きく関与
アレルギー歴	なし	あり
家族歴	なし	あり
肥満	あり	なし
合併症	アレルギー疾患が少なく，胃食道逆流症，高血圧などが多い **→ポリファーマシーを誘発**	アレルギー性鼻炎の合併が多い
喫煙歴	あり	なし
スパイロメトリー	有用でないことも多い	きわめて有用
気管支拡張薬反応性	低い	高い
メサコリン吸入試験	循環器疾患があり勧めにくい	有用
喀痰中細胞	好中球が多い	好酸球が多い
吸入アドヒアランス	不良	良好

〔文献 8-10 をもとに作成〕

になっているのです。

　前述したように，高齢者喘息はこれぞという特徴が乏しく，他疾患と誤診されやすい　表 17-2 [8-10]。そのため，「高齢者に喘息は発症しない」という先入観をまずは捨て去る必要があります。アレルギー素因のある小児や若年者に比べると絶対数は少ないのかもしれませんが，これから超高齢社会を迎えるにあたり高齢者喘息の患者数は増えてくるでしょう。息切れ＝COPD・心不全と短絡的に考えてはいけません。

私が一番最初に高齢者喘息を疑うきっかけにしているのは，「**非COPDの息切れ**」と「**サイレントな1秒量低下**」の**2点**です。そのためには，問診と肺機能検査が必要になります。高齢者では肺機能検査の手技が難しく，1秒量低下を正しく評価することは難しい。うまく1秒量の低下を引っかけることができたら，変動を調べる必要があります。しかし，気道可逆性検査は高齢者では誤差が大きいため，喘息とCOPDの判断に迷うことが多いです。その場合，胸部画像所見が有用です。いきなり胸部CT写真を撮影すると査定されることがありますが，上葉に気腫があるかないかは大きな手がかりになります。

　世界のエキスパートは，喘息，COPD，ACOをちゃんと鑑別すべきとよく総説に書いていますが[11]，実臨床ではなかなかそんなクリアカットに分類できないのです。1つの理想論にすぎないと思っています。

こんなこと書いたら，バッシング受けそう（汗）。

高齢者喘息治療の注意点

❶ 吸入薬は使えないものと思え

　私が研修医によく伝えている格言の1つです。「**高齢者は吸入薬を使えないと思いなさい**」。いやいや，使えなかったら意味ないじゃん，とツッコミが入りそうですが，使えないと明言しているわけではなく，「使えることが当たり前と思うな」という啓発的な意味を込めているのです。呼吸器科医を長らくやっていると，処方だけDOされて吸入手技を確認されていない高齢者をたくさん目にします。肌感覚では，正しく吸入できている高齢者は全体の1/3～1/5くらいです。特に超高齢者の場合，pMDIの吸入薬の手技はとんでもなく不良です。口腔粘膜に噴射しているだけのことが多い。

エアロチャンバープラス®のようなスペーサーを使えばちゃんと吸入することができますが，そこまで吸入薬に情熱をもった医師や患者さんは多くありません。

> 研修医にDO（ドゥー）と言ったら，村上ショージですか？　と言われたことがあります。DOという用語も死語になりつつありますね（村上ショージを知っているのもまぁスゴイなと思いますが）。ちなみにDOはditto（同じこと）という意味で，同じ処方を繰り返すことを意味する隠語です。

　カプセル充填型の吸入薬は超高齢者には厳しいと思います。老眼の影響もあり，小さなカプセルをまともにセットできないだけでなく，手技にクリアしなければならないステップが複数回あるため，毎日吸入するのは不可能に近いです。認知力も障害されていると，もはやこの種の吸入薬の処方は拷問に近い。

　寝たきりに近い高齢者の場合，何のために吸入薬を続けるのか主治医として答えをもっておく必要があります。吸気流速が 30 L/分を維持できないような高齢者では，DPI は当然ながら pMDI も厳しいでしょう。症状が落ち着いているならば，その患者さんの予後と相談して吸入薬を続けないという英断も必要かもしれません 表17-3 [12]。

表17-3　高齢者における吸入薬の選択

	pMDI	スペーサー付きpMDI	DPI
最大吸気流量低下	○	○	×
認知の障害	△	△	△
手先の器用さの低下	×	△	△
噴霧と吸気の同調低下	×	○	○

○：障害があっても手技をマスターできるはず　△：障害があっても手技をマスターできるかもしれない　×：障害があれば，勧められない

〔Gibson PG, et al. Asthma in older adults. Lancet. 2010 Sep 4；376（9743）：803-13. より〕

❷ 吸入薬を続けるならば徹底的に吸入指導を

　もし「いや，この患者さんには吸入薬が必要なんだ」と思って処方し続けるならば，70〜80歳以上の高齢者の患者さんには**とことん吸入指導を行ってください**。調剤薬局の仕事，薬剤師の仕事だと敬遠する人がいますが，そんなことは吸入アドヒアランスが満足いくラインに達してから言っていただきたい。現状，このままの吸入アドヒアランスじゃダメなんです。じゃあどうするか，外来で吸ってもらう以外に方法はないでしょう。そのためには，われわれ医師が吸入薬の手技に精通する必要があります。168頁にも書きましたが，ガミガミ叱るように毎回指導するのではなく，"やんわりと"，"継続的に"を心がけましょう。

　吸入薬を処方するのが私たちの仕事ではありません。患者さんの症状を緩和させるのが私たちの仕事です。

❸ 治療しない選択肢も

　超高齢者に吸入薬を処方するか迷うときもありますが，もし処方するならば，QOLが改善するかどうかの1点で判断しています。予後を改善できるかどうかなんて，寿命を知っている神様でなければ判断できません。そのため，今の症状がよくなるのであれば処方すべきです。裏を返せば，寝たきりの高齢者で吸入してもらっても何もQOLが変わらないようなケースでは処方の必要はないと思います。

❹ 多面的にアセスメントを

　外来の超高齢者の患者さんに多職種が介入してカンファレンスしながら治療を進めていけるほどマンパワーのある病院は少なく，これまでと同じように吸入薬をDOしている医師がほとんどだと思います。ただ，俯瞰的にその患者さんを診る必要があります。

　明らかに喘息が予後に影響しないと思われるケースならば吸入薬

を頑張ってもらう必要はないでしょうし，wheezes がすぐに出てしまうようなケースではネブライザーを使ってでも吸入を頑張ってもらうべきです．

　私は若い頃，吸入薬を処方することばかりに気をとられていた時期がありました．80 歳の喘息患者さんに，漫然と ICS を処方していました．吸入アドヒアランスの確認なんてせずに，聴診所見と 1 秒量ばかりみていました．ある日，警察から電話があり，その患者さんが孤独死していたことを知りました．喘息は直接の死因ではありませんでしたが，自宅に未開封の吸入薬が 20 本以上あったという事実を知り，己の浅はかさを知りました．

　Gibson らの図　図 17-5 [12]）を見るたびに，あの患者さんの顔を思い出します．常に多面的でなければいけないと聴診器を持つ手に力を込めています．

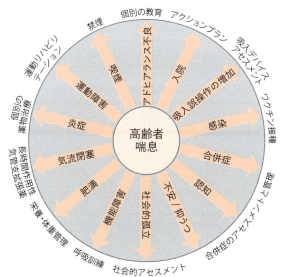

図 17-5　高齢者喘息における多面的アセスメント

〔Gibson PG, et al. Asthma in older adults. Lancet. 2010 Sep 4；376（9743）：803-13. より〕

総括

☑ 高齢者の喘息を軽視しない。

☑ 高齢者は吸入薬を使えないと思うべし。

文献
1) Sano H, et al. Characteristics of phenotypes of elderly patients with asthma. Allergol Int. 2016 Apr；65（2）：204-9.
2) Zuo L, et al. Characterization and redox mechanism of asthma in the elderly. Oncotarget. 2016 May 3；7（18）：25010-21.
3) Ban GY, et al. Predictors of asthma control by stepwise treatment in elderly asthmatic patients. J Korean Med Sci. 2015 Aug；30（8）：1042-7.
4) Milanese M, et al. Asthma control in elderly asthmatics. An Italian observational study. Respir Med. 2014 Aug；108（8）：1091-9.
5) Bozek A, et al. Asthma, COPD and comorbidities in elderly people. J Asthma. 2016 Nov；53（9）：943-7.
6) Iwanaga T, et al. Age-related changes in airway resistance using an impulse oscillation system in patients with asthma. Acta Med Kinki Univ. 2012；37：71-6.
7) 厚生労働省．平成23年患者調査．http://www.e-stat.go.jp/SG1/estat/Listdo?/id=000001103075.
8) Dunn RM, et al. Asthma in the elderly and late-onset adult asthma. Allergy. 2018 Feb；73（2）：284-94.
9) Skloot GS, et al. An official American thoracic society workshop report：evaluation and management of asthma in the elderly. Ann Am Thorac Soc. 2016 Nov；13（11）：2064-77.
10) Ban GY, et al. Predictors of asthma control in elderly patients. Curr Opin Allergy Clin Immunol. 2016 Jun；16（3）：237-43.
11) Anzueto A, et al. Considerations for the correct diagnosis of chronic obstructive pulmonary disease and its management with bronchodilators. Chest. 2018 Aug；154（2）：242-8.
12) Gibson PG, et al. Asthma in older adults. Lancet. 2010 Sep 4；376（9743）：803-13.

18 盲目的トリプル吸入療法

第3章 閉塞性肺疾患

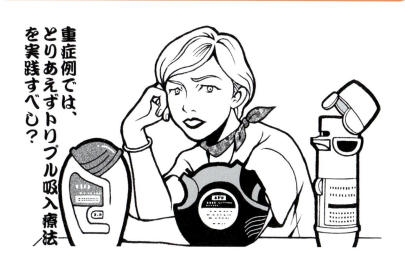

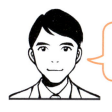
重症のCOPDなので，トリプル吸入療法を実践しています。

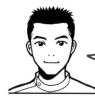
トリプル吸入療法は，アドエア®とスピリーバ®を使っています。

　COPDに対して，いずれトリプル吸入製剤が発売されます。グラクソスミスクライン社が海外でTrelegy®エリプタ 図18-1 の承

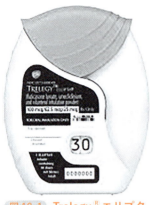

図 18-1 Trelegy®エリプタ

認を受けていますので，日本で発売されるトリプル吸入製剤は COPD に対するこの製品が最初でしょう。Chiesi 社の Trimbow® という製剤もありますが，日本で発売されないような気がします。

筆者の勝手な推測です。

さて，以下の文章はトリプル製剤が日本でまだ販売されていない 2018 年 11 月時点の記載なのでご注意ください。

トリプル吸入療法がもたらした弊害

トリプル吸入療法とは，ご存知のとおり，吸入ステロイド薬（ICS），吸入長時間作用性 β_2 刺激薬（LABA），吸入長時間作用性抗コリン薬（LAMA）の 3 剤を併用する治療法のことです。COPD と喘息の両方でその有効性が証明されています。

臨床試験上は，ダブル→トリプルによってトラフ 1 秒量が ＋50〜100 mL ほど増加することが期待されますが[1-4]，個人的な印象では臨床症状はあまり軽減しないため，サイレントな 1 秒量上昇にとどまるのが現状だと思っています。それでも，長期的にみれ

ば運動耐容能やCOPD増悪・喘息発作が軽減するかもしれませんし，特に高齢者ではトリプル吸入療法のメリットが大きいと期待しています．

　—とまぁ，どの本にもいいことばかり書いているのですが，実臨床ではいろいろな問題点があります．

❶ 吸入アドヒアランスの悪化

　喘息とCOPDに分けて考えてみましょう．

　現在，喘息に対しては，ICS → ICS/LABA あるいは最初からICS/LABAという処方が主流ですが，ここにLAMAを上乗せすることでトリプル吸入療法が実現できます．しかしながら，喘息に保険適用があるLAMAはスピリーバ®レスピマット®のみであり，エンクラッセ®エリプタ®，エクリラ®ジェヌエア®，シーブリ®ブリーズヘラー®は蚊帳の外です．さてここで問題が生じます．レスピマットのICS/LABAが存在しない点です．すなわち，喘息に対してトリプル吸入療法を導入するには，異なる2つの吸入デバイスを使いこなせることが前提となるのです．

　喘息患者さんにとって最も"マシ"だと思う組み合わせは，レルベア®エリプタ＋スピリーバ®レスピマットです．それぞれ1吸入1日1回＋2吸入1日1回なので，どこかの時刻で一度吸入する時間を作ってもらえれば可能です．しかし，例えばシムビコート®タービュヘイラー®＋スピリーバ®レスピマットのような組み合わせにすると，それぞれ1〜4吸入1日2回＋2吸入1日1回になってしまい，吸入する回数と時刻がバラバラになってしまいます．このせいで，ただでさえ悪い吸入アドヒアランスが，もっと悪くなってしまいます．せっかくトリプル吸入療法を導入したのに疾患コントロールが不良になってしまえば，元も子もありません．

　一方，COPDに対しては，LAMAから開始し，LAMA/LABAへステップアップすることが多いです．ここにICS単剤を上乗せすることでトリプル吸入療法が実現できますが，残念ながらICSは

COPDに対して保険適用されません。そのため，COPD＋喘息と病名をつけてしまうか，あるいは途中からLAMA＋ICS/LABAの組み合わせに変えてしまうかのどちらかしかありません。

　喘息にせよCOPDにせよ，2つの吸入薬を用いなければならないため，吸入アドヒアランスの悪化は避けられません。

❷ 循環器系の副作用の軽視

　臨床試験上は，トリプル吸入療法によって循環器系の副作用の懸念はないとされています[2-4]。スピリーバ®レスピマットが登場した頃，ソフトミストを肺の奥に吸いこむことで循環器系疾患の増悪リスクが高くなり，それによって死亡が増えると取り沙汰されたことがありました[5,6]。そのあと，ベーリンガーインゲルハイム社が安全性に問題はないと表明しましたが，レスピマット製剤はやはり死亡リスクを上昇させるという報告[7,8]と安全性に問題はないとする報告[9,10]の両方の意見がいまだに存在します。

　第Ⅲ相の臨床試験ともなると，循環器系疾患のハイリスク患者さんは基本的に除外されており，いわゆるエリート患者さんのみが登録されています。そのため，実臨床における不整脈などの循環器系へのリスクや尿閉リスクの影響が軽視されている懸念があります。

　台湾の28万人以上のデータベースによる症例対照研究[11]では，LABAやLAMAの開始1〜2か月以内の冠動脈疾患，心不全，虚血性脳卒中，不整脈のリスクが高くなると報告されており 図18-2，実臨床ベースではトリプル吸入療法の安全性が過度に信じられている可能性は否定できません。トリプル吸入療法のうち，LABAとLAMAにその影響が危惧されているため，COPDの初期治療としてこれらの合剤を開始する際は注意が必要です。

　実はこのロジックは，尿閉や閉塞隅角緑内障にも共通しているのではないかと私は考えています。さりとて，複数の吸入薬を用いたほうがCOPDに対するトラフ1秒量の底上げには有効であるため，大規模臨床試験のトップランナーの研究者たちはこぞって治療強化

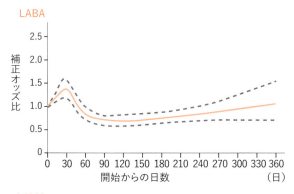

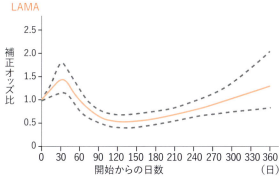

図 18-2　LABA および LAMA の心血管系疾患リスク

〔Wang MT, et al. Association of cardiovascular risk with inhaled long-acting bronchodilators in patients with chronic obstructive pulmonary disease：a nested case-control study. JAMA Intern Med. 2018 Feb 1；178（2）：229-38. より〕

のメリットを提言しています。

❸ 肺炎のリスク

　これを読んでいる人は，ICS の肺炎リスクについてはご存知と思います。

　2018 年に話題になった大規模臨床試験である IMPACT 試験[12]と TRIBUTE 試験[13]は，前者が COPD に対するダブル吸入療法（ICS/LABA，LAMA/LABA）とトリプル吸入療法を比較したもので，後者は LAMA/LABA とトリプル吸入療法を比較したものです。これ

らの試験における肺炎は，IMPACT試験で有意に増加し，TRIBUTE試験では有意差がなかったという結果でした．また，トリプル吸入療法の臨床試験ではありませんが，プラセボやLABAに対するICSの上乗せ効果をみたSUMMIT試験[14]においても，肺炎の有意なリスク上昇は観察されていませんし，重症例ではなく中等症例にしぼると肺炎のリスク上昇はほとんどないだろうと指摘されています．

　ちぐはぐな結果になるのは当然理由があります．肺炎の報告基準が試験ごとに異なること，年齢やBMIなどの患者背景が異なること，ICSの用量が異なることなどが挙げられます．個人的な実感として，るいそうがシビアな高齢者だと肺炎はリスキーのように感じます．また，好酸球比率が低いCOPD患者さんでは肺炎のリスクが上昇することが多いです[15]．

　2014年の時点でのコクランレビュー[16]の結論は「ブデソニドとフルチカゾンは，入院を要するような肺炎を増加させる」としていますが，そのあとの試験結果をみても，おそらくこの結論は変わらないように思います．

　肺炎の死亡に関しては，リスクが上昇するという研究と上昇しないという研究がたくさんありますが，後ろ向きの試験デザインが多く，結論が出ていません．個人的には，死亡リスクを上昇させるほどの害はないと思います．

 ブデソニドよりもフルチカゾンのほうが肺炎リスクは高いとされています．

❹ 薬価の不公平

　トリプル吸入製剤が登場すれば解決する問題ですから，薬価は余談として読み流してください．

　トリプル吸入療法の組み合わせとしては，ICS/LABAにLAMAを加えるパターン，そしてLAMA/LABAにICSを加えるパターン

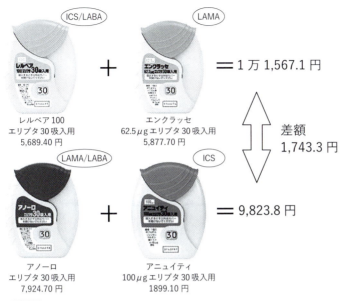

図 18-3 トリプル吸入療法の 30 日あたりの薬価

の 2 通りが考えられます．どちらも結果的には同じですが，微妙に薬価が異なることが知られています．例えば，エリプタ製剤で ICS，LABA，LAMA を統一すると，ICS/LABA＋LAMA だと 30 日あたり 1 万 1,567.1 円の薬価が，ICS＋LAMA/LABA だと 9,823.8 円と 2,000 円近く安くなります（いずれも 1 吸入あたりフルチカゾンフランカルボン酸エステル 100μg，ビランテロール 25μg，ウメクリジウム 62.5μg）図 18-3 。

基本的に喘息の場合 ICS/LABA → LAMA 上乗せ，COPD の場合 LAMA/LABA → ICS 上乗せになることが多いので，もし喘息に COPD が合併していると保険適用を通すならば（エンクラッセを上乗せするならば），COPD 患者さんのほうがトクをしていることになるのです（3 割負担だと 500 円あまり）．

少なくとも 2018 年 11 月の時点では，トリプル吸入療法を盲目

的に導入するのではなく，①患者さんの吸入アドヒアランスが維持できるかどうか，②循環器系・泌尿器系にハイリスク因子がないかどうか，を吟味したうえで導入するべきでしょう。

COPDに対してトリプル吸入療法はどのくらい有効なのか？

ちょっと批判的な切り口でこの項を書いてきましたが，実際にCOPDにおけるトリプル吸入療法は"どのくらい"有効なのでしょうか。ここで重要になるのが，先ほど登場したIMPACT試験[12]とTRIBUTE試験[13]です。いずれも，トリプル吸入療法はCOPD増悪を有意に抑制すると結論付けられています。

イベントベースのNNT（number needed to treat）をみると，IMPACT試験は3〜7と1桁台，TRIBUTE試験は11〜12に位置します。しかし，COPD患者さんは重症であればあるほど1人あたりの増悪回数が増えるので，イベントベースのNNTを過剰評価してしまいます。ゆえに患者ベースのNNTのほうが実際の臨床的利益を反映しているのではないかと考える人も多く，これは両試験でそれぞれ約20，約50になります。何十人に治療を適用して，初めて患者ベースで増悪が予防できるという水準です。とはいえ，循環器系リスクを減らすためのスタチンや降圧薬も似たような水準ですから，有効な治療法ではあることには違いありません。

ものすごく大規模で長期の臨床試験を組めば生存に差が出るかもしれませんが，現時点でトリプル吸入療法がダブル吸入療法よりも生存的な利益があることは証明されていません。

肺炎のリスクに比べるとイベント数そのものは大きくありませんので 図18-4 [17]，COPD増悪を予防するNNTより肺炎のNNH（number needed to harm）のほうが上回るということはありません。

より肺炎のリスクを軽減するため，COPDに対してトリプル吸

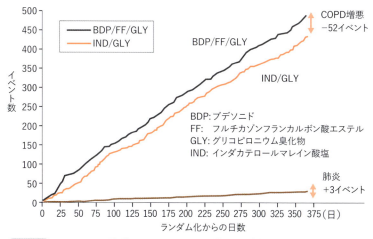

図 18-4 TRIBUTE 試験における COPD 増悪と肺炎のイベント

〔Agusti A, et al. Inhaled corticosteroids in COPD：Friend or foe? Eur Respir J. 2018 Sep 6. pii: 1801219. doi: 10.1183/13993003.01219-2018.［Epub ahead of print］より〕

表 18-1 COPD に対して ICS を上乗せする条件

ICS 使用を推奨	ICS 使用を考慮	ICS 使用を避ける
入院を要する COPD 増悪の既往	—	肺炎イベントを繰り返す
年2回を超える中等度 COPD 増悪	年1回の中等度 COPD 増悪	—
血中好酸球数 >300/μL	血中好酸球数 100〜300/μL	血中好酸球数 <100/μL
喘息合併例	—	抗酸菌感染症合併例

※適切な気管支拡張薬が導入されている場合。
〔Agusti A, et al. Inhaled corticosteroids in COPD：Friend or foe? Eur Respir J. 2018 Sep 6. pii: 1801219. doi: 10.1183/13993003.01219-2018.［Epub ahead of print］より引用〕

入療法（ICS 上乗せ）を適用すべき条件は 表 18-1 のようなプロファイルを考えるべきです[17]。過去の COPD 増悪の原因が明らかな肺炎であれば，ICS は避けたほうがよいでしょう。

喘息領域におけるトリプル吸入製剤の恩恵はまだ？

　冒頭に述べたように，おそらく 2020 年までに COPD に対して国内初のトリプル吸入製剤が発売される見込みですが，喘息に対してはしばらく保険適用されないと予想されます．そのため，喘息患者さんはこれまで通り ICS/LABA にスピリーバ®レスピマットを加えるのか，はたまた喫煙歴がある喘息患者さんを，喘息と COPD のオーバーラップ（asthma and COPD overlap；ACO）ありと判断してトリプル吸入製剤を使うことが主流になるのか，予測できません．

　ACO の概念の登場によって，COPD と喘息の保険適用の境界線が曖昧になっています．呼吸器内科がある総合病院では気道可逆性検査や気道過敏性検査などを用いて鑑別できますが，クリニックレベルでは臨床診断で吸入薬が開始されていることが多いのが現状です．喘息として扱っていた患者さんが，トリプル吸入製剤を使用するために COPD 患者さんに変身するという事態も想定されるのかもしれませんね．

総括

- ☑ トリプル吸入製剤が発売されるまでは，トリプル吸入療法はアドヒアランスを悪化させるリスク因子である．
- ☑ トリプル吸入療法を実践する場合，循環器系・泌尿器系にハイリスク因子がないか吟味する．

文献
1) Singh D, et al. Superiority of "triple" therapy with salmeterol/fluticasone propionate and tiotropium bromide versus individual components in moderate to severe COPD. Thorax. 2008 Jul；63（7）：592-8.
2) Frith PA, et al. Glycopyrronium once-daily significantly improves lung function and health status when combined with salmeterol/fluticasone in patients with COPD：the GLISTEN study-a randomised controlled trial. Thorax. 2015 Jun；70（6）：519-

27.
3) Singh D, et al. Single inhaler triple therapy versus inhaled corticosteroid plus long-acting $β_2$-agonist therapy for chronic obstructive pulmonary disease (TRILOGY): a double-blind, parallel group, randomised controlled trial. Lancet. 2016 Sep 3;388(10048):963-73.
4) Vestbo J, et al. Single inhaler extrafine triple therapy versus long-acting muscarinic antagonist therapy for chronic obstructive pulmonary disease (TRINITY): a double-blind, parallel group, randomised controlled trial. Lancet. 2017 May 13;389(10082):1919-29.
5) Singh S, et al. Mortality associated with tiotropium mist inhaler in patients with chronic obstructive pulmonary disease: systematic review and meta-analysis of randomized controlled trials. BMJ. 2011;342:d3215.
6) Dong YH, et al. Comparative safety of inhaled medications in patients with chronic obstructive pulmonary disease: systematic review and mixed treatment comparison meta-analysis of randomised controlled trials. Thorax. 2013 Jan;68(1):48-56.
7) Karner C, et al. Tiotropium versus placebo for chronic obstructive pulmonary disease. Cochrane Database Syst Rev. 2014 Jul 21;7:CD009285.
8) Verhamme KM, et al. Use of tiotropium Respimat® SMI vs. tiotropium Handihaler® and mortality in patients with COPD. Eur Respir J. 2013 Sep;42(3):606-15.
9) Halpin DM, et al. Tiotropium HandiHaler® and Respimat® in COPD: a pooled safety analysis. Int J Chron Obstruct Pulmon Dis. 2015 Feb 5;10:239-59.
10) Tashkin DP, et al. Cardiac safety of tiotropium in patients with cardiac events: a retrospective, combined analysis of the UPLIFT® And TIOSPIR™ trials. Am J Respir Crit Care Med. 2015;191:A5770.
11) Wang MT, et al. Association of cardiovascular risk with inhaled long-acting bronchodilators in patients with chronic obstructive pulmonary disease: a nested case-control study. JAMA Intern Med. 2018 Feb 1;178(2):229-38.
12) Lipson DA, et al. Once-daily single-inhaler triple versus dual therapy in patients with COPD. N Engl J Med. 2018 May 3;378(18):1671-80.
13) Papi A, et al. Extrafine inhaled triple therapy versus dual bronchodilator therapy in chronic obstructive pulmonary disease (TRIBUTE): a double-blind, parallel group, randomised controlled trial. Lancet. 2018 Mar 17;391(10125):1076-84.
14) Crim C, et al. Pneumonia risk with inhaled fluticasone furoate and vilanterol in COPD patients with moderate airflow limitation: The SUMMIT trial. Respir Med. 2017 Oct;131:27-34.
15) Pavord ID, et al. Blood eosinophil count and pneumonia risk in patients with chronic obstructive pulmonary disease: a patient-level meta-analysis. Lancet Respir Med. 2016 Sep;4(9):731-41.
16) Kew KM, et al. Inhaled steroids and risk of pneumonia for chronic obstructive pulmonary disease. Cochrane Database Syst Rev. 2014 Mar 10;(3):CD010115.
17) Agusti A, et al. Inhaled corticosteroids in COPD: Friend or foe? Eur Respir J. 2018 Sep 6. pii: 1801219. doi: 10.1183/13993003.01219-2018. [Epub ahead of print]

19 喘息発作/COPD 増悪時の全身性ステロイド漸減

短期間の全身性ステロイドでも,漸減すべし?

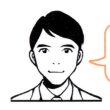
全身性ステロイドを1週間投与したので,漸減して中止します。

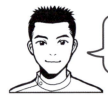
全身性ステロイドを急にやめると,副腎皮質機能が心配です。

　喘息発作と COPD 増悪の全身性ステロイド治療のレジメンはさほど変わりません。前者のほうが小さな観察研究や比較試験が多

く，後者は大規模な臨床試験が多いのですが，基本的には短期間で炎症をリセットするという概念に変わりはありません。COPD 増悪例では，気管支喘息ほど切れ味の良さを感じませんが，投与翌日に聴診所見が軽快していることをよく経験します。数日間バシっと投与することが wheezes の軽減に有効ですが，どのくらい使うべきか，そして漸減すべきかという議論はまだ続いています。

 これは COPD 増悪が好中球性炎症で，喘息発作が好酸球性炎症だからだと思います。

どの全身性ステロイドを使う？

COPD 増悪時にはプレドニゾロンの内服（40 mg/日×5 日間）が推奨されていますが[1]，喘息発作については特にこれを使いましょうという強い推奨はありません。ステロイドの種類を使い分けても発作抑制に対する効果にたいした差はないと考えられているので[2]，短期的であれば好みのステロイドを用いてもそう問題にならないでしょう。

 GINA（Global Initiative for Asthma）ガイドライン[3]には「通常プレドニゾロン 40〜50 mg/日を 5〜7 日間使用する」と書かれています。これは，COPD 増悪とほぼ同じレジメンです。ピークフローや 1 秒量がベスト値の 60%を下回るような喘息発作の場合，迷わず全身性ステロイドを使用したほうがよいです。ちなみに喘息発作に対する全身性ステロイドでメチルプレドニゾロンを用いる場合，100 mg と 500 mg の投与では差がみられなかった[4]ため，メチルプレドニゾロンの"ハーフパルス"のような高用量を投与する意義は全くありません。

喘息発作には慣習的にメチルプレドニゾロンがよく用いられますが，**アスピリン喘息（aspirin-exacerbated respiratory disease；AERD）**に対してコハク酸エステル型ステロイドが発作を増悪させる可能性がある 表19-1 ことから，ベタメタゾン（リンデロン®）やデキサメタゾン（デカドロン®）などのリン酸エステル型ステロイドを

表 19-1 AERD に対する全身性ステロイド

	コハク酸 エステルステロイド（リスキー）	リン酸 エステルステロイド
ヒドロコルチゾン	サクシゾン®，ソル・コーテフ®	水溶性ハイドロコートン®，ヒドロコルチゾンリン酸エステルナトリウム
プレドニゾロン*	水溶性プレドニン®，プレドニゾロンコハク酸エステルナトリウム	—
メチルプレドニゾロン	ソル・メドロール®，ソル・メルコート®，メチルプレドニゾロンコハク酸エステルナトリウム	—
デキサメタゾン	—	デカドロン®，デキサート®，オルガドロン®
ベタメタゾン	—	リンデロン®，リノサール®，ベタメタゾンリン酸エステルナトリウム

＊注射剤にこだわらなければ経口プレドニゾロン（プレドニン®など）が最も安全である。

ルーチンに用いる医師も増えました。ネブライザーのブデソニド（パルミコート®）が静注のメチルプレドニゾロンと遜色ない結果[5]だったことも考慮すると，全身性ステロイドに懸念がある人はネブライザーで乗り切るのも手かもしれません。

　少し脱線しますが，AERD について誤解されやすいことがあります。AERD は，アスピリンに対するアレルギーではなく，シクロオキシゲナーゼ 1 阻害作用をもつ非ステロイド性解熱鎮痛薬（NSAIDs）により，気道症状が顕在化する「**不耐症**」です。国立病院機構ネットワーク研究[6]によると，疑い例を含めた AERD の頻度は，男性 3.6〜5.0％，女性 7.8〜10.1％とされています。実臨床で遭遇する喘息発作の患者数に鑑みるとかなり頻繁に遭遇するこ

とになりますが，真の AERD はそこまで多くないと私は思います。そもそも喘息発作に対して「メチルプレドニゾロンを使ってもよくならないな」という重発作はザラにありますから，AERD の過剰診断はそれなりに多いのでしょう。

　医療従事者側の"保身"のため，ルーチンでリン酸エステル型ステロイドを用いるプラクティスに関して，個人的に異論はありません。しかし，デカドロン®には防腐剤のパラベンが含まれており，これが AERD を誘発する可能性があること，リンデロン®に添加されているソルビトールや亜硫酸ナトリウムも喘息増悪に関与する可能性があることを知っておく必要があります。100％安全なステロイドなどない，というのが実のところです。

　なお，AERD に対して最も安全なのは経口プレドニゾロン（プレドニン®など）です。錠剤のステロイドは内因性コルチゾルと構造が類似しているため，過敏症状はまず起こりません。

COPD に対するステロイドの投与期間

　ここからは，COPD と喘息を分けて論じてみましょう。さて，COPD 増悪に対する全身性ステロイド投与のエビデンスはどうなっているでしょうか？　最も知名度が高いのは，SCCOPE 試験[7]と REDUCE 試験[8]です。この 2 つで現在の GOLD の推奨[1]があるといっても過言ではないでしょう。

　COPD 増悪の患者さん 271 人を全身性ステロイドおよびプラセボにランダムに割り付けたのが **SCCOPE 試験**[7]です。80 人が 8 週間の全身性ステロイド治療群，80 人が 2 週間というやや短期の全身性ステロイド治療群，111 人がプラセボ群です。この結果，プラセボ群と比較して，全身性ステロイド投与群で有意に治療失敗が少ないことがわかりました（30 日目：23% vs 33%，$P=0.04$）図 19-1。また，8 週間治療群では 2 週間治療群より上回る臨床アウトカムがなかったため，2 週間程度で十分だというのが本研究の

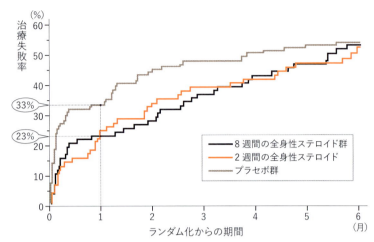

図 19-1 COPD 増悪に対する全身性ステロイドのプラセボの比較

〔Niewoehner DE, et al. Effect of systemic glucocorticoids on exacerbations of chronic obstructive pulmonary disease. Department of Veterans Affairs Cooperative Study Group. N Engl J Med. 1999 Jun 24；340（25）：1941-7. より改変〕

結論です。ちなみに SCCOPE 試験における「治療失敗」とは，COPD 増悪で登録された患者さんの初回の不良イベント（すべての死亡，挿管・人工呼吸器装着，COPD 増悪による再入院，薬物治療強化）を指します。6 か月で全体の半数の患者が経験しており，そのほとんどが薬物治療強化です。本研究における薬物治療強化とは，別途全身性ステロイドの使用，高用量吸入ステロイド薬の使用，テオフィリンの使用と記載されています。要は，「やっぱあきませんわ」というパターンを想定しています。しかし，アウトカム設定の甘さもあってか，6 か月後ともなるともはや初期治療とは関係なく Kaplan-Meier 曲線は同じ点へ到達しています。

「よし，投与期間をとことんまで短くしてみよう！」という理念のもと，34 人の小規模な研究結果を Sayiner ら[9]が報告しています。全身性ステロイドのレジメンは，メチルプレドニゾロン 0.5 mg/kg を 1 日 4 回 3 日間点滴する群と，同じ内容を 3 日間続

表19-2 COPD 増悪に対する全身性ステロイド：3日間と10日間の比較

	3日間			10日間		
	ベースライン	3日目	10日目	ベースライン	3日目	10日目
1秒量 (mL)	538±53	599±54	606±58	599±65	711±65	835±74
努力性肺活量 (mL)	1,131±119	1,136±88	1,148±116	1,022±115	1,234±122	1,341±104

※数値は平均±標準誤差．
※10日間と3日間の比較はいずれの時点においても有意差あり（1秒量：$P=0.019$，努力性肺活量：$P=0.009$）．
〔Sayiner A, et al. Systemic glucocorticoids in severe exacerbations of COPD. Chest. 2001 Mar；119（3）：726-30. より改変〕

けたあとに漸減しながら10日目まで投与する群です．この研究では，3日間のステロイド投与よりも10日間のほうが肺機能アウトカムは改善しました 表19-2 [9]．すなわち，3日間ではあまりにも短すぎるという結論だったのです．

 具体的には，メチルプレドニゾロン 0.5 mg/kg を1日4回3日間→ 0.5 mg/kg を1日2回3日間→ 0.5 mg/kg を1日1回4日間です．

とはいえ，10〜14日間という全身性ステロイドも決して短いとはいえません．Sayiner らは3日間というかなり短い期間で検証しましたが，もう少し長めにとって5日間の全身性ステロイドを検証してみようと立案されたのが **REDUCE 試験**[8] です．これは，COPD 増悪に対する短期的な全身性ステロイド（5日間）が非短期間（14日間）の治療に非劣性であることを検証しました．患者さんはプレドニゾロン 40 mg/日の5日間投与群あるいは14日間投与群にランダムに割り付けられました．いずれも初日は静注（メチルプレドニゾロン 40 mg/日）で行い，2日目以降は経口（プレド

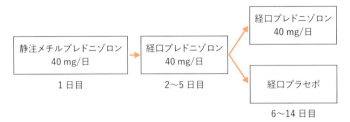

図 19-2 REDUCE 試験の全身性ステロイドレジメン

〔Leuppi JD, et al. Short-term vs conventional glucocorticoid therapy in acute exacerbations of chronic obstructive pulmonary disease: the REDUCE randomized clinical trial. JAMA. 2013 Jun 5;309(21):2223-31. より〕

ニゾロン 40 mg/日）で薬剤が投与されました 図19-2 。プライマリアウトカムは，6 か月の追跡期間中に起こった，次の COPD 増悪までの期間です。

この結果，COPD 増悪再発のハザード比は非劣性の範囲内であったことが示されました 図19-3 。つまり，**REDUCE 試験は，COPD 増悪に対する全身性ステロイドは 5 日間でも問題ない**と結論付けたのです。

> REDUCE 試験では，6 か月間の COPD 急性増悪再発率の差の上限を 15％としました。全体で 50％の COPD 患者さんが再発すると推測されたため，介入群の再発率が 65％を超えないことにより非劣性が示されると考えました。

そのため，現在の GOLD ガイドライン[1]では全身性ステロイドは経口プレドニゾロン 40 mg/日×5 日間というレジメンが推奨されています。静注ステロイドが一番に書かれていない理由は，静注のほうがわずかに副作用が多いという懸念があるためです[10]。ただ，どのステロイドであっても基本的に効果は大きく変わりませんし，経口プレドニゾロンにこだわる必要はないと私は考えます。

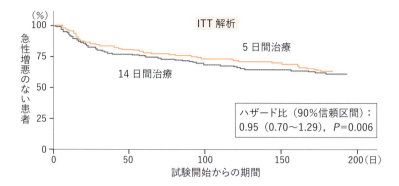

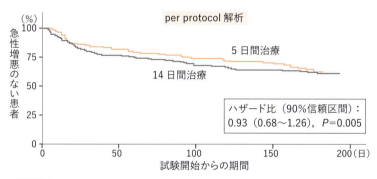

図 19-3 COPD 急性増悪に対する 5 日間および 14 日間の全身性ステロイドの比較

〔Leuppi JD, et al. Short-term vs conventional glucocorticoid therapy in acute exacerbations of chronic obstructive pulmonary disease: the REDUCE randomized clinical trial. JAMA. 2013 Jun 5;309(21):2223-31. より〕

COPD 増悪における全身性ステロイド漸減

　喘息発作とは異なり，COPD 増悪における全身性ステロイドは中止がよいか漸減がよいかイマイチよくわかっていません[11]。ただ，喘息発作と COPD 増悪の wheezes が解除されて喘鳴がよくなる機序は同じなので，基本的には喘息発作と同じ対応でよいと考えます。

そのため，後述する喘息発作に対する全身性ステロイドの中止と漸減を比較した研究を参考にするのがよいでしょう。結論としては，GOLD（Global Initiative for Chronic Obstructive Lung Disease）ガイドライン[1]で推奨されている5日間のような短期レベルでは漸減の必要はありません。むしろ，漸減投与して投与期間を延ばすほうが悪です。

喘息発作に対する全身性ステロイドの投与期間

喘息発作に対する全身性ステロイドは，発作を軽減することが重要な目的で，第2波・第3波の再発を食い止める効果があります。喘息発作にプラセボを用いる研究が立案できないという倫理的見地もあって，少し古いコクランレビュー[12]を参照せねばなりません。この6研究のメタアナリシスによれば，全身性ステロイド投与は発作後1週間以内の再発を抑制することが示されています（相対リスク 0.38，95％信頼区間 0.20〜0.74）。また，この効果は投与3週間後まで持続します（相対リスク 0.47，95％信頼区間 0.25〜0.89）。

さて，どのくらい投与すればよいかというと，COPD増悪と同じように5日を超えて投与する意義は乏しいです。20人の喘息発作の患者さんを3日間のメチルプレドニゾロン点滴ののち，1週間あるいは2週間のプレドニゾロン（0.5 mg/kg/日）にランダムに割り付けた小規模な研究[13]があります。いずれの群も，ピークフローの改善効果は同等で 図19-4 ，そのあとの喘息発作再発による予定外受診も差はありませんでした。実際のプラクティスにおいても，2週間ダラダラと全身性ステロイドを続けることはなく，1週間以内におさめるべきという暗黙の了解に一致したデータです。

また，プレドニゾロン 40 mg/日を5日間投与する群と10日間投与する群を比較した別の研究[14]もあります。これによれば，5

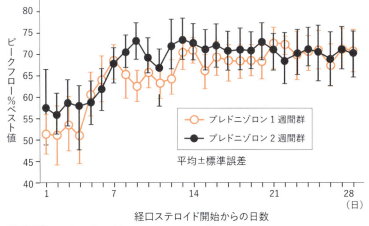

図19-4 喘息発作に対するステロイド内服1週間と2週間のピークフロー％ベスト値の比較

〔Hasegawa T, et al. Duration of systemic corticosteroids in the treatment of asthma exacerbation；a randomized study. Intern Med. 2000 Oct；39（10）：794-7. より〕

日間投与のほうがやや早朝ピークフロー値が低い傾向にあったものの，その他のパラメータには有意差はなく，喘息症状スコアも同等でした。

両研究とも小規模な試験というリミテーションは否めません。コモンディジーズの割に，大規模な比較試験がないこの領域。現時点で得られるデータから，「そんなに長くなくていいよね」という結論が出ている点は，COPD増悪と同じです。

喘息発作における全身性ステロイド漸減

さて，「短期間であれば全身性ステロイドなんて漸減しなくていいぜ！」という意見が多いですが，漸減かそうでないかどちらがよいのか念のため調べてみましょう。

1990〜2000年あたりに全身性ステロイドの中止vs漸減が活発

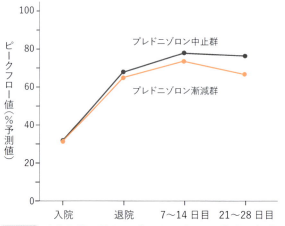

図 19-5 喘息発作に対するプレドニゾロンの中止と漸減の比較

〔Hatton MQ, et al. A comparison of 'abruptly stopping' with 'tailing off' oral corticosteroids in acute asthma. Respir Med. 1995 Feb；89（2）：101-4. より〕

に議論されていました。Hatton ら[15)]は，喘息発作で入院した患者さんにプレドニゾロン 40 mg/日を投与し，退院後 14 日間かけてプレドニゾロンを漸減する群（19 人）とプラセボを内服する群（16 人）に割り付けました。しかし，1 秒量やピークフロー値に群間差はみられませんでした 図 19-5 。

同時期に，O'Driscoll ら[16)]が類似の試験結果を報告しています。この研究における喘息発作患者さん 35 人の平均ピークフロー値は 173 L/分ですから，かなり重症群をみていると考えてよさそうです。プレドニゾロン 40 mg/日を 10 日間で終了する群と，5 mg ずつ漸減する群を比較しました。両群ともに 10 日までにピークフロー値が著明に回復し，10 日目以降はステロイドを内服しようとしまいと差はありませんでした（$P=0.82$）。治療失敗率も同等で，漸減の必要性はないと結論付けられました。

また，1998 年に Cydulka ら[17)]が救急外来を受診した喘息発作の患者さん 15 人の小規模な比較試験を報告しています。喘息発作の初期治療のあと，帰宅後 8 日間プレドニゾロン 40 mg/日を投与す

る群（7人）と，8日かけて同薬を 40 mg/日→ 0 mg/日に漸減する群（8人）を比較したものです。うーん，比較するにはちょっと登録患者さんが少なすぎますかね。救急外来受診から 12 日目と 21 日目に評価したところ，喘息発作の再発や 1 秒量に群間差はありませんでした。

2002 年に，Karan ら[18]は喘息発作に対してステロイド治療を適用された患者さんに血清 ACTH の測定を行って，Cydulka ら[17]の研究と同様のレジメンでステロイドを急に中止することが安全かどうか検討しました。両群ともに副腎皮質機能の抑制には何ら影響ありませんでした。

以上から，少なくとも 8 日間の全身性ステロイド治療を導入しても，漸減する必要性はないことがわかります。副腎皮質機能低下を惹起する懸念がないことも明らかになりました。

副腎皮質機能低下症を懸念するライン

基本的に，続発性副腎皮質機能低下症を懸念するのは，7.5 mg/日のプレドニゾロンを 3 週間以上服用しているようなケースです。このラインになると，副腎萎縮とコルチゾル分泌低下をきたす可能性があります。しかし，**重要なのは"投与量"ではなく"投与期間"です**。50 mg×5 日間と 5 mg×50 日間では，後者のほうが副腎皮質機能低下症のリスクが高いのです。

1 か月以内の短期的な全身性ステロイドによる副腎皮質機能の影響を調べた臨床試験は多くありませんが，メタアナリシスを見る限りそこまで懸念するものではなさそうです 図 19-6 [19]。

当然ながら，吸入や鼻噴霧よりも経口全身性ステロイドのほうがリスクは高いです 図 19-7 [19]。しかし，短期の全身性ステロイドよりも長期の高用量吸入ステロイド薬（ICS）のほうが実は副腎皮質機能低下のリスクが高いという知見もあるので[20]，ずっと ICS を続けている患者さんでは注意してください。LABA が使いにくく高

投与期間・投与量	研究	患者数		絶対リスク(95%信頼区間)
短期間	20	420		1.4 (0.3, 7.4)
中期間	28	738		11.9 (5.8, 23.1)
長期間	17	483		27.4 (17.7, 39.8)
低用量	9	248		2.4 (0.6, 9.3)
中用量	33	900		8.5 (4.2, 16.8)
高用量	23	464		21.5 (12.0, 35.5)

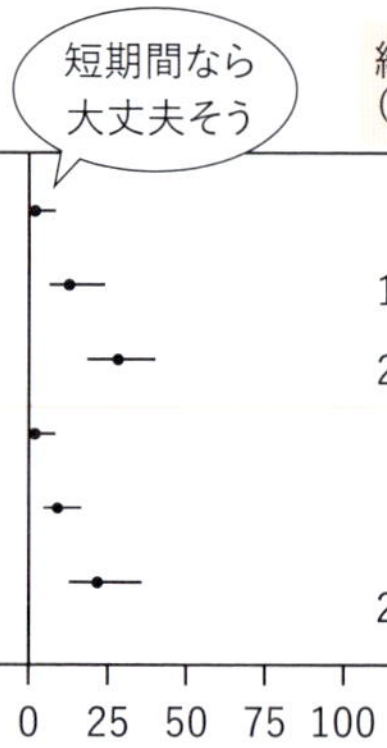

（短期間なら大丈夫そう）

※短期間：1か月以内，中期間：1か月〜1年，長期間：1年超
※低用量：プレドニゾロン換算で 10 mg/日未満，中用量：プレドニゾロン換算で 10〜20 mg/日，高用量：プレドニゾロン換算で 20 mg/日超

図 19-6 全身性ステロイドの投与期間・投与量による副腎皮質機能低下症のリスク

〔Broersen LH, et al. Adrenal insufficiency in corticosteroids use：systematic review and meta-analysis. J Clin Endocrinol Metab. 2015 Jun；100（6）：2171-80. より〕

投与経路	研究	患者数		絶対リスク(95%信頼区間)
経口	38	1,419		48.7 (36.9, 60.6)
吸入	60	1,418		7.8 (4.2, 13.9)
局所	15	320		4.7 (1.1, 18.5)
鼻噴霧	8	173		4.2 (0.5, 28.9)
関節内	4	69		52.2 (40.5, 63.6)
複数形態	11	354		42.7 (28.6, 58.0)

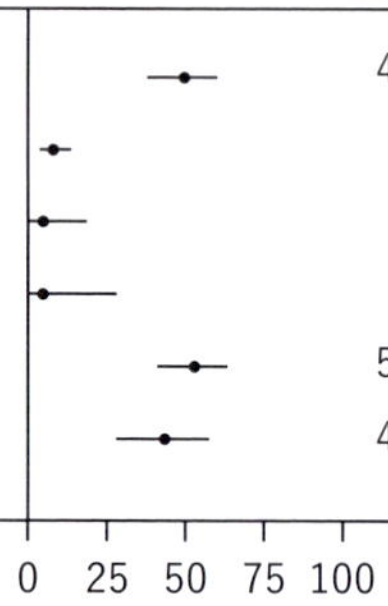

図 19-7 ステロイドの投与経路と副腎皮質機能低下症のリスク

〔Broersen LH, et al. Adrenal insufficiency in corticosteroids use：systematic review and meta-analysis. J Clin Endocrinol Metab. 2015 Jun；100（6）：2171-80. より〕

用量 ICS を続けている人で，rapid ACTH で明らかな副腎皮質機能低下があった症例を個人的に 2 例経験しています（かなりまれで

すが)。

　最初からステロイドを内服している場合はともかく，COPD増悪や喘息発作に対して全身性ステロイドを短期間用いても，副腎皮質機能低下症を惹起することはまずなさそうです。

短期の全身性ステロイドが安全というわけではない

　これまでの議論は，全身性ステロイドを中止することと漸減することを比較しただけであり，ステロイドを投与することが安全という認識ではありません。1週間以内の短期的投与だから，副作用も起こらないだろうとタカをくくるのは誤りです。

　投与期間が平均6日間の短期的な全身性ステロイド投与でも，たかだか20 mg/日程度であってもそのあとの敗血症や静脈血栓症のリスクを上昇させることがわかっています 表19-3 [21]。副腎皮質機

表19-3 短期的ステロイド投与によるリスク

副作用	検証被験者数（人）	1日あたりの全身性ステロイド投与量中央値（プレドニゾロン換算量：mg/日）	全身性ステロイド投与期間中央値（日）	5〜30日後の罹患率比（95%信頼区間，P値）	31〜90日後の罹患率比（95%信頼区間，P値）
敗血症	1,556	20	6	5.30（3.80〜7.41，<0.001）	2.91（2.05〜4.14，<0.001）
静脈血栓症	4,343	17.5	6	3.33（2.78〜3.99，<0.001）	1.44（1.19〜1.74，<0.001）
骨折	20,090	19	6	1.87（1.69〜2.07，<0.001）	1.40（1.29〜1.53，<0.001）

〔Waljee AK, et al. Short term use of oral corticosteroids and related harms among adults in the United States：population based cohort study. BMJ. 2017 Apr 12；357：j1415. より〕

能だけでなく，こういった他のリスクにも目を配る必要があります。AERD は特に若年女性に多く，何度か発作を繰り返すことがあるため，下肢静脈血栓症の発生に配慮すべきです。

ただし，この BMJ 誌の研究，上気道炎に対してステロイドを使っているのが気になります（私なら使わない）。またステロイド投与を必要とするような基礎疾患がある人というのは，基本的に敗血症や骨折などの交絡因子になりかねません。

総括

- ☑ 喘息発作も COPD 増悪も，基本的には短期の全身性ステロイドで炎症の解除をはかる。
- ☑ 喘息発作や COPD 増悪に対して用いる全身性ステロイドで副腎皮質機能低下症はまず起こらない。

文献

1) 2018 Global strategy for prevention, diagnosis and management of COPD. Gold Reports 2018 (http://goldcopd.org/gold-reports/).
2) Emami Ardestani M, et al. Methyl prednisolone vs dexamethasone in management of COPD exacerbation；a randomized clinical trial. Emerg (Tehran). 2017；5（1）：e35.
3) 2018 GINA Report, Global strategy for asthma management and prevention (https://ginasthma.org/2018-gina-report-global-strategy-for-asthma-management-and-prevention/).
4) Emerman CL, et al. A randomized comparison of 100-mg vs 500-mg dose of methylprednisolone in the treatment of acute asthma. Chest. 1995 Jun；107（6）：1559-63.
5) Ding Z, et al. A randomized, controlled multicentric study of inhaled budesonide and intravenous methylprednisolone in the treatment on acute exacerbation of chronic obstructive pulmonary disease. Respir Med. 2016 Dec；121：39-47.
6) 福冨友馬，他．本邦における病院通院成人喘息患者の実態調査 国立病院機構ネットワーク共同研究．アレルギー．2010；59（1）：37-46．
7) Niewoehner DE, et al. Effect of systemic glucocorticoids on exacerbations of chronic obstructive pulmonary disease. Department of Veterans Affairs Cooperative Study Group. N Engl J Med. 1999 Jun 24；340（25）：1941-7.
8) Leuppi JD, et al. Short-term vs conventional glucocorticoid therapy in acute exacerbations of chronic obstructive pulmonary disease：the REDUCE randomized clinical trial. JAMA. 2013 Jun 5；309（21）：2223-31.

9) Sayiner A, et al. Systemic glucocorticoids in severe exacerbations of COPD. Chest. 2001 Mar ; 119（3）: 726-30.
10) Ceviker Y, et al. Comparison of two systemic steroid regimens for the treatment of COPD exacerbations. Pulm Pharmacol Ther. 2014 Apr ; 27（2）: 179-83.
11) Vondracek SF, et al. Is there an optimal corticosteroid regimen for the management of an acute exacerbation of chronic obstructive pulmonary disease? Pharmacotherapy. 2006 Apr ; 26（4）: 522-32.
12) Rowe BH, et al. Corticosteroids for preventing relapse following acute exacerbations of asthma. Cochrane Database Syst Rev. 2007 Jul 18 ;（3）: CD000195.
13) Hasegawa T, et al. Duration of systemic corticosteroids in the treatment of asthma exacerbation ; a randomized study. Intern Med. 2000 Oct ; 39（10）: 794-7.
14) Jones AM, et al. Prospective, placebo-controlled trial of 5 vs 10 days of oral prednisolone in acute adult asthma. Respir Med. 2002 Nov ; 96（11）: 950-4.
15) Hatton MQ, et al. A comparison of 'abruptly stopping' with 'tailing off' oral corticosteroids in acute asthma. Respir Med. 1995 Feb ; 89（2）: 101-4.
16) O'Driscoll BR, et al. Double-blind trial of steroid tapering in acute asthma. Lancet. 1993 Feb 6 ; 341（8841）: 324-7.
17) Cydulka RK, et al. A pilot study of steroid therapy after emergency department treatment of acute asthma : is a taper needed? J Emerg Med. 1998 Jan-Feb ; 16（1）: 15-9.
18) Karan RS, et al. A comparison of non-tapering vs. tapering prednisolone in acute exacerbation of asthma involving use of the low-dose ACTH test. Int J Clin Pharmacol Ther. 2002 Jun ; 40（6）: 256-62.
19) Broersen LH, et al. Adrenal insufficiency in corticosteroids use : systematic review and meta-analysis. J Clin Endocrinol Metab. 2015 Jun ; 100（6）: 2171-80.
20) 足立　満，他．成人喘息患者に対する吸入ステロイド薬の副腎皮質機能への影響．日呼吸会誌 2006 ; 44（3）: 151-9.
21) Waljee AK, et al. Short term use of oral corticosteroids and related harms among adults in the United States : population based cohort study. BMJ. 2017 Apr 12 ; 357 : j1415.

第4章

間質性肺疾患

20 外科的肺生検でしか診断がつけられない呼吸器疾患に対する気管支鏡

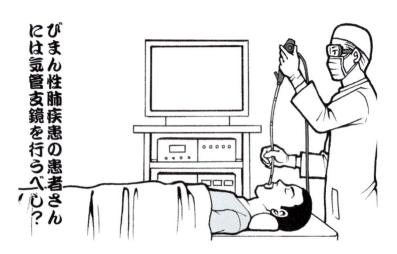

びまん性肺疾患の患者さんには気管支鏡を行うべし？

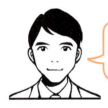

びまん性肺疾患を疑ったら，気管支鏡を積極的に勧めています。

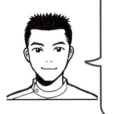

慢性過敏性肺炎やサルコイドーシスの可能性もあるので，線維性間質性肺疾患を疑えば気管支肺胞洗浄（bronchoalveolar lavage；BAL）と経気管支肺生検（transbronchial lung biopsy；TBLB）は必須だと思います。

「気管支鏡で診断つかないのわかってるけど」問題

呼吸器内科の花形の手技といえば気管支鏡です。カメラにはいろいろな種類がありますが，基本的には軟性気管支鏡のことを指します。気管支鏡やりましょうか，と言って硬性気管支鏡なんて出してきたら患者さんが卒倒してしまいます。私も若い頃は積極的に症例を回してもらって，1年間で50件，100件とやっていた時代もあります。いや，100件は言い過ぎかな。それにしても，もう昔の武勇伝を語りたい年頃なんですかね，私。

 とある先進国ではまだ全例，硬性気管支鏡を使っているらしい。まだそんな国が…

さて，呼吸器内科には「びまん性肺疾患」というカテゴリーがあります。肺にびまん性に陰影が出る疾患群のことですが，狭義では間質性肺疾患のことを指します。間質というのは，肺胞の外側にある結合織や血管・リンパ管などを指します。要は，肺胞性という言葉の逆です。細菌や異物は肺胞に飛来し，そのあと肺胞性の陰影になります。血管炎や免疫学的機序で起こる陰影は，肺胞の外に発生するのでこれは間質性の陰影になります。コムズカシイ疾患である特発性肺線維症（idiopathic pulmonary fibrosis；IPF）や非特異的間質性肺炎（nonspecific interstitial pneumonia；NSIP）もこの範疇に入ります。

そんな間質性肺疾患の診断はきわめて困難です。血清学的マーカーに特異的なものはなく，胸部HRCTや病理の情報が必要です。CRP（clinico-radiologic-pathologic）diagnosis のうち，ウェイトが大きいとされているのは「P」です。こればかりは仕方がない。そのため，びまん性肺疾患では気管支鏡検査が「避けて通れない検査」に位置付けられているのです。

最近はこれに time（時間経過）を加えて「CRP-T」と呼びます。

　私も，びまん性肺疾患に対しては全例気管支鏡を行うものだと理解し，呼吸器内科医として研鑽を積んできました。とりあえず気管支鏡で BAL や TBLB をすべし，と。しかし，IPF や NSIP といった代表的な間質性肺疾患は残念ながら**従来の軟性気管支鏡では診断はつけられません**。え？　じゃあなんで気管支鏡をするの？　これにはいろいろ深イイ事情があるのです。

2017 年から一部の施設でクライオバイオプシーが使えるようになったので，国内におけるびまん性肺疾患に対する気管支鏡の意味合いも変わるかもしれません。

軽度の間質性陰影，生検は必要？

　典型的な症例を見てみましょう 図20-1 。こういう肺，高齢者で時折目にしますよね。細かく読影すると，胸膜直下に軽度の囊胞の集簇が観察されます。もしかして他の肺断面を見たら usual interstitial pneumonia（UIP）パターンがあるのかもしれません。

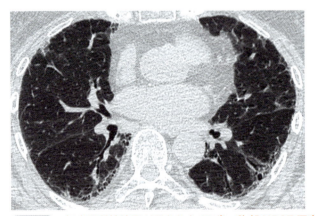

図20-1　軽度間質性陰影が見られた 85 歳の胸部 HRCT 写真

しかし，高齢者の場合，こうした軽度の間質性肺疾患像をもっていることがしばしばあり，80歳，90歳ともなると「しばらく様子をみましょうか」という選択肢をとることが多いです。

　この肺を見て，みなさんは従来の気管支鏡で確定診断がつくと思いますか？　私は思いません。日本の多くの呼吸器内科医はこの陰影を見て，気管支鏡でそう簡単に診断がつくとは思わないはずです。検体が小さいためです。しかし，それでも気管支鏡に踏み切る施設は少なくないのです。

　その理由は，慢性過敏性肺炎などの非IPF疾患の診断がつくことが「**ありうる**」からです。生検したら肉芽腫が検出される「**かもしれない**」。BALをすればリンパ球比率が上昇している「**かもしれない**」。そう，「if・もしも」に賭けているケースが結構多いのです。

　こういった軽い線維化がある間質性肺疾患を本気で診断をつけにいくなら，一般市中病院では外科的肺生検しかありません。個人的にはその前に**儀式的な気管支鏡をはさむ必要はない**と考えています。これは高齢者であろうとなかろうと，同じ考えです。検査を受ける患者さんがしんどい思いをするだけです。

　何度も書きますが，クライオバイオプシーは例外です。

　NSIPや膠原病関連間質性肺疾患ならば，BALでリンパ球が増えることがあるので有用です。これについては反論はありません。典型的なIPFではリンパ球増多はみられないため，これも有用な手がかりになることは間違いありません。ただ，関節リウマチに罹患している高齢者が 図20-1 のような肺をしている場合，TBLBやBALをしたところで，それが膠原病による間質性肺疾患なのか膠原病と無関係の間質性肺疾患なのか，そもそも鑑別は厳しいのです。

関節リウマチの場合，病変部にリンパ球や形質細胞浸潤が目立っており，胚中心を伴うリンパ濾胞がたくさん観察され，線維化部分に弾性線維が豊富なので，鑑別は可能だという意見もあります．ただ，外科的肺生検検体ですら鑑別困難なことがあるくらいなので，TBLB の場合もさもありなん．

　膠原病による間質性肺疾患と特発性間質性肺炎では生存曲線に大きな開きがある 図20-2 [1] ので，これをどうにかして鑑別したいという気持ちも誰しももっていますが，呼吸器内科医の一番の武器である気管支鏡をもってしても，この 2 つをふるい分けるのは至難の業です．

　そのため，せめて，**そのあとの臨床プラクティスを変えるくらいのパワーがなければ気管支鏡を行う意義は少ない**のかもしれませ

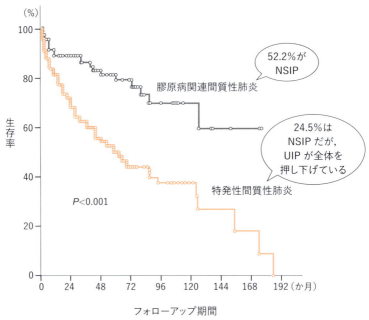

図 20-2　膠原病関連間質性肺炎と特発性間質性肺炎の生存曲線

〔Park JH, et al. Prognosis of fibrotic interstitial pneumonia : idiopathic versus collagen vascular disease-related subtypes. Am J Respir Crit Care Med. 2007 Apr 1；175（7）：705-11. より改変〕

ん。アメリカの医学部で教えられている，サットンの法則はこういう場面にこそ適用するものであろうと。このジレンマを解決してくれたのが先ほどから何度か登場しているクライオバイオプシーでした。気胸や出血のリスクは通常の気管支鏡によるTBLBよりも上がりますが，外科的肺生検に匹敵するくらいの検体量がとれるので，もしクライオバイオプシーが国内のスタンダードになる日が来れば，こんな記述なんぞとっとと忘れてしまえばよろしい。

> 原因がはっきりしない患者さんに意味のない検査をたくさんするより，問診と身体所見で検査を絞り込むことが重要であることを説いたもの。サットンはアメリカの銀行強盗の名前ですが，強盗するなら個人の家よりたくさんお金がある銀行のほうが合理的だと考えていました。そのため，アメリカの医学部では「可能性の高い疾患を想定して検査を行うべきだ」という意味でこの法則が授業によく出てくるそうです。目の前の事象にとらわれて他の可能性が見えなくなるという皮肉で使われることもあります。

　ちなみにヨーロッパでは，2015年の時点ですでにクライオバイオプシーの普及が進んでおり，TBLBや外科的肺生検が選ばれることは減りました 図20-3 [2]。すでに数年遅れをとっていますが，日本もこれに追随するかもしれません。

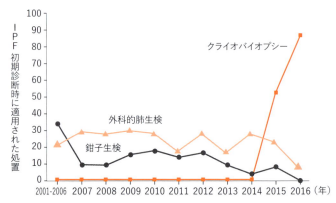

図20-3 ヨーロッパの IPF 初期診断手技

〔Guenther A, et al. The European IPF registry（eurIPFreg）：baseline characteristics and survival of patients with idiopathic pulmonary fibrosis. Respir Res. 2018 Jul 28；19（1）：141. より〕

　クライオバイオプシーが全国的な標準に位置付けられていない現状，TBLB を「**行うべき**」と考えるびまん性肺疾患は，以下の通りだと考えます。

- 特発性器質化肺炎（cryptogenic organizing pneumonia；COP）を疑う例（TBLB で十分診断できることが多い）
- 原因不明のすりガラス影がある例（感染症の除外という意義も込めて）
  - ※ 特に進行例では行うべき
- びまん性肺胞傷害（diffuse alveolar damage；DAD）を疑う例（TBLB で類推できることもある）
  - ※ ただし，呼吸状態が許される場合
- 好酸球性肺炎を疑う例
- サルコイドーシスを疑う例
- まれな疾患（肺 Langerhans 細胞組織球症，肺胞蛋白症）を疑う例
  - ※ 特に肺胞蛋白症は BAL が有用である

TBLBを「**行ってもよい**」と考えるびまん性肺疾患は，以下の通りだと考えます。

> - **IPFをみている可能性が高いが決め手に欠ける例（ただし，クライオバイオプシーか外科的肺生検が望ましい）**
>   - ※IPF以外の疾患を除外するために，適用してもよいと考える
>   - ※典型的なIPF例ではBALでリンパ球比率の上昇がない[2]
>   - ※典型的蜂巣肺のようなUIPパターンがあるIPF例は生検不要で，胸部画像診断のみで臨床診断が可能
> - **その他の線維性間質性肺疾患〔慢性過敏性肺炎（chronic hypersensitivity pneumonitis；CHP）やNSIPが同定されるかもしれない〕**
>   - ※BALのリンパ球比率をみるついでに生検する

　そして，明らかなUIPパターンに対しては，もはやガイドライン[3]では，BALもTBLBもクライオバイオプシーも，そして外科的肺生検も推奨されていません。もちろん，絶対やったらあかんで，というわけではありませんし，ケースバイケースで対応すべきですが。

　異論はあるでしょうが，「気管支鏡で診断がつかないのはわかっているけど，とりあえずBALとTBLBをやっちゃいましょう」というスタンスは勧められません。鑑別診断を思い描いて「あの疾患でないかどうかはみておきたい」というポリシーが必要です。ただ，特発性間質性肺炎やサルコイドーシスは，公費補助の申請ができるという点で他の疾患と性質を異にするため，生検を目指すというストラテジーを否定するつもりはありません。

　選択的症例に外科的肺生検を行うことには賛成です。ただし，**臨床プラクティスが変わらない可能性が高いなら外科的肺生検も行わないほうがよい**のかもしれません。例えば，外科的肺生検をしたものの，生涯経過観察を行う尤度が高いようなケースです。外科的肺

表20-1 外科的肺生検の死亡率

報告	症例数	死亡率
Molin ら[4]	37	16日以内：2.7%
Mouroux ら[5]	66	21日以内：6.7%
Tiitto ら[6]	76	30日以内：5.3%
Lettieri ら[7]	83	30日以内：4.8% 90日以内：6.0%
Carrillo ら[8]	722	30日以内：3.0%
Park ら[9]	200	30日以内：4.0% 60日以内：8.5%
Kreider ら[10]	68	60日以内：4.4%
Sigurdsson ら[11]	73	30日以内：2.7% 90日以内：4.2%
Plönes ら[12]	45	30日以内：0%
Hutchinson ら[13]	21,227	院内　　：1.7%*
Hutchinson ら[14]	2,820	院内　　：1.7% 30日以内：2.4% 90日以内：3.9%
Durheim ら[15]	3,085	退院前 あるいは 30日以内：1.5%
Sanna ら[16]	79	30日以内：2.5%

＊待機的手術集団における院内死亡率

　生検の死亡率は決して低いものではありません 表20-1 [4-16]。診断のために命を落とすなど，患者心理からしてみれば耐え難いことでしょう。

　目の前のびまん性肺疾患の診断が確定して，そのあとしかるべき治療を受けて恩恵を受けるためのNNT（number needed to treat）よりも，肺生検のNNH（number needed to harm）が本当に下にあるのかどうか，残念ながら現時点では誰にもわかりません。

総括

- ☑ BAL と TBLB はポリシーをもって行う。
- ☑ 目の前のびまん性肺疾患の患者さんに，どの検査が最終的な予後に寄与するのかを常に考える。

文献

1) Park JH, et al. Prognosis of fibrotic interstitial pneumonia : idiopathic versus collagen vascular disease-related subtypes. Am J Respir Crit Care Med. 2007 Apr 1 ; 175 (7) : 705-11.
2) Guenther A, et al. The European IPF registry (eurIPFreg) : baseline characteristics and survival of patients with idiopathic pulmonary fibrosis. Respir Res. 2018 Jul 28 ; 19 (1) : 141.
3) Raghu G, et al. Diagnosis of idiopathic pulmonary fibrosis. An Official ATS/ERS/JRS/ALAT Clinical Practice Guideline. Am J Respir Crit Care Med. 2018 Sep 1 ; 198 (5) : e44-e68.
4) Molin LJ, et al. VATS increases costs in patients undergoing lung biopsy for interstitial lung disease. Ann Thorac Surg. 1994 Dec ; 58 (6) : 1595-8.
5) Mouroux J, et al. Efficacy and safety of videothoracoscopic lung biopsy in the diagnosis of interstitial lung disease. Eur J Cardiothorac Surg. 1997 Jan ; 11 (1) : 22-4, 25-6.
6) Tiitto L, et al. Thoracoscopic lung biopsy is a safe procedure in diagnosing usual interstitial pneumonia. Chest. 2005 Oct ; 128 (4) : 2375-80.
7) Lettieri CJ, et al. Outcomes and safety of surgical lung biopsy for interstitial lung disease. Chest. 2005 May ; 127 (5) : 1600-5.
8) Carrillo G, et al. Preoperative risk factors associated with mortality in lung biopsy patients with interstitial lung disease. J Invest Surg. 2005 Jan-Feb ; 18 (1) : 39-45.
9) Park JH, et al. Mortality and risk factors for surgical lung biopsy in patients with idiopathic interstitial pneumonia. Eur J Cardiothorac Surg. 2007 Jun ; 31 (6) : 1115-9.
10) Kreider ME, et al. Complications of video-assisted thoracoscopic lung biopsy in patients with interstitial lung disease. Ann Thorac Surg. 2007 Mar ; 83 (3) : 1140-4.
11) Sigurdsson MI, et al. Diagnostic surgical lung biopsies for suspected interstitial lung diseases : a retrospective study. Ann Thorac Surg. 2009 Jul ; 88 (1) : 227-32.
12) Plönes T, et al. Morbidity and mortality in patients with usual interstitial pneumonia (UIP) pattern undergoing surgery for lung biopsy. Respir Med. 2013 Apr ; 107 (4) : 629-32.
13) Hutchinson JP, et al. In-hospital mortality after surgical lung biopsy for interstitial lung disease in the United States. 2000 to 2011. Am J Respir Crit Care Med. 2016 May 15 ; 193 (10) : 1161-7.
14) Hutchinson JP, et al. Surgical lung biopsy for the diagnosis of interstitial lung disease in England : 1997-2008. Eur Respir J. 2016 Nov ; 48 (5) : 1453-61.
15) Durheim MT, et al. Mortality and respiratory failure after thoracoscopic lung biopsy for interstitial lung disease. Ann Thorac Surg. 2017 Aug ; 104 (2) : 465-70.
16) Sanna S, et al. Multidisciplinary approach in the diagnosis of Idiopathic Pulmonary Fibrosis : role of transbronchial lung cryobiopsy and surgical biopsy on a cohort of 153 patients. ERS 2018, PA1740.

咳が出る咳止め

術者「咳止めが入りますんで,咳が出まーす!」
患者さん「ゲホッ! ゲホッ! ゲホーッ!!」

という光景が気管支鏡室で繰り広げられることがあります。呼吸器内科医にとっては日常的な光景なのですが,初めて気管支鏡を受ける患者さんからすると,全くもって意味不明,不得要領の言葉ですね。

私たちは,気管支鏡の前にリドカイン(キシロカイン®)を噴霧することで,咽頭・喉頭に局所麻酔をかけます。そうしないと,咳がひどくて検査にならないからです。そして,気管支鏡を挿入した

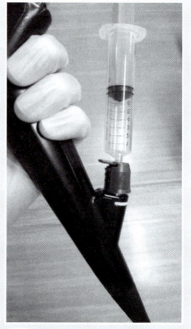

図1 リドカインの手動投与

あとも,気管・気管支にリドカインを噴霧します。最近はスプレー式の噴霧の器具をカメラに挿入して,シュシューッと撒きながら気管支鏡を進めていくこともあるようですが,当院は 10 mL のシリンジを使って気管支鏡のチャネルから手動でビュッと気管にリドカインを投与しています 図1 。おそらく,このように手動でリドカインを投与している病院のほうが多いんじゃないでしょうか。

上述したように,呼吸器内科医はリドカインを咳止めとして使っているわけです。しかし,多くの場合,リドカインをビュッ! と気管・気管支に投与すると,患者さんは驚いて咳き込んでしまいます。そのため,患者さんがびっくりしないようにリドカインを撒く前に,「**今から咳止めの薬を入れますよ**」と伝えることがあります。ただ,その咳止めの刺激

によって最初は咳が出るかもしれないので，**「咳が出ますよ」**とも伝えたい。その結果，端的に伝えるために冒頭のようなセリフができあがってしまったわけです。

「『咳止めを入れまーす』って先生が言うてくれた割に，咳が出たからほんまどうしようかと思ったわ」

　先日，患者さんにこんなことを言われて，ハタと気づきました。私たちが冒頭のセリフを言うのも，リドカインを入れて咳が出るのも一瞬の出来事。「咳止めを入れる」「咳が出る」という2種類の言葉を気管支鏡検査を受けている患者さんは一瞬で理解しているわけではないのです。
　気管支鏡検査の前に，「咳止めを途中で急に入れると最初は急に咳き込むかもしれませんが，次第に効果が出てくるので心配しないでください」ときちんと話しておいたほうがより親切かもしれませんね。
　最近はミダゾラム（ドルミカム®）を使用する機会が増えました。鎮静度が浅いと，上記のようなコミュニケーションはまだ可能ですが，最近は「咳が出る咳止め」について言及することが減りましたね。

21 慢性間質性肺疾患に対する盲目的プレドニゾロン＋免疫抑制剤

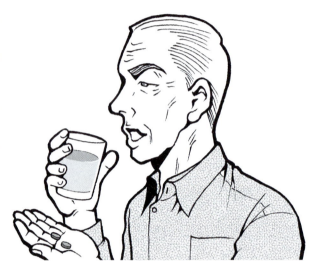

慢性間質性肺疾患にステロイドと免疫抑制剤が効く？

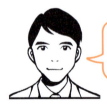

肺病変先行型の膠原病の可能性があるので，全身性ステロイドを投与しています。

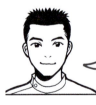

間質性肺炎の急性増悪でステロイドパルス療法が効果的だったので，その後1年以上ステロイドと免疫抑制剤を処方しています。

特発性肺線維症（idiopathic pulmonary fibrosis；IPF）の治療にステロイドや免疫抑制剤が使われていた時代から10年，20年が経過し，いまやIPFに対してこれらの薬剤を用いることはほぼなくなりました。しかしながら，すべての呼吸器内科医が自信をもって「これはIPFだからステロイドや免疫抑制剤は無効だ」とバッサリ切り捨てるのは不可能です。膠原病関連間質性肺疾患の可能性がある，という理由でこれらの薬剤が漫然と続けられている例もあります。膠原病がありそうだと思っても，白黒がはっきりつかない症例も多く，interstitial pneumonia with autoimmune features（IPAF）に間質性陰影が合併していると，呼吸器内科医としてもどう対応すべきか悩ましい。

さて，膠原病が完全に否定できない，しかしIPFとも断言できないような慢性間質性肺疾患に対して，盲目的にステロイドや免疫抑制剤を処方することは悪でしょうか？　「盲目的に」という言葉が入っている時点で，かなり私の主観が入っていますが…。あしからず。

全身性ステロイドの弊害

全身性ステロイドの弊害は，いうまでもありません。呼吸器内科として最も懸念されるのは呼吸器系の日和見感染症ですが，その他にもステロイド糖尿病，ステロイド骨粗鬆症など数え挙げればキリがありません。また，IPFに対するプレドニゾロン投与は，少なくともアザチオプリンとN-アセチルシステインと併用することで死亡率や入院率が上昇します。この**PANTHER試験**[1]]はすべての呼吸器内科医が知っておくべきです　図21-1, 2 。

そのため，プレドニゾロン＋アザチオプリンというこれまで行われていたIPF治療は，一気に"**禁忌肢**"へと陥落しました。実は多くの呼吸器内科医は，ステロイドと免疫抑制剤を使ってもアウトカムが変わらないことに気付いていました（あと出しじゃんけんで

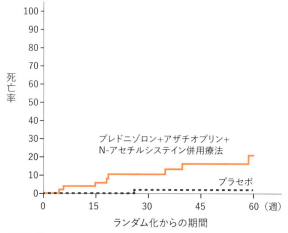

図 21-1 死亡までの期間（PANTHER 試験）

〔Idiopathic Pulmonary Fibrosis Clinical Research Network. Prednisone, azathioprine, and N-acetylcysteine for pulmonary fibrosis. N Engl J Med. 2012 May 24；366（21）：1968-77. より〕

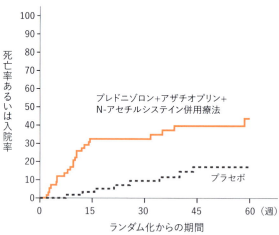

図 21-2 死亡あるいは入院までの期間（PANTHER 試験）

〔Idiopathic Pulmonary Fibrosis Clinical Research Network. Prednisone, azathioprine, and N-acetylcysteine for pulmonary fibrosis. N Engl J Med. 2012 May 24；366（21）：1968-77. より〕

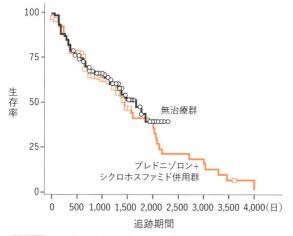

図 21-3 IPFに対するプレドニゾロン＋シクロホスファミド併用効果

〔Collard HR, et al. Combined corticosteroid and cyclophosphamide therapy does not alter survival in idiopathic pulmonary fibrosis. Chest. 2004 Jun；125（6）：2169-74. より〕

すが）．合併症に悩まされる症例が有意に多いことも感じていたはずです．

 医師国家試験的な記述ですが．

　実は2004年に，Collardら[2]はIPFに対する免疫抑制剤（シクロホスファミド）とステロイドの併用に生存的な利益がないことを164人の後ろ向き研究で報告しており，そもそもこれらを併用することに疑問符はついていたのです　図21-3　．それにもかかわらず，多くの患者さんがステロイド＋免疫抑制剤を投与され続けました．なかには膠原病関連間質性肺疾患の患者さんもおり，恩恵を受けた人もいるでしょう．しかし，大多数のIPFの患者さんに有害であることは明白でした．

　問題は，慢性間質性肺疾患に対して「肺病変先行型の膠原病かもしれない」あるいは「間質性肺炎急性増悪に効果があったから」と

いう大義名分のもと，今でも漫然とステロイドや免疫抑制剤を投与されている患者さんが少なからずいることです。慢性間質性肺疾患の患者さんは，ステロイドや免疫抑制剤が無効の特発性と，膠原病らしい特徴があるものとで，白黒がつくものではありません。スペクトラムをもった heterogeneous な集団です。そのため，私のように「ダメだと思います」と意見する人もいれば「投与すべきだ」と断言する人もおり，その主張自体も heterogeneous な状態です。

特発性の cellular NSIP でステロイドが効きそうな患者さんもいれば，UIP パターンに近い fibrotic NSIP でステロイドが効かなそうな患者さんもいますし，その間も必ず存在します。fibrotic NSIP に対しては現在でもステロイド投与が推奨されていますが，どこまで本当に恩恵があるのかはよくわかっていません。ただ，中途半端に短い期間 NSIP に対してステロイド治療を導入すると，そのあとの再発が多いことがわかっています[3]。だから効果があろうとなかろうと，UIP パターン以外の線維化性間質性肺疾患に対してもまだステロイドを投与されている例が多いのかもしれません。

実際にはステロイドと免疫抑制剤の恩恵を受ける人とそうでない人の層別化ができていない（事実上できない）ため，害を与える人に対しても漫然と投与されうる現状があるのです 図21-4 [4]。

ある研究によれば，ステロイドを投与された特発性間質性肺炎の患者さん（半数が UIP パターン）は，ステロイド開始から約 20 か月で生存率が約 60% まで落ちました 図21-5 [5]。膠原病関連間質性肺疾患と明らかな差があり，線維化の進行した間質性肺疾患にステロイドがよい作用をもたらさないことを意味します。この報告で死亡した患者さんは初期ステロイド投与量が多く，免疫抑制剤を併用している頻度が高かったです。

以上から，個人的な意見としては，IPF のように線維化が進んでしまったタイプの間質性肺炎にはおそらくステロイドや免疫抑制剤はほとんど意味をなさないだけでなく，日和見感染症やその他副作用のリスクを上乗せするだけだと考えます。

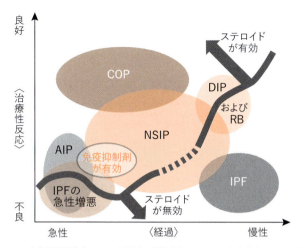

AIP：急性間質性肺炎，DIP：剥離性間質性肺炎，RB：呼吸細気管支炎関連間質性肺炎
※もちろん，人によってステロイドの有効-無効ラインに差がある．

図21-4 実際のステロイドと免疫抑制剤の効果（推定）

〔日本呼吸器学会びまん性肺疾患診断・治療ガイドライン作成委員会（編）．特発性間質性肺炎 診断と治療の手引き．改訂第3版．南江堂，2016：116．より改変〕

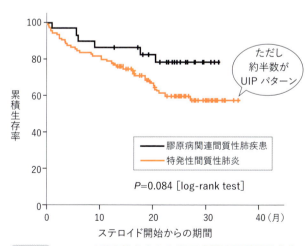

図21-5 ステロイドを投与された膠原病関連間質性肺疾患および特発性間質性肺炎の生存曲線

〔Migita K, et al. Predictors of mortality in patients with interstitial lung disease treated with corticosteroids：results from a cohort study. Medicine (Baltimore). 2014 Nov；93（26）：e175. より〕

UIP に近いものの，fibrotic NSIP か肺病変先行型の間質性肺疾患か判断ができず，なんとなくステロイドと免疫抑制剤を開始してしまうと，呼吸器内科医のアウトカム評価にあるバイアスが入ります。それは，**間質性肺疾患が進行しなかった，あるいは肺機能がさほど悪くならなかったとき，「この治療は効果があった」と下駄を履かせて過剰に評価してしまうこと**です。実際は何も治療効果がなかったのに，ポジティブにとらえてしまう可能性があるのです。ゆえに，もし呼吸器系の日和見感染症で致死的になったとしても，「一定の効果は得られたが，副作用も出た」というプラマイゼロの評価に履き違えてしまい，「害悪のみを与えた」という真実から目を背けるリスクがあります。医師は，自身の背中に十字架を背負いたくないものです。「自分の決断は間違っていなかった」という思い込みで自分の選択を納得させようとしてしまいます。

> 膠原病のないすべての NSIP が，肺病変先行型の膠原病をみていると主張する人もいます。間質性肺炎が自己免疫が暴走している状態だとすれば，もしかすると的を射ているのかもしれません。

　このロジックは，実は非常に危険です。ありもしないアウトカムに幻想を抱き，エビデンスに基づいた医療をしているつもりが，毒を与えているだけの可能性があるわけですから。
　ステロイドや免疫抑制剤のおそろしいところは，Lee ら[3] の報告のように，長期に続けないと再発するリスクがあるため，「一度始めたらやめられない」という点です。もちろん漸減中止は可能ですが，精神的にはウィズドローしにくい。これは，治療撤退イコール負けという構図にしばられているからです。膠原病の専門家は，すでにダラダラとステロイドを続けるプラクティスは前時代的なものと考えています。しかし，その流れにまだ乗ることができていない医師はかなりの数にのぼります。

帝京大学ちば総合医療センターの萩野昇先生は，著書『ロジックで進めるリウマチ・膠原病診療』(医学書院，2018) のなかで，ステロイドはまるで「居合抜きのように」その効力な抗炎症作用を利用し，炎症を「斬った」後は素早く鞘に収めるような使い方がメインになりつつある，と述べています。

　呼吸器系の日和見感染症を起こす。それはただの細菌性肺炎かもしれませんし，ニューモシスチス肺炎かもしれません。β-D グルカンもさほど上昇せず，気管支鏡もできないまま，死を迎える。レトロスペクティブにみても，それが間質性肺炎の急性増悪だったのかすらよくわからない。間質性肺疾患に対して漫然と投与されたステロイドは，患者さんの急性増悪の原因が何なのか狡猾にぼやかしてしまうのです。

　おそらく国内には，不必要なステロイドや免疫抑制剤を漫然と投与された慢性間質性肺疾患の患者さんが数多くいます。亜急性の経過の間質性肺炎（特発性器質化肺炎など）や一部の膠原病関連間質性肺疾患に対してはステロイド・免疫抑制剤が必要でしょうから，これについては異論はありません。しかし，線維化の強い慢性間質性肺炎にこれらの薬剤が本当に必要かどうか。

　医療とは，決して主治医が活躍するための舞台ではありません。舞台にあがった俳優が，どれほど自分の演技に満足しているかなど，患者さんには関係ありません。

総括

- ☑ **慢性間質性肺疾患に対するステロイドと免疫抑制剤が有効かどうかは答えがないが，線維化を元に戻す作用はない。**
- ☑ **ステロイドはダラダラと続けるものではない。**

第4章　間質性肺疾患

文献

1) Idiopathic Pulmonary Fibrosis Clinical Research Network. Prednisone, azathioprine, and N-acetylcysteine for pulmonary fibrosis. N Engl J Med. 2012 May 24；366（21）：1968-77.
2) Collard HR, et al. Combined corticosteroid and cyclophosphamide therapy does not alter survival in idiopathic pulmonary fibrosis. Chest. 2004 Jun；125（6）：2169-74.
3) Lee JY, et al. Treatment response and long term follow-up results of nonspecific interstitial pneumonia. J Korean Med Sci. 2012 Jun；27（6）：661-7.
4) 日本呼吸器学会びまん性肺疾患診断・治療ガイドライン作成委員会（編）．特発性間質性肺炎 診断と治療の手引き．改訂第3版．南江堂，2016：116.
5) Migita K, et al. Predictors of mortality in patients with interstitial lung disease treated with corticosteroids：results from a cohort study. Medicine (Baltimore). 2014 Nov；93（26）：e175.

22 特発性肺線維症の超厳格な診断

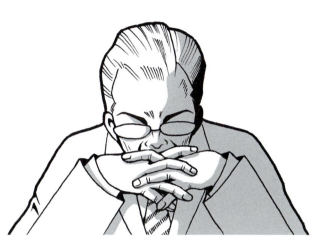

特発性肺線維症はきわめて厳格に診断すべし？

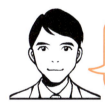

胸部 HRCT 写真で UIP パターンかどうか意見が分かれているので，とりあえず気管支鏡で生検してみます。

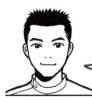

UIP パターンだと思うのですが，カンファレンスで意見が分かれているので抗線維化薬は投与しません。

　特発性肺線維症（idiopathic pulmonary fibrosis；IPF）は，昔と比べると格段に診断が進歩しました。しかしながら，治療に関して

はまだまだ発展途上で，ピルフェニドン（ピレスパ®）やニンテダニブ（オフェブ®）でさえも満足していない呼吸器内科医が多くいます。

　線維化は肺胞上皮細胞の炎症や傷害を修復する過程をみていますが，この反応自体は生体にとって悪くありません。肺胞上皮が傷害されていることが問題であって，線維化そのものは生物が備えた生きる術だからです。線維化があるからこそ，ヒトは生きていけるのです。

　IPF に対する抗線維化薬は当初夢の薬のように扱われていましたが，現時点でまだ発展途上であり，ビートルズの歌になぞらえて「The Long and Winding Road（まだ道のりは遠い）」と述べている医師もいます[1]。

> IPF の肺胞上皮細胞が線維化を起こすプロセスとして，炎症が関与する度合いは昔ほど高くないと考えられています。IPF は，炎症が持続しているのではなく，修復プロセスに問題があります。

　IPF に抗線維化薬を投与するならば，血管床が減少していない早期の状態が勧められます 図 22-1 [2]。そのため，線維化が進みきってしまった IPF では恩恵がないと感じる医師が多いかもしれません。

IPF は観察者間一致率が低い疾患

　IPF は，外科的肺生検がなくとも胸部 HRCT 写真で UIP パターンが明らかなら臨床的診断が可能で，抗線維化薬を導入することができます。しかし，UIP パターンを呈する疾患が多く，また基礎疾患に膠原病があるのではないか，これは UIP パターンではなく fibrotic NSIP パターンではないのか，という議論はいまだに尽きません。

　UIP パターンをみて，100 人中 90 人がこれは IPF だといっても

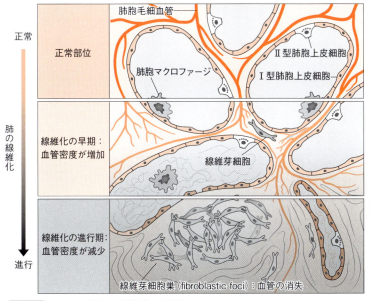

図 22-1 IPF の進行と血管床の減少

〔Hanumegowda C, et al. Angiogenesis in pulmonary fibrosis：too much or not enough? Chest. 2012 Jul；142（1）：200-7. より改変〕

あとから関節リウマチを発症するケースもありますし，全く UIP パターンが進行しない臨床的に IPF とは言いがたいケースもあります。そのため，IPF に関する臨床所見の多くが，まだまだ低い観察者間一致率にとどまっているのが現状です。

 放射線科医の間で UIP パターンの観察者間一致率は低いのですが[3]，実は病理医の間ですら一致率は低いと報告されています[4]。

　臨床試験においては，IPF の適格基準が厳格に定められています。『巨人の星』の星一徹のように厳格です。しかし，実臨床はそのようなクリアカットな症例ばかりではありません。臨床医として気をつけたいのは，臨床試験に適格な症例がイコール実地診療の治

療を受けるべき対象であるという誤認です。

IPF に対する気管支鏡

　IPF だろうと思っている患者さんに対する気管支鏡検査は，「他疾患の除外」が主目的です。クライオバイオプシーが普及すればその位置付けはもう少し「IPF の診断」寄りに変わってくるかもしれませんが，現時点では UIP パターンや NSIP パターンの観察は小さい検体では不可能に近いでしょう。過敏性肺炎に典型的な肉芽腫が検出されればともかく，IPF を強く疑っている例では胞隔炎があることくらいしかわからないこともあるため，外科的肺生検ではなく経気管支肺生検を行う意義は，「他疾患の除外」が主なものになります。

　気管支肺胞洗浄（bronchoalveolar lavage；BAL）は，細胞分画をみることである程度疾患の類推が可能です。特に，IPF を疑っている患者さんではリンパ球増多はないものと想定されるため[5]，リンパ球比率が 40％を超えているような場合は NSIP や慢性過敏性肺炎を疑います。特に後者は，胸部 HRCT 写真で IPF と同じく UIP パターンになることがあるため，鑑別の手がかりとして有用かもしれません。fibrotic NSIP と IPF の鑑別にもリンパ球比率は有用です[6]。

　しかしそれでも，気管支鏡をやったところで「これは IPF です」と自信をもって断言できるわけではないので，積極的診断のためならばクライオバイオプシーか外科的肺生検のほうがよいです。クライオバイオプシーなら，従来の鉗子生検よりはるかに多い検体が採取できます 図 22-2 [7]。領域面積に換算すると，10〜20 mm^2 以上は観察できる検体が採取できます。77 人の間質性肺疾患の患者さんに対するクライオバイオプシーの診断能を調べたランダム化比較試験では，クライオバイオプシー群で 14.7±11 mm^2（径 4.1±1.5 mm）の検体が，通常鉗子で 3.3±4.1 mm^2（径 1.8±1.0 mm）

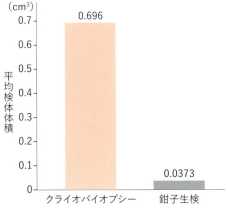

図22-2　クライオバイオプシーの検体量

〔Rubio ER, et al. Cryobiopsy：should this be used in place of endobronchial forceps biopsies? Biomed Res Int. 2013；2013：730574. より〕

の検体が採取できました[8]。

 単純計算で，従来の鉗子の5倍広い範囲が観察できます。

　というわけで，IPF以外の疾患を除外する手がかりを得るために気管支鏡検査を行うことは「アリ」だといえます。ただし，明らかなUIPパターンに対しては，ガイドラインはBALもTBLBも推奨していません[9]。

なぜIPFは特別な存在なのか？

　コモンディジーズである喘息や肺炎をみてみましょう。クリニックレベルでは，肺機能検査を実施されずになんとなく吸入薬を開始された"喘息患者さん"や，肺炎のカゲはないけれど何となく恐いので抗菌薬を処方された"肺炎患者さん"がいます。
　これに対して，ある程度の警鐘が鳴らされていますが，呼吸器内

科からの強い批判は起こりません。しかし，特発性間質性肺炎，IPFとなると，途端に厳しくなるのです。国内の手引き[10]でも，MDD（multidisciplinary discussion：多面的検討）が重視され，これらの疾患をより崇高なものへと押し上げています。

　なぜでしょう？

　呼吸器内科医にとってIPFはおそらくcommon diseaseです。だからこそガイドラインを充実させて誰でも診療できるように啓発することは理解できますが，崇高で手が出ない疾患にしてしまうことは，これから超高齢社会を迎える日本のプライマリケアにおいて弊害になりかねないと危惧しています（これについては後述します）。「この患者さんはIPFかもしれないけど，ここは僻地だし，私は専門家じゃないから，治療はやめておこう」というケースが増えるかもしれません。

"ストーンヘンジ型"の考え

　IPFに対する保険適用上の観点から，IPFかそうでないのかという判断は重要です。しかしこれによってそれぞれの疾患が，「distinct entityかつ相互排他的なものだ」という「ストーンヘンジ型」の理解につながるリスクを孕みます。プライマリケアからみると，わずかなブレも容認しがたいようなイメージをもたれます。

　現状，抗線維化薬はIPFに限られるべきです。しかし，線維化抑制効果を他疾患に期待できる可能性は残っています[11]。たとえ診断基準にのっとったとしても，絶対IPFです！　と白黒がはっきりつかないことは多く，IPFとfibrotic NSIPのはざまにあるような患者さんや，IPFか慢性過敏性肺炎か判断できない患者さんもいます。オーバーラップ例が存在するとは断言しませんが，現状「ストーンヘンジ型」ではなく，ある程度heterogeneousな広がりを容認した「ホールケーキ型」の理解のほうが現実的です 図22-3 。それが正しいかどうかはともかく．特にIPF-fibrotic

NSIP，IPF-慢性過敏性肺炎の間は，そう簡単に割り切れない靄（もや）があります[12, 13]。ストーンヘンジ型の考えに陥ってしまうと，この検査が陰性だからこの疾患ではない，この検査が陽性だからこの疾患である，とかなりクリアカットな考え方になってしまいます．IPF に限らず，感度・特異度を意識しないクリアカット思想というのは自らの視野をせばめてしまいます（⇒ 124 頁）．

 非 IPF に対してピルフェニドンを用いた RELIEF 試験が進行中です．

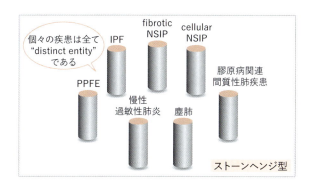

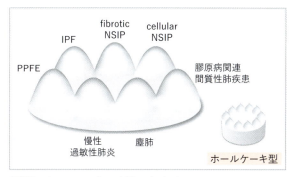

PPFE：pleuroparenchymal fibroelastosis
図 22-3 間質性肺疾患の理解

> 慢性過敏性肺炎と塵肺と膠原病が近くにあり，これらがどう関連しているのかと思われる人もいるかもしれませんが，珪肺と関節リウマチの関連性を後述します（⇒ 244 頁 column）。吸入したものが，細気管支から肺胞壁においてⅢ型およびⅣ型アレルギー反応を起こしているのが過敏性肺炎です。基本的に塵肺は無機粉塵，過敏性肺炎は有機粉塵という違いはあります。

　肺の線維化は，遺伝子変異や自己免疫によって起こるものだけでなく，外的因子やこれらの混合で起こるものまでさまざまです。患者さんごとにその割合は異なります。UIP パターンを有する関節リウマチの患者さんの中では，*MUC5B* 遺伝子変異が起こっている頻度が高く[14]，この遺伝子は IPF と共通しています。反面，NSIP パターンが主体の全身性強皮症では，遺伝子変異と間質性肺疾患の関連性は薄いとされています。膠原病の種類によって "肺側に通じる窓" の大きさや形に違いがあるのかもしれませんが，私は "窓" の存在を確信しています。

　NSIP と IPF は別モノという認識もありますが，現時点で fiboritc NSIP と IPF の遺伝子プロファイルはとても近いところに位置していることがわかっています[15]。

　何が言いたいかというと，間質性肺疾患はそもそもクリアカットに割り切れないということです。IPF の超厳格な診断を推し進めるということは，その診断の過程で，現在わかってきた知見との矛盾に対峙することになるのです。

　以上をふまえると，IPF の診断材料というのは，多くの IPF 患者さんを拾い上げるため，というよりも特徴的な IPF という疾患群を効率的に拾い上げるためのものにすぎないと考えられます。検査だけでなく，呼吸器内科医の頭脳に感度・特異度 100％なんてありえません。広い視野で俯瞰的に間質性肺疾患をとらえるべきと考えます。

総括

☑ 抗線維化薬の適用は IPF に限られているが，IPF をプライマリケアが敬遠する疾患にしてしまうことは，長期的に不遇を被る患者さんが増えるリスクを孕む。

文献

1) Munakata M. "The Long and Winding Road" seeking specific drugs for idiopathic pulmonary fibrosis. Respir Investig. 2016 Jan；54（1）：1.
2) Hanumegowda C, et al. Angiogenesis in pulmonary fibrosis：too much or not enough? Chest. 2012 Jul；142（1）：200-7.
3) Walsh SL, et al. Interobserver agreement for the ATS/ERS/JRS/ALAT criteria for a UIP pattern on CT. Thorax. 2016 Jan；71（1）：45-51.
4) Mäkelä K, et al. Analysis of the histologic features associated with interobserver variation in idiopathic pulmonary fibrosis. Am J Surg Pathol. 2018 May；42（5）：672-8.
5) Welker L, et al. Predictive value of BAL cell differentials in the diagnosis of interstitial lung diseases. Eur Respir J. 2004 Dec；24（6）：1000-6.
6) Ryu YJ, et al. Bronchoalveolar lavage in fibrotic idiopathic interstitial pneumonias. Respir Med. 2007 Mar；101（3）：655-60.
7) Rubio ER, et al. Cryobiopsy：should this be used in place of endobronchial forceps biopsies? Biomed Res Int. 2013；2013：730574.
8) Pajares V, et al. Diagnostic yield of transbronchial cryobiopsy in interstitial lung disease：a randomized trial. Respirology. 2014 Aug；19（6）：900-6.
9) Raghu G, et al. Diagnosis of idiopathic pulmonary fibrosis. An Official ATS/ERS/JRS/ALAT Clinical Practice Guideline. Am J Respir Crit Care Med. 2018 Sep 1；198（5）：e44-e68.
10) 日本呼吸器学会びまん性肺疾患診断・治療ガイドライン作成委員会（編），特発性間質性肺炎 診断と治療の手引き．改訂第3版．南江堂，2016．
11) Behr J, et al. Exploring efficacy and safety of oral Pirfenidone for progressive, non-IPF lung fibrosis（RELIEF）-a randomized, double-blind, placebo-controlled, parallel group, multi-center, phase Ⅱ trial. BMC Pulm Med. 2017 Sep 6；17（1）：122.
12) Akashi T, et al. Histopathologic analysis of sixteen autopsy cases of chronic hypersensitivity pneumonitis and comparison with idiopathic pulmonary fibrosis/usual interstitial pneumonia. Am J Clin Pathol. 2009 Mar；131（3）：405-15.
13) Salvatore M, et al. Is it idiopathic pulmonary fibrosis or not? J Am Board Fam Med. 2018 Jan-Feb；31（1）：151-62.
14) Juge PA, et al. *MUC5B* promoter variant and rheumatoid arthritis with interstitial lung disease. N Engl J Med. 2018 Oct 20. doi: 10.1056/NEJMoa1801562. ［Epub ahead of print］
15) Horimasu Y, et al. Gene expression profiling of idiopathic interstitial pneumonias（IIPs）：identification of potential diagnostic markers and therapeutic targets. BMC Med Genet. 2017 Aug18；18（1）：88.

Caplan 症候群

　1953 年に内科医の Anthony Caplan[1] は，炭鉱夫の塵肺患者さん 1 万 4,000 人（1950〜1952 年調査）のうち特徴的な胸部 X 線写真像を呈する関節リウマチ合併例の 13 人を抽出しました。これが Caplan 症候群のはじまりです。その胸部 X 線写真像とは，軽度の塵肺の陰影を背景にして比較的境界鮮明な類円形の陰影が多発し，数か月で 0.5〜数 cm の大きさに達するというものです 図 1 [2]。

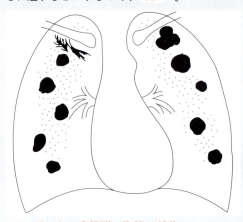

図 1　Caplan 症候群の胸部 X 線像
〔Schreiber J, et al. Rheumatoid pneumoconiosis (Caplan's syndrome). Eur J Intern Med. 2010 Jun；21（3）：168-72. より〕

　Caplan 医師がこの文献で記していることは，1 万 4,000 人の塵肺患者さんのうち 51 人が関節リウマチを罹患しており，非関節リウマチ患者さんと比較して進行性塊状線維症（progressive massive fibrosis；PMF）が多いということ（90% vs 30%），そしてその 51 人のうち 13 人が特異な類円形の陰影（Caplan's lesions）を呈するということです。シンプルな塵肺所見を呈していたのは，関節リウマチ患者さん 51 人のうちたった 4 人だけだったと報告されています。Caplan 症候群の患者さんではカテゴリー 0 ないし 1 の軽症塵肺を呈する例も多く，既存の塵肺重症度と Caplan's lesions に相関性はないことが示唆されます。

Goughらの検討[3]によれば，Caplan's lesionsの病理学的所見はリウマチ結節のそれと一致するそうで，マクロファージによって囲まれる壊死を伴う炎症像と動脈内膜の炎症所見がみられたとのことです。

　Caplan's lesionsの発生機序として考えられているのは，肺に沈着した珪酸が関与した免疫学的なメカニズムです。珪酸がアジュバント（抗原性補強剤）として機能し，肺内に結節をつくるというものです。関節リウマチにおける炎症は，マクロファージ由来のTNF-αやIL-6といったサイトカインがトリガーになっています。マクロファージなどは粉塵などの異物存在下で刺激され，サイトカインを過剰に放出することでリウマチ結節形成を促進します[4]。

　Caplan症候群は，古典的には関節リウマチ＋塵肺による類円形の陰影多発というものですが，疾患概念そのものが拡大解釈されて，非典型的な類円形の陰影を呈する塵肺例でリウマチ結節に合致した病理所見が得られれば，広義のCaplan症候群と考えるべきだと主張する研究者もいます。また，関節リウマチに限らず，強皮症など他の膠原病の存在によっても塵肺で肺病変が悪化することがあり[5-8]，膠原病の垣根を超えて広い意味でCaplan症候群を捉えている研究者もいます。

　炭鉱夫の数万人に1人しか発症しない疾患であり，また日本の塵肺患者さんではCaplan型の免疫学的な経過を示す例はほとんどないとされています（ほとんどが珪肺型）[9]ので，現代の呼吸器内科医がCaplan症候群に遭遇することはないかもしれません。ただ，関節リウマチの患者さんでは，外的因子がアジュバントとして作用し肺などの他臓器の病変を増長する可能性があることを知っておかねばなりません。それらのなかには，関節リウマチ関連間質性肺疾患も含まれているのでしょう。

　ちなみにフランスではCaplan症候群のことをColinet-Caplan症候群と呼びます。これは類似の症例をColinetが報告・考察していることが由来です[9]。

文献

1) Caplan A. Certain unusual radiological appearances in the chest of coal-miners suffering from rheumatoid arthritis. Thorax. 1953 Mar；8（1）：29-37.
2) Schreiber J, et al. Rheumatoid pneumoconiosis（Caplan's syndrome）. Eur J Intern Med. 2010 Jun；21（3）：168-72.
3) Gough J, et al. Pathological studies of modified pneumoconiosis in coal-miners with

rheumatoid arthritis ; Caplan's syndrome. Thorax. 1955 Mar ; 10 (1) : 9-18.
4) Pernis B. Silica and the immune system. Acta Biomed. 2005 ; 76 Suppl 2 : 38-44.
5) Erasmus LD. Scleroderma in goldminers on the Witwatersrand with particular reference to pulmonary manifestations. S Afr J Lab Clin Med. 1957 ; 3 (3) : 209-31.
6) Innocencio RM, et al. Esclerose sistêmica associada à silicose pulmonar : relato de caso. Rev Bras Reumatol. 1998 ; 38 (4) : 249-52.
7) Costallat LT, et al. Pulmonary silicosis and systemic lupus erythematosus in men : a report of two cases. Joint Bone Spine. 2002 ; 69 (1) : 68-71.
8) Sanchez-Roman J, et al. Multiple clinical and biological autoimmune manifestations in 50 workers after occupational exposure to silica. Ann Rheum Dis. 1993 ; 52 (7) : 534-8.
9) Colinet E. Evolutive chronic polyarthritis and pulmonary silicosis. Acta Physiother Rheumatol Belg. 1953 ; 8 (2) : 37-41.

23 間質性陰影のある患者さんに対する絨毯爆撃的自己抗体採血

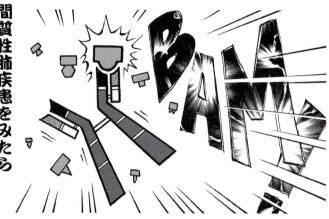

間質性肺疾患をみたら自己抗体をすべて採るべし？

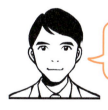

指導医に「間質性肺炎をみたらとりあえずすべての抗体を採れ」と教わりました。

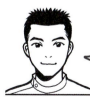

初診時にすべての自己抗体を一気に採取したのですが，レセプトで査定されました。

第4章　間質性肺疾患

絨毯爆撃的採血

　呼吸器内科医が間質性肺炎をみたとき，膠原病の可能性をどこかに疑います。しかし，膠原病の専門家のように関節や皮膚の身体診察に秀でているわけではなく，その補正を客観的検査に頼らざるを得ないのが現状です。呼吸器内科医にとって，「膠原病の検査を絞る」という作業はハードルが高い。これを乗り越えられないがゆえに，ありとあらゆる自己抗体を採りまくるのです。これがちまたでいうところの，**"自己抗体の絨毯爆撃"** です。

たとえ総合内科専門医の資格をもっていても，おおざっぱでも関節所見がとれる人は少ないです（私も自信はない）。これは目をそむけてはならない事実ですが，そのままでよいとは思いません。

　間質性肺炎のジレンマをわかってて絨毯爆撃を行っているパターンと，本当に無差別に絨毯爆撃をしているパターンの2つがあり，私は爆撃するにしても前者のほうが好きです。「爆撃に良いも悪いもあるか」と怒られそうですが，このなかば矛盾した **"選択的絨毯爆撃"** こそが，呼吸器内科医としての最後の矜持なのでしょう。

　膠原病の検査は，そもそも「病歴や身体所見などの臨床的情報と想定する鑑別疾患を組み合わせることで意義を発揮するもの」とどの教科書にも書かれています。スーパー正論です。しかし，そもそも疾患が想定できない医師はどうすればよいのか。全例膠原病科にふるか，自分で自己抗体を採るかどちらかです。そのため，私たち呼吸器内科医にとって，無症状の患者さんの偶発的な自己抗体陽性を発見することは，逆転満塁ホームランを意味しません。バットに当たってボールが飛んだはいいが，それが犠牲フライかホームランかすらバッター本人にとって判断がつかないことだってあるのです。

一から勉強し直すというのが，最もまっとうな道のようにも思えます。

指針はどう答えるか

2018年のIPF国際ガイドライン[1]では,「**ルーチンにCRP,赤沈,抗核抗体,リウマトイド因子,筋炎パネル(筋炎の自己抗体をセットで測定するパネル),抗CCP抗体を測定することは認められるだろう。ほかの特異的検査については,症状や徴候に応じてケースバイケースで対応する**」と記載されています 表23-1 。2011年のガイドライン[2]では,筋炎の自己抗体について,強皮症やSjögren症候群と同じくルーチンでの測定を推奨するものではなかったのですが,ここにきてちょっと優先順位が上がったような印象です。それぞれの疾患が疑わしい場合,測定すべき項目を以下のように記しています。筋炎におけるこの爆撃はさすがにやりすぎ感があります。決してガイドラインを批判するわけではありませんが,羅列しただけっぽいですね。また,国内の手引き[3]では「**抗核抗体陽性の場合,特異抗体(抗ds-DNA抗体,抗Sm抗体,抗RNP抗体,抗SS-A抗体,抗SS-B抗体,抗セントロメア抗体,抗Scl-70抗体,抗Jo-1抗体などの抗ARS抗体)を検索する**」と

表23-1 2018年IPF国際ガイドラインにおいて測定が推奨されている項目

筋炎	クレアチンキナーゼ(CK),ミオグロビン,アルドラーゼ,抗ARS抗体(抗Jo-1抗体,その他*),抗MDA5抗体,抗Mi-2抗体,抗NXP2抗体,抗TIF1-γ抗体,抗SRP抗体,抗HMGCR抗体,抗SAE抗体,抗U1RNP抗体,抗PM/Scl75抗体,抗PM/Scl100抗体,抗Ku抗体
全身性強皮症	抗Scl-70抗体,抗セントロメア抗体,抗RNAポリメラーゼⅢ抗体,抗U1RNP抗体,抗Th/To抗体,抗PM-Scl抗体,抗U3RNP抗体,抗Ku抗体
Sjögren症候群	抗SS-A抗体,抗SS-B抗体
血管炎	ANCA

＊日本の場合,抗体ARS抗体として抗Jo-1抗体以外に抗PL-7抗体,抗PL-12抗体,抗EJ抗体,抗KS抗体が測定される。

明記されています。抗 CCP 抗体や ANCA（antineutrophil cytoplasmic antibody）については「必要に応じて」という位置付けです。

前置きが長くなりましたが，どうやら国内外のガイドラインをみると，どちらかといえば「積極的に採る」という方向性です。

また，指定難病の申請に際して，リウマトイド因子，抗核抗体，MPO-ANCA は測定しておいたほうがよいかもしれません。これは医学的なエビデンス云々というよりも，患者さんの社会背景的問題であるため，本項の趣旨からはやや逸脱します。

選択的絨毯爆撃

間質性肺炎をみたとき，それが特発性かどうかというのは絶対にわかりません。同定できる原因がないから，よくわからないから，「特発性」なのです。このためには，膠原病だけでなく IPAF（interstitial pneumonia with autoimmune features）の存在も除外しなければいけません。別に除外しなきゃならんという縛りなんてありませんが，呼吸器内科全体がそういう風潮になっています。しかし，自己抗体が陽性になった人がいたとして，その人の間質性肺炎の原因が自己抗体と関連しているかどうかなんてわかりっこないです。犯人っぽいのがいればそれを犯人にしているのが現状かもしれません。

個人的には現在，**リウマトイド因子，抗 CCP 抗体，抗核抗体，抗 SS-A 抗体，抗 Scl-70 抗体，抗 ARS 抗体**の 6 種類を測定しています。これは，複数の膠原病のエキスパートが実践されていた内用をオマージュしたものです。抗 SS-A 抗体と抗 SS-B 抗体はその昔両方提出していたのですが，まずは抗 SS-A 抗体だけでいいよと 2〜3 人の膠原病科のドクターに言われてからは，それを実践しています。この理由は後述します。

呼吸器内科で最もよく採取される自己抗体は，おそらく**抗核抗体**です。これは，全身性エリテマトーデス（systemic lupus erythematosus；SLE）以外にも，全身性強皮症（systemic sclerosis；SSc）で高い陽性率をもつ検査で，スクリーニングに最適とされています．しかし，国際抗核抗体標準化委員会の報告[4]によると，健常人でも 40 倍希釈で 31.7％，80 倍希釈で 13.3％，160 倍希釈で 5％，320 倍希釈で 3.3％に偽陽性がみられます．また，高齢者でも偽陽性率は 20〜40％と高い．ESTAIR 試験の解析[5]によれば，IPF の患者さん 325 人を集めたところ，そのうち 48 人（14.8％）で抗核抗体が 160 倍以上だったとのことです．これは，IPF という homogeneous な集団を想定しているなかにも，"膠原病の匂い"がする一群が混じっている可能性があり，heterogeneous な集団を見ていると認識すべきと考えます．個々の間質性肺疾患を"ストーンヘンジ型"（⇒ 241 頁）と考えるメリットに乏しいことを示しています．そのため現時点で，膠原病の患者さんとそうでない健常人を鑑別できる抗核抗体のカットオフ値は存在しません．間質性肺疾患に対して抗核抗体を測定する目的は，SLE と SSc のスクリーニングのためです（感度 97％以上）．**Sjögren 症候群（Sjögren syndrome；SjS）や多発性筋炎/皮膚筋炎（polymyositis；PM/dermatomyositis；DM）では抗核抗体に十分な感度がありません．**cytoplasmic（細胞質）パターンの自己抗体の場合，施設によっては抗核抗体の結果に抗 SS-A 抗体と抗 ARS 抗体が反映されない可能性があります．また，抗 Scl-70 抗体も抗核抗体でひっかけられないことがあります．そのため，間質性肺炎の初診時のセットにこれらを入れてもよいと思われます．

> 暫定的初診時セット：抗核抗体，抗 SS-A 抗体，抗 Scl-70 抗体，抗 ARS 抗体

　私はこれまで，抗核抗体はそのパターンに応じて追加で抗体をオーダーする 表 23-2 のが正しいと教わってきましたので，抗 Sm

表 23-2 間質性肺炎で自己抗体が陽性になったときに追加する自己抗体

		追加オーダー	想定する疾患
抗核抗体陽性	Homogenous 型	抗 DNA 抗体	SLE
	Peripheral 型	抗 DNA 抗体	SLE
	Speckled 型	抗 Sm 抗体 抗 RNP 抗体 ※抗 SS-A 抗体（すでに採っている） ※抗 Scl-70 抗体（すでに採っている）	SLE MCTD, SLE SjS, SLE SSc
	Centromere 型	抗セントロメア抗体	SSc（CREST 症候群）：肺高血圧症に注意
	Nucleolar 型	抗 RNA ポリメラーゼⅢ抗体	SSc
	Cytoplasmic 型	※抗 ARS 抗体（すでに採っている） ※抗 SS-A 抗体（すでに採っている）	PM/DM SjS
抗 SS-A 抗体陽性		抗 SS-B 抗体	SjS
抗 Scl-70 抗体陽性		-	SSc
抗 ARS 抗体陽性		抗 Jo-1 抗体	PM/DM

MCTD：混合性結合組織病

抗体，抗 RNP 抗体，抗セントロメア抗体などを間質性肺炎の初診時には測定しないようにしています．抗核抗体が陰性で，抗 DNA 抗体や抗 RNP 抗体が陽性に出ることは，基本的にないからです．

　抗核抗体が陽性で膠原病らしい症状があれば，その時点で膠原病科に"かんで"もらうように努めています．呼吸器内科医がその塩梅を調整するのはちょっとデリケートだし，難しい．なにより，患者さんへのメリットを一番に考えるべきだと思います．さすがに抗 RNA ポリメラーゼⅢ抗体が陽性になるような全身症状が強く出る膠原病の場合，呼吸器内科医が単独で診ないほうがよい．肺線維症の頻度も低い自己抗体ですし．

抗ARS抗体が陽性ならば抗Jo-1抗体を提出し，抗SS-A抗体が陽性ならば抗SS-B抗体を提出します．抗SS-A抗体と抗SS-B抗体を全く同列に扱わないよう注意したいです．抗SS-A抗体の感度は高いのですが，残念ながら特異度が低いため，関節リウマチやSScでも陽性になります．反面，抗SS-B抗体は感度が低いものの特異度が高く，基本的には抗SS-A抗体と併存します．抗SS-A抗体陰性で抗SS-B抗体が陽性になる症例はほとんどありません．つまり，間質性肺炎をみたときにスクリーニング的に測定するのなら，抗SS-A抗体だけで構わないかもしれません．

　抗MDA-5抗体については結構悩みますが，全く肺病変がないようなケースでは絨毯爆撃のラインナップに入れる必要はないと思っています．皮膚筋炎らしい患者さんでは，間質性肺炎像があれば積極的に採るようにしています．抗MDA-5抗体は，呼吸器内科医にとって急速進行性間質性肺炎の"赤札"のような存在で，陽性に出るとちょっとビビってしまうのは否めません．

　個人的にはリウマトイド因子と抗CCP抗体は，関節症状（朝のこわばり）があれば採るようにしているのですが，初診の間質性肺疾患で絶対測定すべきかどうかは答えがありません．喫煙者が外来にやってきたとき，全例スパイロメトリーを実施するかどうか，と同じくらい意見の分かれる命題です．膠原病のスクリーニング検査のセット項目には一応入れていますが，早期関節リウマチにおける感度は，リウマトイド因子と抗CCP抗体でそれぞれ約60％・約70％であり，スクリーニング効果は期待しにくいです．ただし，両方陽性なら特異度が高く診断が可能です．ちなみに，抗CCP抗体が偽陽性になる疾患として，結核が有名です．そのほか，SLE，SSc，SjSでも陽性になることがあります．

　大事なのはこれらが陽性になったとき（というかならなくても），関節や皮膚症状を診察することです．わからなくても何でもいいから，とりあえず手や関節をみよう．

IPAG（International Primary Care Airways Group）のCOPD diagnostic questionnaire（CDQ）が17点以上の症例にスパイロメトリーを実施すべきという意見もありますが，CDQを毎回初診時にできるほど時間がある病院なんてほとんどないので，喫煙歴と症状からスパイロメトリーの実施を決断するしかないのが現状。呼吸器内科では，実施すべきかどうか迷う場面なんてほとんどないです。

暫定的初診時セット：リウマトイド因子，抗CCP抗体，抗核抗体，抗SS-A抗体，抗Scl-70抗体，抗ARS抗体

ANCAの扱いはちょっと難しいと思います。びまん性肺胞出血や，腎疾患を合併している場合は積極的に採ってもよいと思いますが，肺底部に軽度の網状影があるくらいでは採取するかどうか。抗核抗体やリウマチ因子とは異なり偽陽性が少ない検査なので[6]，陽性になったのであれば積極的に全身の血管炎を探しにいく必要があります。そうなると，間質性肺疾患を診療するどこかの時点で採っておいたほうがよいレベルの検査であって，必ずしも初診時には必要ないようにも感じます。実際に経過中にANCAが陽転化するUIPパターンをときどき経験します。

"無差別的絨毯爆撃"はなかば呼吸器内科では当たり前になっているし，その有用性が疑われるきらいもない。それどころかIPAFなんていう概念が出てきたもんだから，無差別爆撃派が台頭するようになってしまった。IPAFの分類基準[7]として提唱されている自己抗体は，抗核抗体，リウマトイド因子，抗CCP抗体，抗dsDNA抗体，抗SS-A抗体，抗SS-B抗体，抗RNP抗体，抗Sm抗体，抗Scl-70抗体，抗ARS抗体，抗PM-Scl抗体，抗MDA-5抗体です。そのため，抗核抗体の結果が判明する前に初診時から抗RNP抗体や抗Sm抗体を採ることが当たり前になっている施設もあります。

ANCAはちょっと意見が分かれるかもしれませんが，以下のような絨毯爆撃はやや"選択的"といえなくもないでしょうか。

初診時セット：リウマトイド因子，抗 CCP 抗体，抗核抗体，
　　　　　　抗 SS-A 抗体，抗 Scl-70 抗体，抗 ARS 抗体，
　　　　　　（MPO-ANCA），（PR3-ANCA）

"選択的"であるほうがスマートかどうかはわかりません。エビデンスも何もありません。選択派といいながら，結構広めに爆撃している気がしないでもないのですが，そこはあえて何も言わないでください。

　肺病変先行型の膠原病関連間質性肺疾患をみつけるというのはあと出しじゃんけんの要素が強いですね。たまたま自己抗体が陽性で，あとからみていると「ああそうだった」というケースが多いです。それよりも大事なのが，皮膚や関節の症状を見逃さないことです。抗体測定に気を取られて，身体所見をスルーしていることが多いです。だから，明らかな関節リウマチ関連間質性肺疾患を見逃す呼吸器内科医が多いと言われています。

　呼吸器内科医は，膠原病症状がない間質性肺炎をみたとき，肺病変先行型の膠原病関連間質性肺疾患を想起します。もし抗核抗体が陽性なら，ただの偽陽性か本当に膠原病に進展するかのどちらかです。ただし，膠原病症状がない患者さんの抗核抗体陽性は，決して膠原病を将来発症する予測因子ではないことを知っておかねばなりません。

 個人的には 160 倍以上の陽性例については，臨床症状がなくとも年に 1〜2 回程度の自己抗体を確認するようにしています。

　ただし，膠原病の疾患マーカーと呼ばれる自己抗体については，発症前から陽性になることがあります[8, 9]。これに関しては，絨毯爆撃を否定するエビデンスは存在しません。むしろ，そのエビデンスがないことが絨毯爆撃的採血の原動力になっているようです。
　もちろん，絨毯爆撃を行うだけでなく，問診や身体所見のほうに

重きをおくことを忘れてはいけません。身体診察なしに自己抗体の結果を待つようなスタイルは避けたいところです。サットンの法則（⇒ 219 頁）を忘れてはならない。

肺の所見から膠原病に迫れるか

　少し観点を変えてみましょう。肺の放射線学的パターンから膠原病に迫ることは可能でしょうか。

　結論から書くと，これはかなり難しい。というのも，特発性の UIP パターンなのか関節リウマチの UIP パターンなのかの判断は画像から判別が不可能だからです。膠原病関連間質性肺疾患では，NSIP パターンの頻度が高い 表 23-3 [10]。しかし，「NSIP パターン

表 23-3　膠原病と間質性肺疾患

	DAD	UIP	NSIP	OP	DLH・LIP
SSc	＋	＋＋	＋＋＋（77.5％）（うち 76% が fibrotic NSIP）	＋	－
RA	＋＋	＋＋＋	＋＋＋	＋＋	＋
PM/DM	＋ チェック：抗 MDA5 抗体	＋	＋＋＋（81％）チェック：抗 ARS 抗体	＋＋	－
SjS	－	＋	＋＋（主に fibrotic NSIP）	＋	＋＋
SLE	＋＋	＋	＋＋	＋＋	＋
MCTD	＋	＋＋	＋＋	＋	－

DAD：びまん性肺胞障害，UIP：通常型間質性肺炎，NSIP：非特異性間質性肺炎，OP：器質化肺炎，DLH：diffuse lymphoid hyperplasia，LIP：リンパ球性間質性肺炎，SSc：全身性強皮症，RA：関節リウマチ，PM：多発性筋炎，DM：皮膚筋炎，SjS：Sjögren 症候群，SLE：全身性エリテマトーデス，MCTD：混合性結合組織病
※頻度は＋＋＋＞＋＋＞＋＞－の順
〔林　清二（監修），倉原　優．ポケット呼吸器診療 2018．シーニュ，2018．より〕

だけどこれはSScの肺病変先行型だな」などという予言ができる人はいません。SScではfibrotic NSIPパターンが多いですが，関節リウマチでも同様のパターンになることだってあります。もっとも，粒状影が背景の肺野にチラホラ見えるとき，あるいは多発する囊胞を合併しているとき，SjSらしいといえるかもしれませんが，それでも不正確です。

> 専門家によっては判別可能かもしれませんが。そこはあえて反論いたしません。ただ，観察者間一致率が低いのは間違いないので，いささか権威主義的な面もあるかもしれません。

　次に，肺の病理学的な特徴から膠原病らしいかそうでないか鑑別することはできるでしょうか。膠原病関連間質性肺疾患の病理像の多くはUIPパターンか，NSIPパターンです。膠原病に関連しているかどうか判別するうえで役立つ病理像がいくつかあります。
　UIPパターンの間質性肺炎で，気管支鏡検体や外科的肺生検で細気管支周囲にリンパ濾胞が形成されている場合には，肺病変先行型の膠原病関連間質性肺疾患を考えてもよいかもしれません。リンパ濾胞の主体はB細胞です。関節リウマチとANCA関連血管炎ではUIPパターンが最も多いとされていますが，実際に遭遇する頻度は圧倒的に前者が高いです。広義間質にリンパ濾胞がみられるUIPパターンであれば，関節リウマチらしいといえるでしょう。

> ちなみに，多発血管炎性肉芽腫症は慢性線維化性間質性肺炎の像をとることはありませんので，血管炎で意識しておくのは，「慢性間質性肺炎」のくくりではMPO-ANCAだけでよいと思います。

　例えばSScでは，肺動脈壁の肥厚や内腔狭窄などの血管病変を伴うことがあり，他の膠原病と比べると肺高血圧症の合併が多いことをイメージしやすい病理像が得られます。また，小葉中心性の線維化がみられるのも特徴的です。この線維化は，小葉内細静脈に沿って分布する，炎症細胞浸潤が少ない線維化です。文学的ですが，

「乾いた」と表現されることもあります。それゆえか，胸部 HRCT でも SSc は fibrotic NSIP パターンが多いです。

　こうした議論もいつかは集約され，もしかすると将来すべての特発性間質性肺炎が自己免疫の暴走で説明され，いわゆる膠原病の一亜型をみていたという結論になる可能性もあります。非常に流動的かつデリケートな分野なので，呼吸器内科医としては常に情報をアップデートしておきたいところです。

おわりに

　意見に個人差はあるでしょうが，私が個人的にやりたくないなと思っているのは，間質性肺炎をみた時点で「膠原病ないですか？」と膠原病科にバトンをわたすことです。膠原病の専門家は「それでも構いませんよ」とおっしゃってくださいますが，1つでも膠原病の手がかりがある場合に紹介するのが礼儀ではないかと思います。

　最新の IPF ガイドライン[1]でも「新規の間質性肺炎をみたとしても，膠原病の専門家に全員紹介するような真似はするな」と書かれています。この言及は，素晴らしい。

　呼吸器内科の MDD 診断に，病理医や放射線科医だけでなく膠原病科医もかかわってくれる環境がベストだとは思います。しかし，そんなことが間質性肺疾患の全症例に適用できる理想郷なんてほとんどありません。そのため，何がガイドラインや研究会で理想とされていることなのかを横目でみつつ，現実と向き合って落としどころをさぐるかが市中病院の呼吸器内科医の腕の見せ所なのでしょう。

　本項を書くにあたり，帝京大学ちば総合医療センター　萩野昇先生のご意見をかなり参考にさせていただきました。心より感謝申し上げます。

総括

☑ 絨毯爆撃的に自己抗体を採るプラクティスを否定するエビデンスはないが，呼吸器内科医は，盲目的に乱打しない矜持をもちたい。

文献

1) Raghu G, et al. Diagnosis of idiopathic pulmonary fibrosis. An Official ATS/ERS/JRS/ALAT Clinical Practice Guideline. Am J Respir Crit Care Med. 2018 Sep 1；198（5）：e44-e68.
2) Raghu G, et al. An official ATS/ERS/JRS/ALAT statement：idiopathic pulmonary fibrosis：evidence-based guidelines for diagnosis and management. Am J Respir Crit Care Med. 2011 Mar 15；183（6）：788-824.
3) 日本呼吸器学会びまん性肺疾患診断・治療ガイドライン作成委員会（編）．特発性間質性肺炎 診断と治療の手引き．改訂第3版．南江堂，2016．
4) Tan EM, et al. Range of antinuclear antibodies in "healthy" individuals. Arthritis Rheum. 1997 Sep；40（9）：1601-11.
5) Wung P, et al. Prevalence and clinical significance of antinuclear antibody（ANA）in IPF：analysis from ESTAIR study. ERS2018, OA540.
6) Maillefert JF, et al. Prevalence of ANCA in a hospitalized elderly French population. Clin Exp Rheumatol. 1997 Nov-Dec；15（6）：603-7.
7) Fischer A, et al. An official European Respiratory Society/American Thoracic Society research statement：interstitial pneumonia with autoimmune features. Eur Respir J. 2015 Oct；46（4）：976-87.
8) Arbuckle MR, et al. Development of autoantibodies before the clinical onset of systemic lupus erythematosus. N Engl J Med. 2003 Oct 16；349（16）：1526-33.
9) Koenig M, et al. Autoantibodies and microvascular damage are independent predictive factors for the progression of Raynaud's phenomenon to systemic sclerosis：a twenty-year prospective study of 586 patients, with validation of proposed criteria for early systemic sclerosis. Arthritis Rheum. 2008 Dec；58（12）：3902-12.
10) 林　清二（監修），倉原　優．ポケット呼吸器診療2018．シーニュ，2018．

24 高齢者の間質性肺疾患を積極的に診断する

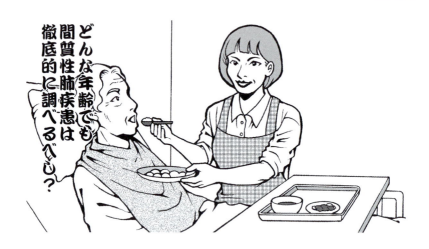

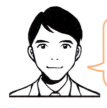
90歳で無症状ですが，軽度の間質性肺疾患が疑われたので検査することにしました。

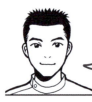
5年前から変化なさそうですが，高齢者の間質性肺疾患の診断について相談されました。

　加齢とともに間質性陰影の頻度は高くなります．テロメア長が関係しているのかどうかよくわかっていませんが，とにかく高齢者ほ

ど"**よくわからない**","**軽度**"の間質性陰影が多いです。よくわからないって，そりゃあんたの怠慢でしょうよと言われると返す言葉はありません…。

高齢者の間質性肺疾患の正体はなにか？

では，高齢者にみられる軽度の間質性肺疾患は一体何なのでしょうか。その謎を解く手がかりをペンシルヴァニア大学のPattersonら[1]が報告しています。これは，前向きに「間質性肺疾患」と診断された70歳以上の高齢者を集めたコホート研究です。MDDによって厳格に診断されており，70歳以上と70歳未満の間質性肺疾患がどう違うのか比較しています。327人の登録者のうち，24％にあたる80人が70歳以上の高齢者でした。高齢者間質性肺疾患は，45％が分類不能型間質性肺炎で，34％が特発性肺線維症，11％が膠原病関連間質性肺疾患でした。相対的な推移 図24-1 をみてみ

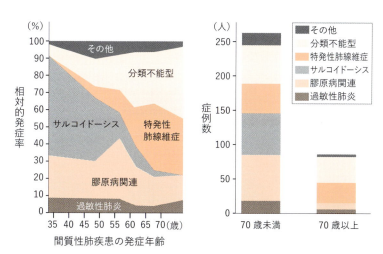

図24-1 高齢者間質性肺疾患の疾患別内訳

〔Patterson KC, et al. Interstitial lung disease in the elderly. Chest. 2017 Apr；151（4）：838-44. より〕

ると，高齢になるほど分類不能型と特発性肺線維症が増えているのがわかります。

3年死亡率や肺機能の減少は，70歳未満と70歳以上で同等でした。すなわち，間質性肺疾患の自然史のどのポイントをみているのかはわかりませんが，新規に診断された症例では，年齢を問わずおおむね予後は一定ということです。あるいは，高齢になるにつれて，生き残るべくして生き残っている間質性肺疾患の集団が増えてくるという見かたもできます。

私は，これが80歳以上の高齢者のデータならば興味深いなと思います。もし，70歳前後で発症してそのあと長期に変化しないサブグループが80歳以上の間質性肺疾患の大部分を占めるなら，高齢者における間質性肺疾患の積極的診断に一石を投じる可能性があるからです。

高齢者間質性肺疾患を生検すべきか

個人的には，80歳を超える患者さんに気管支鏡や外科的肺生検をお願いすることはほとんどありません。もちろん，明らかに診断メリットがある疾患であれば侵襲的検査を行うことがあります。ただ，年齢に関係なく「珍しい病気なので調べましょう」というスタンスだと，アカデミックな呼吸器内科医としては称賛されても，別のところでは心ない医師と揶揄されるかもしれません。

高齢者（中央値77歳）の間質性肺疾患に対して外科的に肺生検された55人の研究[2]によれば，90日死亡率は15.4％と高く，侵襲的検査を積極的に勧めるには厳しい水準であることがわかります。特に生検で特発性肺線維症と診断されたケースでは，90日死亡率は20％を超えました。

高齢者にもスーパー元気な人もいればフレイルに近い人もいるため，個々に応じた対応が必要であるのはいうまでもありません[3]。個人的には，高齢者であればまずは胸部HRCT写真で変化ないか

どうか経過を追う選択肢をとりたいです[4]。特に軽度の網状影をもっているくらいであれば，侵襲的検査に踏み切るメリットはないです。

ただし，クライオバイオプシーについては高齢者でも比較的安全に実施できる可能性があり，"safe alternative"の位置付けとして考えてよいかもしれません。日本でも男性の平均寿命は年々延びており，元気そうな患者さんであればこれで診断をつけにいってもよいでしょう。もし国内のデータ集積で，出血や気胸合併率が想定より高いならば，やはり高齢者では積極的な実施は控えるべきという論調が出てくるかもしれません。

 プール解析[5]では，中等度以上の出血が39%（95%信頼区間3～76%），気胸が12%（95%信頼区間3～21%）でした。

高齢者間質性肺疾患が反映するもの

哲学的な話で，何の根拠もありませんが，高齢者の軽度の間質性肺疾患というのは，その人の複雑な人生を肺が表現しているのかもしれません。いろいろな吸入物質による生体反応や炎症を反映しているのではないか。私も歳をとったからかもしれませんが，最近はそういう気がしています。疾患とは，いろいろな原因があり，個体にいろいろな免疫修飾性をもって表現されるものです。そのため，年齢を重ねるほど，間質性肺疾患はおそらく複雑になっていきます。また，人によって同じ原因でも表現型が異なる可能性があります。膠原病のない間質性肺疾患の病理組織がNSIPだからといって，その原因がすべて同じとは断定できないはずです。

47人の高齢者の胸部HRCT写真を検討した研究[6]において，都市部に住んでいた経験がある高齢者は，若年者と比較して肺内の網状影などの非特異的陰影を有する頻度が高かったと報告されています。1つひとつの陰影が異なるエピソードを反映しているのかどう

かは定かではありませんが,「複雑な人生を反映している」という表現もあながち間違いではないと感じています.また,75歳以上の高齢者と55歳未満の若年者を比較すると,高齢者40人のうち24人(60％)に下葉優位の胸膜直下の網状影がみられましたが,若年者16人のうちそれが観察できた人はいなかったという報告[7]もあります 表24-1 。ただし,こうした文献のほとんどは喫煙歴のある症例を含んでいるため,交絡因子を差し引いて検討することはなかなか難しいでしょう.

高齢者の肺の特徴を一言で書くと,気管支肺胞道拡張(ductectasia)という状態です。肺実質では,この肺胞道が占める割合が増えていくので,相対的に肺胞隔が短縮化して肺胞はひしゃげます.呼吸器疾患におけるductectasiaは,COPDを発症しやすい40〜50歳頃から起こり始めます[8]。そのため,肺胞道に残る気量は加齢とともに増えていきますが,肺胞内の含気は高齢者ではかなり減っています.ductectasiaは画像で判断できるほど透過性を亢

表24-1 高齢者と若年者の胸部CT所見の比較

	高齢者(40人)	若年者(16人)	P値
平均年齢±標準偏差	80.6±4.2歳	39.4±7.5歳	＜0.001
既喫煙/非喫煙比	17/23	3/13	有意差なし
平均都市部居住年数±標準偏差	57.9±25.9年	21.3±13.4年	＜0.001
胸部CT所見			
網状影	24人(60％)	0人(0％)	＜0.001
囊胞	10人(25％)	0人(0％)	0.02
気管支拡張	24人(60％)	1人(6％)	＜0.001
気管支壁肥厚	22人(55％)	1人(6％)	＜0.001
すりガラス影	0人(0％)	1人(6％)	有意差なし
小葉間隔壁肥厚	7人(18％)	0人(0％)	有意差なし
小葉中心性気腫	2人(5％)	0人(0％)	有意差なし

〔Copley SJ, et al. Lung morphology in the elderly：comparative CT study of subjects over 75 years old versus those under 55 years old. Radiology. 2009 May；251(2)：566-73. より〕

進させませんが，間接的に換気不良に陥った肺胞が末梢にちらほら出始めます。これが，胸膜直下の網状影・線状影の原因ではないかと考える人もいます。

 そのため高齢者の剖検肺を触ると，ふんわりしています。その昔，綿菓子肺（cotton candy lung）と呼ばれました[9]。

ラットの研究[10, 11]では，この軽度の網状影にコラーゲンの沈着や線維化があることが報告されていますが，ヒトにおけるこの網状影の正体はまだわかっていません。加齢による変化の複合と考えるのが妥当な気がします。

総括

☑ 高齢者では，間質性肺疾患の診断をつけにいくかどうか意見が分かれるが，線維化が進んだ例も多いため，しばらく経過をみることも選択肢の1つである。

文献
1) Patterson KC, et al. Interstitial lung disease in the elderly. Chest. 2017 Apr；151（4）：838-44.
2) Vaszar LT, et al. Diagnostic utility of surgical lung biopsies in elderly patients with indeterminate interstitial lung disease. Respirology. 2018 May；23（5）：507-11.
3) Meyer KC. Management of interstitial lung disease in elderly patients. Curr Opin Pulm Med. 2012 Sep；18（5）：483-92.
4) Meyer KC. Interstitial lung disease in the elderly：pathogenesis, diagnosis and management. Sarcoidosis Vasc Diffuse Lung Dis. 2011 Jul；28（1）：3-17.
5) Johannson KA, et al. Diagnostic yield and complications of transbronchial lung cryobiopsy for interstitial lung disease. a systematic review and metaanalysis. Ann Am Thorac Soc. 2016 Oct；13（10）：1828-38.
6) Winter DH, et al. Aging of the lungs in asymptomatic lifelong nonsmokers：findings on HRCT. Lung. 2015 Apr；193（2）：283-90.
7) Copley SJ, et al. Lung morphology in the elderly：comparative CT study of subjects over 75 years old versus those under 55 years old. Radiology. 2009 May；251（2）：566-73.

8) Ryan SF, et al. Ductectasia ; an asymptomaic pulmonary change related to age. Med Thorac. 1965 ; 22：181-7.
9) 原澤道美．老人の胸部X線診断のスケッチ-Ⅰ．老人の胸部X線像のスケッチ．Geriat Med. 1987 ; 25：1279-85.
10) Mays PK, et al. Age-related changes in the proportion of types Ⅰ and Ⅲ collagen. Mech Ageing Dev. 1988 Nov 30 ; 45（3）：203-12.
11) Calabresi C, et al. Natural aging, expression of fibrosis-related genes and collagen deposition in rat lung. Exp Gerontol. 2007 Oct ; 42（10）：1003-11.

25 慢性好酸球性肺炎に対する長期ステロイド治療

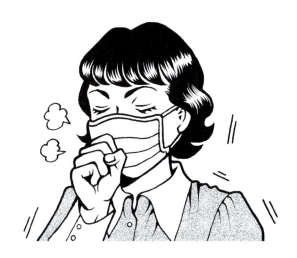

慢性好酸球性肺炎は再発が多いので全身性ステロイドを長期投与すべし？

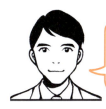

慢性好酸球性肺炎の全身性ステロイドはどのくらいの期間投与すればよいでしょうか？

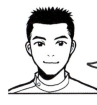

全身性ステロイドを漸減すると好酸球が高くなるので，もう3年くらい全身性ステロイドを続けています。

　好酸球性肺炎は，ご存知のとおり急性と慢性に分かれますが，臨床で出合うものは圧倒的に慢性が多いです．慢性と名がついていて

も，2〜3週間くらいの亜急性で発症することが多いです。急性好酸球性肺炎は基本的に呼吸不全を呈する両肺真っ白けの好酸球性肺炎で，慢性好酸球性肺炎（chronic eosinophilic pneumonia；CEP）とは全く病態が異なるためこの項では割愛します。

CEP の治療目的

　CEP を治療する目的は何でしょうか．不気味な陰影を消し去ったり，末梢血好酸球数を減らしたりすることも大事ですが，**症状を緩和することが一番の目的**です．そしてもう1つ重要なのが，**再発を予防すること**です．再発したときに治療再開すればいいじゃん，というスタンスでも構わないのですが，CEP は遷延性肺機能低下と関連することがわかっており[1]，繰り返すたびに肺が弱っていってしまっては困るという側面もあります．

　CEP は 2〜3 人に 1 人が再発するというおそるべき再発率の高さをもっています．それでいて，ステロイドを使って陰影を消し去ったからといって，再発しないという保証はどこにもありません．いつどういった患者さんに再発するのか，いまだにリスクの層別化ができていないのです．ちなみに再発が多い呼吸器疾患のトップ3は，肺がん，CEP，特発性器質化肺炎だと思います．特に後者2つはステロイドを使うことで軽快するにもかかわらず，しばらくたってから再発するという一風変わった臨床像をもっています．

　厳密にカウントしたわけではありません，何となく．

　さて，CEP そのものが死につながることはありません．むしろ，全身性ステロイドによる弊害で死に至る可能性のほうが高いです．そのため，そんなに怖い病気じゃないんだから，再発なんて恐れちゃダメだよという意見をもっている医師もいます．

CEPと診断がつくと，全身性ステロイドを開始しますが，無症状の場合ステロイドを使わないという手もあります。軽微なCEPでは，再発を繰り返しながらも無治療で経過をみることが可能です。それが長期的に良いのか悪いのかは，疫学的エビデンスがないので何ともいえませんが，上述したように肺機能の低下をまねくと困るため，基本的には「**CEPのカゲがあればとりあえず消す**」と考えたほうが無難です。

　ただ，無症状なのにステロイド漬けにされるほうが患者さんにとっては不利益になるため，私はよほどのことがなければ6か月以上ステロイドを投与することはありません。その理由を次に述べます。

CEPに対する全身性ステロイドの治療期間

　喘息症状や呼吸器症状があれば，CEPに対して治療を導入します。プレドニゾロン0.5 mg/kg/日が世界的な標準投与量ですが，大規模臨床試験で検証したわけではありませんので，あくまで慣習的な用量と理解してください。どの全身性ステロイドであっても，そりゃもう劇的に効きます。慢性と名がついていますが，肺に構造改変をもたらすことはなく，ステロイド開始から48時間以内に効果が現れるのが特徴です[2]。そのため，CEPの患者さんには非常に感謝されます。

　さて，全身性ステロイドの投与期間は，基本的に「3か月」というのが呼吸器内科医間のコンセンサスです。実はCEPはもともと，年単位のステロイド処方が容認されていた疾患です。その理由は，上述した圧倒的な再発率の高さにあります。再発するから，ステロイドを再開する。再発しないように，ステロイドを長期に投与する。至極もっともなロジックです。3か月でよいとされる理由は，浜松医科大学の研究の影響が大きい[3]。44人のCEP患者さんをプレド

ニゾロン 3 か月群と 6 か月群にランダムに割り付けて比較しても，そのあとの累積 CEP 再発率に差がなかったからです（$P=0.56$）図 25-1。

浜松医科大学呼吸器内科がなければ，CEP のエビデンスが立ち行かない状況といえるくらい，すごい教室なのです。

　ちなみにこの文献における 3 か月投与というのは，まずプレドニゾロン 0.5 mg/kg/日で開始し，2 週ごとに上限 20％で減量をして 3 か月後にゼロにするという手法です．同様に 6 か月投与というのも，2 週ごとに漸減していき 6 か月目でゼロになるようにします．

　ステロイドを 3 か月で切る理由として，ステロイドが効果的な単純な CEP なのか，難治性で遷延したり再発したりする CEP なのかを鑑別するという意味合いもあります．再発しない単純 CEP と，

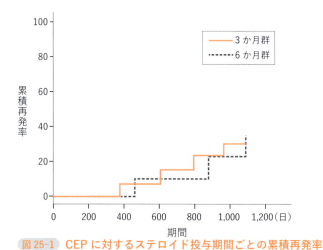

図 25-1　CEP に対するステロイド投与期間ごとの累積再発率

〔Oyama Y, et al. Efficacy of short-term prednisolone treatment in patients with chronic eosinophilic pneumonia. Eur Respir J. 2015 Jun；45（6）：1624-31. より〕

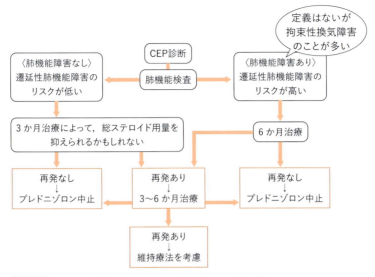

図 25-2 CEP に対するステロイド治療アルゴリズム

〔Suzuki Y, et al. Long-term management and persistent impairment of pulmonary function in chronic eosinophilic pneumonia: A review of the previous literature. Allergol Int. 2018 Jul; 67 (3): 334-40. より改変〕

難治性で再発しやすい遷延性 CEP と 2 つのサブグループがあるという考えが最近出てきています（もちろん，二元論が正しいかどうかは不明）。

肺機能障害がない元気な患者さんは，遷延性の肺機能低下をまねくリスクが低いため 3 か月治療で十分です。しかし，喘息や COPD などの基礎疾患があって肺機能がもともと悪い人は，再発を繰り返すことで遷延性肺機能障害を助長する可能性があるので 6 か月程度ステロイドを投与すべきかもしれません 図 25-2 [4]。

吸入ステロイド薬と生物学的製剤

全身性ステロイドを長期に投与したからといって CEP の再発が確実に予防できるわけではありません。そのため，「**全身性ステロ**

イドで好酸球性炎症を解除するときは短期でバシっと解除する，早めに全身性ステロイドを切って再発は甘んじて受け入れる」という考えももっておく必要があります．個人的には経口ステロイドをだらだら続けるほうが不利益だと思っているので，どうしても再発を予防したい場合は吸入ステロイド薬や生物学的製剤を使います．それでもダメなら長期の全身性ステロイドもやむなし．

　吸入ステロイド薬については，エビデンスがないだけでなく効果について否定的な研究[5]すらあります．ただ，全く何もしないよりはマシかなと思います．

　喘息症状が主体であれば，生物学的製剤を使うのも手です．再発時にオマリズマブ（ゾレア®）で治癒したという韓国の報告[6]や，ステロイドの長期投与が副作用のためできなくなったあとオマリズマブを用いて陰影が軽快したというトルコの報告[7]があります．

　ちなみに，ステロイドの副作用で難渋していた喘息合併 CEP の患者さんにベンラリズマブ（ファセンラ®）を用いたことがあるのですが，投与した直後から好酸球がゼロになり，そのあと CEP 症状に悩まされることがなくなった 1 例を経験したことがあります．ただ，CEP は何もせずともよくなることがあったり，原因を除去・回避することで一生涯軽快したりしますので，本当に生物学的製剤の恩恵を受けたのかはわかりません．

CEP の課題

　どういった症例が再発しやすいのか，というリスクの層別化ができていない点が課題だと述べました．後ろ向きの研究ですが，何がリスク因子なのか調べようとしたのはやはり浜松医科大学です（表 25-1）[8]．この研究では，74 人の CEP 患者さんのうち，**喫煙していない人**の累積再発率が高かったと報告されています（図 25-3）[8]．

　喫煙者は，普段から"汚い煙"に曝露されていることが一種の免疫寛容になっているからではないかと考えられます．そうなると，

表25-1 CEPのリスク因子

因子	単変量解析 ハザード比（95%信頼区間）	P値	多変量解析 ハザード比（95%信頼区間）	P値
年齢65歳以上	0.76（0.29〜2.00）	0.575	–	–
男性	0.91（0.40〜2.08）	0.816	–	–
現喫煙	0.41（0.16〜1.01）	0.045	**0.37（0.14〜0.98）**	**0.045**
粉塵曝露	0.40（0.05〜2.95）	0.352	–	–
花粉症, アレルギー性鼻炎, 副鼻腔炎, アトピー	0.77（0.27〜2.24）	0.635	–	–
初診時の呼吸不全	0.37（0.05〜2.71）	0.305	–	–
末梢血好酸球数増多（1,000/mm^{3}以上）	0.98（0.45〜2.11）	0.956	0.73（0.31〜1.74）	0.480
末梢血好酸球比率上昇（30％以上）	0.57（0.22〜1.52）	0.256	–	–
CRP上昇（10 mg/dL以上）	1.38（0.47〜4.01）	0.556	–	–
血清IgE値上昇（1,000 IU/mL以上）	0.55（0.17〜1.84）	0.326	–	–
真菌に対するIgEあるいはIgG抗体陽性	1.11（0.50〜2.48）	0.791	1.42（0.55〜3.63）	0.468
気管支肺胞洗浄液中のリンパ球比率30％以上	0.65（0.24〜1.76）	0.396	–	–
気管支肺胞洗浄液中の好酸球比率50％以上	1.50（0.67〜3.32）	0.319	1.53（0.64〜3.68）	0.342
CD4/8比3以上	1.59（0.60〜4.21）	0.347	–	–
CD4/8比1未満	1.73（0.79〜3.79）	0.163	1.79（0.80〜3.97）	0.155
全身性ステロイド治療あり	3.78（0.51〜27.91）	0.161	–	–
吸入ステロイド薬治療あり	0.72（0.32〜1.62）	0.432	–	–

〔Ishiguro T, et al. The long-term clinical course of chronic eosinophilic pneumonia. Intern Med. 2016；55（17）：2373-7. より〕

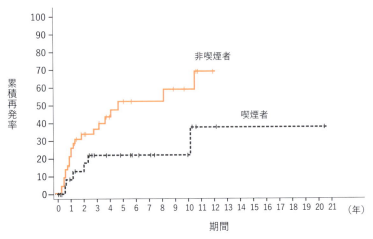

図25-3 CEPの累積再発率と喫煙の関係

〔Ishiguro T, et al. The long-term clinical course of chronic eosinophilic pneumonia. Intern Med. 2016 ; 55（17）: 2373-7. より〕

　多くのアレルギー疾患の疫学研究で示されているように，小さい頃からいろいろなアレルゲンに接触しているほうが，CEPは少ないのかもしれません。

　原因はよくわかっていませんが，CEPは男性よりも女性のほうが多いとされています[2,8]。これは，男性に喫煙者が多いからかもしれませんが，どの程度交絡因子として影響しているのかは不明です。

おわりに

　CEPを診療するにあたって重要なのは，再発を過度に懸念して全身性ステロイドをダラダラと続けないことです。CEPで大きな後遺症を残したり死ぬことはそうそうありません。可能なら，再発しても3か月の投与期間で終了するほうが望ましいですが，繰り返すことで遷延性の肺機能低下をまねくようなら，吸入ステロイド薬や生物学的製剤の追加を考慮してもよいと思います。吸入ステロ

イド薬よりは生物学的製剤のほうがおそらく効果的と考えられますが，薬価がベラボウに高いので注意が必要です（⇒ 157 頁）。

そして，CEP が再発したときには，初発時との共通点を見つけてください。私は，自宅でろうを溶かしてキャンドルづくりをしている人がキャンドルフェスティバル直後に CEP を再発した症例，チベットの怪しいシャンプーを使って発症した症例，加湿器のフィルターを掃除して再発した症例，年末の大掃除のときに毎年再発する症例を経験したことがあります。キャンドルフェスティバルの話なんて，よほど外来で突っ込んで聴かなければ聴取できません。

総括

☑ 慢性好酸球性肺炎は基本的に 3 か月の治療でよいが，再発を繰り返す例では肺機能低下に注意する。

文献

1) Suzuki Y, et al. Persistent impairment on spirometry in chronic eosinophilic pneumonia : a longitudinal observation study (Shizuoka-CEP study). Ann Allergy Asthma Immunol. 2017 Nor ; 119（5）: 422-8.
2) Marchand E, et al. Idiopathic chronic eosinophilic pneumonia. A clinical and follow-up study of 62 cases. The Groupe d'Etudes et de Recherche sur les Maladies "Orphelines" Pulmonaires (GERM"O"P). Medicine (Baltimore). 1998 Sep ; 77（5）: 299-312.
3) Oyama Y, et al. Efficacy of short-term prednisolone treatment in patients with chronic eosinophilic pneumonia. Eur Respir J. 2015 Jun ; 45（6）: 1624-31.
4) Suzuki Y, et al. Long-term management and persistent impairment of pulmonary function in chronic eosinophilic pneumonia : A review of the previous literature. Allergol Int. 2018 Jul ; 67（3）: 334-40.
5) Minakuchi M, et al. Chronic eosinophilic pneumonia : treatment with inhaled corticosteroids. Respiration. 2003 Jul-Aug ; 70（4）: 362-6.
6) Shin YS, et al. Successful treatment of chronic eosinophilic pneumonia with anti-IgE therapy. J Korean Med Sci. 2012 Oct ; 27（10）: 1261-4.
7) Kaya H, et al. Omalizumab as a steroid-sparing agent in chronic eosinophilic pneumonia. Chest. 2012 Aug ; 142（2）: 513-6.
8) Ishiguro T, et al. The long-term clinical course of chronic eosinophilic pneumonia. Intern Med. 2016 ; 55（17）: 2373-7.

26 慢性過敏性肺炎における疑わしき抗原の全回避

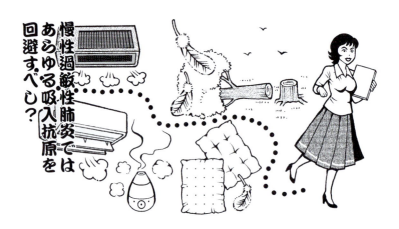

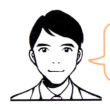
慢性過敏性肺炎が疑われるので，とりあえず入院してもらいました。

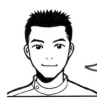
問診しても抗原がよくわかりませんが，とりあえず慢性過敏性肺炎が否定できないので，疑わしいものはすべて回避してもらっています。

　慢性過敏性肺炎（chronic hypersensitivity pneumonitis；CHP）という疾患は，今でもその存在自体に議論の余地があり，「そんな

疾患など存在しない」という意見もあります。この理由として，慢性線維化を起こす疾患と CHP との明確な差がわかっていないからです。塵肺と気腫合併肺線維症と CHP は，もしかするとオーバーラップしているかもしれません。「distinct entity とは言い難い」ということです。

　そんな謎めいた疾患ということもあってか，慢性線維性間質性肺疾患をみたとき「CHP が否定できない」という意見をよく耳にします。CHP が否定できりゃ誰も苦労しないんですが，この「否定できない」というのが結構やっかいで。

「CHP が否定できないから」

　「CHP が否定できないからとりあえず疑わしい抗原を回避をする」というロジックは，「感染症が否定できないからとりあえず抗菌薬を投与する」というのとそう変わりません。個人的には，これを臨床行動につなげてしまうのは危険だと思っています。

　回避すべき抗原の正体がわかっていないのに抗原を回避することって，もはや"謎かけ"に近い。倒すべき魔王の正体がわからないけど，とりあえず冒険に出てみた RPG の主人公じゃないんだから。この先どう冒険しろっての。

　「とりあえず」，エアコン，加湿器，羽毛布団，鳥💭を回避する。庭の木に鳥がたくさんとまってるから，木を切り倒す。羽毛布団を綿布団に買い替える。加湿器一新。エアコンを最新式のものへ。もう，大出費。

> なぜか，「神社に近づくな」とよく言われます。神社にはハトが多いというびまん性肺疾患の権威の意見がありますが，数少ない神主の友人からは「駅のホームや公園に比べたらそうでもない」との意見も。

　うーん，そこまでせにゃいけませんかね。私は，庭の木を切り倒したという CHP 疑いの患者さんをみたことがあります。前医の悪

口を言うつもりはありませんが，医療者側が「木を切り倒す」という選択肢を再三提示したため，患者さんの妻が切り倒す決断をしたものです。いくらなんでもその介入は，医療とは呼べない気がします。木を切り倒してからしばらくして皮膚筋炎と診断され，肺病変先行型の膠原病関連間質性肺疾患をみていた可能性が高いことがわかりました。もちろん膠原病関連間質性肺疾患にCHPがオーバーラップしていた可能性はありますが，真実は誰にもわかりません。

> 大木を切り倒すための費用が「医療費」として認められるかどうか争ったようですが，結局認められませんでした。切り倒される日，近所の人がたくさん見物に来たそうです。

ひどいケースでは，総IgEが高い状態でネコのフケのIgEが陽性だったからといって，ネコを捨てろと迫られた間質性肺疾患の患者さんをみたことがあります。母親アレルギーなら，姥捨て山に置いてこいというのでしょうか。ペットを飼ったことがない人は，ペットが家族であるという認識が薄いです。

CHPはIPFもどき

亜急性の場合，トリコスポロンが原因になっていることは明白ですが，慢性の場合は鳥関連が半数以上を占めます 図26-1 [1]。この結果を示した疫学調査は，実は国内で2回目の調査なんです。以前の調査結果と異なるのは，農夫肺や塗装工肺などの職業関連の過敏性肺炎が減少し，鳥関連過敏性肺炎が増加したということです。

さて，CHPの診断基準は，日本ではYoshizawaらの基準がよく使われてます 表26-1 [2]。この基準を使うと，どうしても多くの間質性肺疾患で偽陽性が発生してしまうため，CHPの過剰診断をまねくおそれがあります。基準を使うわれわれに問題があるのかもしれませんが…。

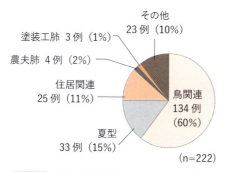

図 26-1 慢性過敏性肺炎（CHP）の内訳

〔Okamoto T, et al. Nationwide epidemiological survey of chronic hypersensitivity pneumonitis in Japan. Respir Investig. 2013 Sep；51（3）：191-9. をもとに作成〕

表 26-1 慢性過敏性肺炎（CHP）の診断基準

1. 環境誘発試験あるいは抗原吸入誘発試験で陽性
2. 組織学的に線維化が観察される（肉芽腫の有無は問わない）
3. 胸部 HRCT で線維化所見と蜂巣肺が観察される
4. 呼吸機能の拘束性障害が 1 年以上にわたって進行性である
5. 過敏性肺炎と関連した症状が 6 か月以上続く
6. 該当抗原に対する抗体あるいはリンパ球増殖試験が陽性

（1 あるいは 6）＋（2 あるいは 3）＋（4 あるいは 5）の 3 項目以上で慢性過敏性肺炎と診断する。
〔Yoshizawa Y, et al. Chronic hypersensitivity pneumonitis in Japan：a nationwide epidemiologic survey. J Allergy Clin Immunol. 1999 Feb；103（2 Pt 1）：315-20. より〕

 目の前の線維性間質性肺疾患患者は，診断基準の 1 か 6 が偽陽性になるだけでおそらく基準を満たしてしまいます。

　古典的な分類として CHP には発熱などの急性エピソードを繰り返す再燃症状軽減型（recurrent type）と，急性症状が欠如しており次第に呼吸困難が進行する潜在性発症型（insidious type）の 2 種類があります。典型的なところでは，前者はトリコスポロン，後者は鳥抗原が原因です。そのため，線維性間質性肺疾患との鑑別が難しいのは，鳥関連 CHP です。

　潜在性発症型 CHP は，文字通り潜在性に経過するために早期診

断がきわめて困難です。進展期は特発性肺線維症（IPF）と区別がつかず，KL-6も上昇し，肺機能検査でも拘束性換気障害になります。胸部HRCTでは蜂巣肺すらみられる。こうなると，もはや潜在性発症型CHPとIPFの鑑別は神業に近い。というより，IPFと鳥関連CHPって類縁疾患なんじゃないかと思うくらいです。

CHPにおいて環境誘発試験は有効か？

　過敏性肺炎において信頼性が最も高い検査は誘発試験とされています。亜急性過敏性肺炎では環境誘発試験がよく行われます。具体的には，自宅に帰る，職場に行く，鳥と接する，などです。トリコスポロンの場合間違いなく自宅にいますから，外泊で家の空気をぞんぶんに吸うだけで症状が再発します。しかしCHPの場合，往々にしてこの環境誘発試験が陰性になる。なぜなら，長期曝露によって起こっている変化が，一晩家に帰っただけで症状再燃することが少ないからです。いや，実際のCHPではそういう反応はあるのかもしれませんが，「CHPが否定できない」というそもそもの検査前確率が低い患者さんが母集団になるわけですから，陽性例はグッと減ります。

　逆のこともいえます。CHPを疑っていても入院して症状がすみやかに改善するなんてことはまずありません。ボロボロのUIPパターンに近いCHPであっても入院隔離を是とする意見がありますが，あの壊れた肺構造が入院で改善することなんてありません（上乗せの亜急性コンポーネントが改善するというのはあるかもしれませんが）。「CHPが否定できないから，とりあえず入院してください」と言うは易し。しかし，いざ入院してみるとCHPの診断は難し。そりゃそうです，それはCHPを否定できないだけであって，積極的にCHPを疑っていないからです。CHPを疑うにはそれなりの根拠が必要ですが，どの根拠の感度と特異度が高いかわからないので，どうしても枕詞に「とりあえず」と「念のため」がついてし

まうのです。検査前確率がそれほど高くないため，陽性尤度比が低い抗原隔離を行っても得られることが少ない。入院前と入院後の動脈血液ガス分析を比較して，PaO_2 が 5 mmHg 上昇したとしても，それは本当に有意な上昇でしょうか？ CHP における，臨床的意義のある最小差（MCID）は？

CHP では抗原吸入誘発試験が有用と考えられています。基本的には環境誘発試験と同じロジックですが，吸入濃度が高く，反応を誘発させやすい。しかし，多くの病院では吸入誘発試験など実施できないというジレンマがあります。

鳥関連 CHP の診断に鳩糞抽出物が有用かどうか検討した研究[3]があります。それによると，6 時間後の白血球増加，$A-aDO_2$ の開大，24 時間後の CRP 上昇が，高い診断精度を示しました 表 26-2。

また，この報告では，ロジスティック回帰分析に基づいて吸入誘発試験予想スコアが提唱されています。

表 26-2 鳥関連 CHP における吸入誘発試験後の各パラメータ

検査	AUC	P 値
吸入誘発試験から 6 時間後		
Δ%WBC	0.941	＜0.001
ΔCRP	0.586	0.324
ΔP(A-a)O_2	0.844	＜0.001
Δ%VC	—	—
Δ%DL_{CO}	—	—
吸入誘発試験から 24 時間後		
Δ%WBC	0.682	0.036
ΔCRP	0.878	＜0.001
ΔP(A-a)O_2	0.588	0.308
Δ%VC	0.503	0.974
Δ%DL_{CO}	0.519	0.832
ΔBT	0.753	0.004

WBC：白血球，P(A-a)O_2：A-aDO_2，VC：肺活量，DL_{CO}：拡散能，BT：体温
〔Ishizuka M, et al. Validation of inhalation provocation test in chronic bird-related hypersensitivity pneumonitis and new prediction score. Ann Am Thorac Soc. 2015 Feb；12（2）：167-73. より〕

吸入誘発試験予想スコア＝
1×ΔWBC（％）+2×ΔA-aDO$_2$（mmHg）

　カットオフ値を 35 に設定すると，鳥関連 CHP の診断において感度 92.9％・特異度 94.7％と有効であることが示されています。ただし，この報告における鳥関連 CHP の症例数は 28 例であり，コントロール群 19 例との比較であるという点，後ろ向きの試験デザインという点を考慮すると全幅の信頼はおけません。

CHP と他の間質性肺疾患が なぜ鑑別しにくいか

　CHP が都市伝説的に扱われている病院もありますが，なぜ私たち呼吸器内科医は「CHP があります」と断言できないのでしょうか。その理由は，まず経気管支肺生検や外科的肺生検まで行う頻度がそこまで高くないからです。当院では線維性間質性肺疾患をみた場合，積極的に生検を行っていますが，実施率は施設によってかなり差があり，慢性経過の場合全く生検しないという病院も存在します。胸部 HRCT で UIP パターンさえとりこぼさなければ，軽微なものは診断を試みても予後改善効果が乏しいという理由もあります。たしかに現時点で慢性線維性間質性肺疾患で予後を改善する見込みがあるのは，ピルフェニドンとニンテダニブだけです。CHP とて，ステロイドや免疫抑制剤は予後を改善しません。

　一部の免疫抑制剤が有効とする意見もありますが，長期に使用してメリットがあるとは到底思えません。

CHPにおいていろいろな特異抗体が測定されることがありますが，これは役に立ちません。それでも定性検査ですから，陽性で返ってくるとCHPに"**したくなる**"。学会や研究会でもCHPの根拠として鳥抗原に対する特異抗体が陽性であるため…と話されることがあります。

　鳥抗原は過敏性肺炎における重要な原因抗原の1つであることはいうまでもありません。しかし，鳩およびインコに対するIgGおよびIgA抗体をイムノキャップ法により測定した国内の研究[4)]では，急性の鳥関連過敏性肺炎ではともかく，CHPではあまり役に立たないことが示されています（感度27〜73％，特異度45〜100％）。特異度は高いですが，感度が20％台しかないため，実臨床では少し使いづらい 表26-3 。

 もちろん，それでも参考程度にはすべきという意見もあります。参考にならない検査は世の中にないので，これは否定しません。

表26-3 鳥抗原に対する特異抗体の診断精度

抗体	鳥関連過敏性肺炎の分類	カットオフ値（μg/mL）	感度（％）	特異度（％）	AUC
ハト IgG	急性	34.2	83	100	0.960
	慢性	35.9	27	100	0.522
ハト IgA	急性	3.6	78	75	0.792
	慢性	1.9	73	45	0.526
インコ IgG	急性	20.0	89	100	0.983
	慢性	13.4	27	100	0.517
インコ IgA	急性	1.8	89	85	0.899
	慢性	1.7	50	85	0.653

〔稲瀬直彦ら．鳥関連過敏性肺炎の診断における鳥特異抗体．日呼吸会誌．2011；49（10）：717-22．より一部改変〕

CHPでない患者さんでも，抗原にさらされていれば特異抗体が陽性になることがあるため，鳥抗原に対する特異抗体が陽性だからCHPというのは，抗核抗体陽性だからSLEといっているのと同じです。決め手に欠けます。

　血液検査でCHP診断のあたりをつけにいくなら，個人的には**季節性の血清KL-6の変動**のほうが役に立つのではないかと思っています。実際にCHP患者さんにそういう一群はいますが，だからといって抗原をなかなか回避できないのが現実です。

　CHPの画像所見は，その他の線維性間質性肺疾患のスペクトラムと大差ありません。牽引性気管支拡張や蜂巣肺などのUIPパターンもみられることがあります。UIPパターンに上乗せで粒状影が散見されたとしても，胸部画像をみて「CHPです」と断言できる医師はいないでしょう。上葉に優位であるという点は参考にはなりますが，ほかの線維性間質性肺疾患と区別できるほどの所見ではありません。

　生検できたとしましょう。CHPの典型的病理像は，小葉中心性線維化です。小葉辺縁にまで線維化を伴うことも多いです。また，吸入抗原の影響を反映して，巨細胞や細気管支炎もみられますが，亜急性過敏性肺炎ほど肉芽腫は目立ちません。経気管支肺生検ではこういった構造をつぶさに観察することは難しいので，クライオバイオプシーか外科的肺生検が必要になります。

　まとめると，血液検査・画像・病理のいずれをとっても「こりゃあCHPですな」と断言できないのがハードルです。エキスパートとて，何をもってCHPと自信をもって言っているのか，重視するポイントに一致をみません。さらに目の前の患者さんが喫煙なんてしていようものなら，真実は"煙の中"にまぎれこんでしまい，呼吸器内科医にとってCHPはさらに診断しにくくなります。

Morisset らのアルゴリズム

　デルファイ法を用いて Morisset らが近年 CHP 診断アルゴリズム 図26-2[5]) を提唱していますが，これは画像所見，病理所見，気管支肺胞洗浄液所見の 3 つを重視したものです。しかし，どれもこれも CHP に特異的と明言できるものではないため，このアルゴリズムに対する懸念もあります[6])。気管支肺胞洗浄液でリンパ球比率が 40％を超えることが，CHP の診断の根拠のように用いられることがよくありますが，NSIP でもそれくらいに上昇することがありますし，特異度が高いとは思えません。

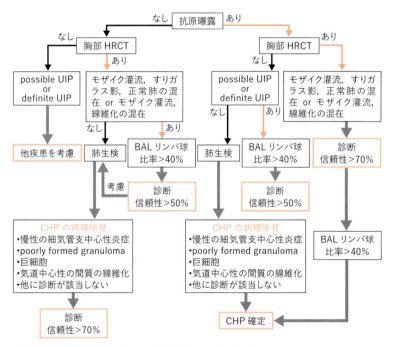

図26-2　Morisset らの CHP 診断アルゴリズム

〔Morisset J, et al. Identification of diagnostic criteria for chronic hypersensitivity pneumonitis：an international modified delphi survey. Am J Respir Crit Care Med. 2017 Nov 27. doi：10.1164/rccm.201710-1986OC.［Epub ahead of print］より〕

結局のところ，"外的妥当性"が最後のハードルとして立ちはだかります。

> CHP におけるリンパ球比率が高いと予後が良好のようです[7]。これは NSIP パターンになる CHP が増えるからではないかと考えられていますが，しかしやはり CHP の診断そのものに偽陽性が混じっている可能性は否定できません。

おわりに

現在，特発性間質性肺炎の研究が進み，手引きも充実しています。そのせいもあってか，CHP と思われているものが本当は特発性間質性肺炎じゃないのかと思う呼吸器内科医もいます。

ここで思い返していただきたい。**特発性とは原因がないのではなく，「現時点でまだ原因が同定されていない」という意味**なのです。私たちが人生のなかで吸入するさまざまな雑多な物質は，個人差をもって肺に影響を与えます。ほとんど炎症を起こさないまま線毛が排出してくれるため「屁の河童」だという人もいれば，過剰にアレルギー反応を起こして急性の肺炎像を呈する人もいるでしょう。それが慢性化して，CHP になる人もいるでしょう。それが，今の医学では原因だとわからないため，便宜的に UIP，NSIP などと分類されているだけかもしれません。CHP という病態が「distinct entity」かどうかはまだわかりません。

私たちはいろいろな可能性を想定しておかねばなりません。100年後，「昔は特発性間質性肺炎などと呼ばれていたが，今では●●を吸入することによる炎症と修復が原因とわかっている」と言われる日がくるかもしれないのです。CHP の診断基準で高名な吉澤靖之先生は，インコを飼育している人に起こった特発性間質性肺炎を診て，過敏性肺炎の研究を始めました。そのきっかけがなければ，特発性間質性肺炎の原因究明はできなかったといわれる時代がくるかもしれません。

呼吸器内科医は「特発性」に逃げてはならないし，CHPだと過剰診断して庭の木を切り倒してもいけません。ましてや，疑い診断のもと愛するペットを捨てろと迫るなど言語道断です。これらの中庸が医師として正しい立場なのかどうか私にはまだ自信はありませんが，過剰に左右に偏ることのない医師でありたいと思います。

総括

- ✓ 慢性過敏性肺炎の診断はきわめて難しい。
- ✓ 慢性過敏性肺炎を疑う患者さんに対して，あらゆる抗原を回避するような安易な指示をすべきではない。

文献

1) Okamoto T, et al. Nationwide epidemiological survey of chronic hypersensitivity pneumonitis in Japan. Respir Investig. 2013 Sep；51（3）：191-9.
2) Yoshizawa Y, et al. Chronic hypersensitivity pneumonitis in Japan：a nationwide epidemiologic survey. J Allergy Clin Immunol. 1999 Feb；103（2 Pt 1）：315-20.
3) Ishizuka M, et al. Validation of inhalation provocation test in chronic bird-related hypersensitivity pneumonitis and new prediction score. Ann Am Thorac Soc. 2015 Feb；12（2）：167-73.
4) 稲瀬直彦ら．鳥関連過敏性肺炎の診断における鳥特異抗体．日呼吸会誌．2011；49（10）：717-22.
5) Morisset J, et al. Identification of diagnostic criteria for chronic hypersensitivity pneumonitis：an international modified delphi survey. Am J Respir Crit Care Med. 2017 Nov 27. doi：10.1164/rccm.201710-1986OC.［Epub ahead of print］
6) Swigris J. DELPHIning diagnostic criteria for chronic hypersensitivity pneumonitis. Am J Respir Crit Care Med. 2018 Apr 15；197（8）：980-1.
7) Wälscher J, et al. Prognostic impact of bronchoalveolar lavage lymphocytosis in patients with chronic Hypersensitivity Pneumonitis. ERS2018, OA3817.

第5章

肺がん

27 好中球減少時の生もの禁止

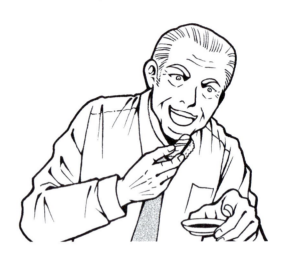

好中球減少時は生ものを食べるべからず？

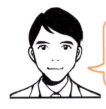

院内の規定で，好中球減少時には刺身などの生ものは摂取しないよう指導しています。

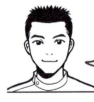

抗がん剤投与中は，好中球が減っていなくても生ものを控えている患者さんが多いです。

　抗がん剤を点滴していると，特に細胞障害性抗がん剤では1〜2週後に血球減少が起こります。この血球減少の底（nadir）に

あるとき，「**生ものを食べないように**」と指導されている病院があります。院内で規定がなくとも，ナースサイドの判断で「お寿司などは食べないでくださいね」と指導しているところもあるでしょう。感染症科の分野ではそこまで懸念するものではない，という意見が大半ですが，実際のところはどうでしょうか？

ナディア（nadir）とよく使われますが，英語では逆境に直面したときに「運命のどん底」という意味で使われます。地球の中心と地球上の観測者の位置を結ぶ直線が天球と交わる点（天底）という意味もあります。アラビア語の nadeer（反対）というのが語源だそうです。

2015 年のイギリスの報告[1]では，管理栄養士の 6 割以上が好中球減少時に食事制限を適用していることがわかりました。特にがん病棟を受けもっている栄養士はこの傾向が顕著だったようです。日本のまとまったデータはありませんが，おそらく似たデータになるのではないでしょうか。

生の野菜と果物はそれほど問題にはならない

生ものは大丈夫なのかダメなのかという議論は 2000 年以降にさかんに議論されてきました。最もハイリスクサイドにある血液悪性腫瘍のエビデンスが参考になると考えられているため，以下に白血病や造血幹細胞移植時の免疫不全に対する食事制限も混ぜて議論している点にご注意ください。

2007 年の成人急性白血病 20 人の小規模な研究[2]では，食事制限（生の野菜と果物，生肉，生の乳製品などを制限）をしても，感染症の頻度は変わらなかったと報告されています。また，急性骨髄性白血病の患者さんを，生の野菜や果物を含まない食事を摂取する群（調理食群：78 人）と，生の野菜や果物を含む食事を摂取する群（生食群：75 人）のいずれかにランダムに割り付けた有名な研究が

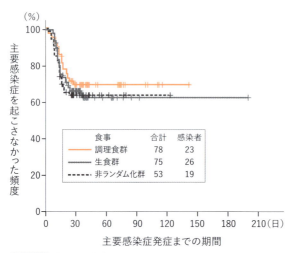

図 27-1 主要感染症の頻度

〔Gardner A, et al. Randomized comparison of cooked and noncooked diets in patients undergoing remission induction therapy for acute myeloid leukemia. J Clin Oncol. 2008 Dec 10;26(35):5684-8. より〕

あります[3]。これらの群における主要な感染症（肺炎，菌血症，真菌血症）の発生率に有意差はありませんでした 図27-1（調理食群29% vs 生食群35%，$P=0.60$）。また，重症感染症が発症するまでの期間や生存期間にも差はありませんでした。ただし，この研究では刺身・生肉など日本でよく食されている生ものは含まれていません。

急性骨髄性白血病の患者さん339人において，日常生活制限の感染症に対する影響を調べた研究[4]があります。病院で指導されている日常生活での制限を以下の項目についてスコア化しました。

- 食事の制限：生の海産物，生肉，低温殺菌していない乳製品，生野菜，サラダ，ナッツ，テイクアウトの食べ物，水道水
- 社会生活の制限：室内・野外を問わない公共の場，友人宅の訪問，幼稚園・学校へ通うこと
- ペットの制限：イヌ，ネコ，カメ，ハムスターあるいはモルモット，鳥を自宅で飼育すること

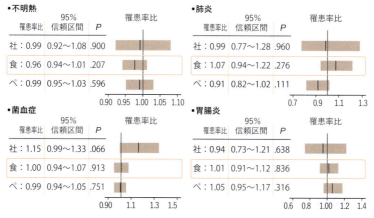

※社：社会生活制限，食：食事制限，ペ：ペット制限

図 27-2 生活の制限と感染症のリスク

〔Tramsen L, et al. Lack of effectiveness of neutropenic diet and social restrictions as anti-infective measures in children with acute myeloid leukemia：an analysis of the AML-BFM 2004 Trial. J Clin Oncol. 2016 Aug 10；34（23）：2776-83. より〕

　これら3種類の制限と，不明熱，肺炎，菌血症，胃腸炎の発症率との関連性を調べたところ，抗がん剤治療中に1回以上の不明熱が277人（82％）の患者さんにみられました。その他，菌血症は174人（51％），肺炎は45人（13％），胃腸炎は77人（23％）という頻度でした。解析の結果，**食事・社会生活・ペットを制限しても感染症の発症率に影響を与えない**という結果でした　図 27-2 。

　コクランレビュー[5]では「妥当な研究が不足しており結論は付けられない」としていますが，食事制限が有害であると証明した大きな研究は現時点ではなさそうです。

　少し変わったデータもあります。後ろ向きの研究[6]ですが，造血幹細胞移植後の食事と感染症について調べたものです。これによれば，**食事制限したほうがむしろ感染症が多かった**とされています　表 27-1 。もちろん，この試験をもって食事制限は害悪だと言い切ることはできません。この研究は生肉・生魚の制限を全例加えていますので，あくまで「生の野菜や果物は大丈夫だろう」という

表 27-1 造血幹細胞移植後の食事と感染症

	制限食	通常食*	P 値
微生物学的に確定された感染症（人数）	135	106	0.03
好中球減少中（人数）	100	85	0.22
好中球減少改善後（人数）	35	16	0.01
下痢（人数）	294	276	0.10
グレードⅡ〜Ⅳの急性消化器系 GVHD（人数）	19	10	0.13
在院日数（日）	18	18	
自家移植（総在院日数［範囲］）	16（10〜73）	16（8〜71）	
自家移植（生着から退院までの日数）	5	4	
同種移植（総在院日数［範囲］）	26（12〜92）	26（14〜160）	
同種移植（生着から退院までの日数）	10	9	
死亡率（%）	17	18	0.58

*通常食：生肉，生魚，未滅菌乳製品の制限は入れつつ，生果物，生野菜は許可した。
〔Trifilio S, et al. Questioning the role of a neutropenic diet following hematopoetic stem cell transplantation. Biol Blood Marrow Transplant. 2012 Sep；18（9）：1385-90. より〕

　Gardner ら[3]の研究結果に上乗せの情報を追加するものではありません。

　実際に，病原微生物が生の野菜や果物に定着しているのかどうか調べた研究[7]があります。ブラジルでさえ，と書くと差別のようになるのでやめておきますが，高温・高湿度の国であっても，院内の食事における生の野菜や果物からは病原微生物は同定されませんでした。

　最近は，むしろ食事制限によって，食物繊維やビタミン C が不足してしまう懸念すらあるため，過度な制限はすべきでないという意見もあります[8]。

刺身や生肉はコントロバーシャル

　刺身や生肉など，日本でよく食されている生もののリスクはいまだによくわかっていません。特にユッケなどの生肉などは，普通の人が食べても食中毒や感染症を起こすことがあるので，「大丈夫です」と断言できるエビデンスはありません。

　特に，造血幹細胞移植となると，刺身や生肉に対して感染症の懸念があります。『造血細胞移植後の感染管理　第4版』[9]では，「**食肉類・魚介類・卵の生食は禁止する。サルモネラ・カンピロバクター・病原性大腸菌・腸炎ビブリオ・ノロウイルスなどに食品汚染の可能性がある。生食の解禁の時期に関しては明らかなエビデンスはないもの，2007年CDCガイドラインでは，同種移植後では免疫抑制剤中止以降，自家移植後3か月以降の案が提示されている。ただし，最終的には主治医の判断に基づくと記載されている**」と明記されています。うーん，最後の一文がなんか歯切れ悪いですね…。2017年の大阪で開催された大阪市立大学のセミナーにおいても，「基本的に免疫抑制剤を内服している状態では制限している」というエキスパートの回答がありました（URL：www.med.osaka-cu.ac.jp/labmed/QA20170701.pdf）[10]。刺身や生肉については，固形がんとは分けて検討しなければならないかもしれませんね。

おわりに

　ここからは私見ですが，たとえどのような病態であろうと，個人的には，よく食べる生の野菜や果物はしっかり洗って食べれば問題ないと思っています。刺身や寿司についても，漁港で水揚げしたものを不衛生な場所でさばいて食べるような場合はともかく，衛生環境が整った場所で調理されたものならばそう怖がる必要はありません。生肉も同様です。

　医師が「大丈夫です！」と胸を張るためには，信頼性のあるエビ

デンスがなければいけませんが,がん患者さんが日々の生活にストレスを感じるほど極端に制限するほどのものではありません。なかには,病院側からの指導をしっかり守って,一切の生ものを口にせず,大好きなお寿司を食べないまま逝去されるがん患者さんもいらっしゃいます。そこまで人生を制限する根拠を私たちはもち合わせていないはずです。

ちなみに天下のASCOガイドライン[11]では,食事制限だけでなく,感染予防のためのサージカルマスク装着すらも,エビデンスが不足しているため積極的には推奨していません。

総括

- ☑ 血球が減少していても,生の野菜や果物を制限しなくてもよい。
- ☑ 刺身や生肉は患者さんと相談すべきだが,QOLの低下をまねくほどのリスクかどうかは未知数である。

文献

1) Carr SE, et al. Investigating the use of the neutropenic diet:a survey of U.K. dietitians. J Hum Nutr Diet. 2015 Oct;28(5):510-5.
2) van Tiel F, et al. Normal hospital and low-bacterial diet in patients with cytopenia after intensive chemotherapy for hematological malignancy:a study of safety. Ann Oncol. 2007 Jun;18(6):1080-4.
3) Gardner A, et al. Randomized comparison of cooked and noncooked diets in patients undergoing remission induction therapy for acute myeloid leukemia. J Clin Oncol. 2008 Dec 10;26(35):5684-8.
4) Tramsen L, et al. Lack of effectiveness of neutropenic diet and social restrictions as anti-infective measures in children with acute myeloid leukemia:an analysis of the AML-BFM 2004 Trial. J Clin Oncol. 2016 Aug 10;34(23):2776-83.
5) van Dalen EC, et al. Low bacterial diet versus control diet to prevent infection in cancer patients treated with chemotherapy causing episodes of neutropenia. Cochrane Database Syst Rev. 2016 Apr 24;4:CD006247.
6) Trifilio S, et al. Questioning the role of a neutropenic diet following hematopoetic stem cell transplantation. Biol Blood Marrow Transplant. 2012 Sep;18(9):1385-90.
7) Galati PC, et al. Microbiological profile and nutritional quality of raw foods for

neutropenic patients under hospital care. Rev Bras Hematol Hemoter. 2013；35 (2)：94-8.
8) Maia JE, et al. Microbiological profile and nutritional quality of a regular diet compared to a neutropenic diet in a pediatric oncology unit. Pediatr Blood Cancer. 2018 Mar；65 (3). doi：10.1002/pbc.26828.
9) 日本造血細胞移植学会．造血細胞移植後の感染管理 第4版（2017年9月改訂）．(https://www.jshct.com/guideline/pdf/01_01_kansenkanri_ver04.pdf).
10) 同種造血幹細胞移植に携わる医療従事者のための同種造血幹細胞移植拠点病院セミナー Q&A（www.med.osaka-cu.ac.jp/labmed/QA20170701.pdf）.
11) Flowers CR, et al. Antimicrobial prophylaxis and outpatient management of fever and neutropenia in adults treated for malignancy：American Society of Clinical Oncology clinical practice guideline. J Clin Oncol. 2013 Feb 20；31 (6)：794-810.

28 終末期がん患者の血糖測定とインスリン

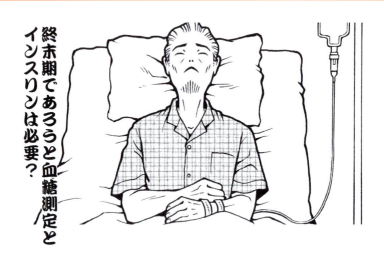

終末期であろうと血糖測定とインスリンは必要？

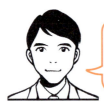
予後1週間程度ですが，毎日血糖4検してインスリンスライディングスケールを組んでいます。

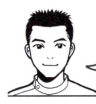
終末期肺がんでリザーバーマスク15 L/分になったのですが，血糖測定はどうすべきでしょうか？

　私は終末期の肺がん患者さんをみることが多いのですが，亡くなる直前まで内服を続けている人がいます。降圧薬，制酸剤，骨粗鬆

症治療薬，吸入薬…。個人的には，これらってちょっとヘンだよなぁといつも思っています。だって，死が差し迫った状態で，長期的な心血管系疾患や骨粗鬆症を予防する意義ってどこにあるんでしょう？

　そのなかでも私がいつも悩むのは，糖尿病治療です。亡くなる直前まで血糖測定とインスリン注射が行われている患者さんもよく見ます。「**高血糖・低血糖を予防するためだ**」というのがもっぱら受け入れられている意見ですが，一方で，残り数日の命で血糖測定やインスリン投与を続けるほうが QOL を阻害するのではないかという意見もあります。

妥当なエビデンスがない

　まず，エビデンスを提示できるほどデータが蓄積されておらず，終末期糖尿病の血糖コントロールに関する前向き研究やランダム化比較試験が存在しません[1]。そのため，緩和ケア医の立場と糖尿病治療医の立場では結構意見が分かれていて[2]，血糖測定やインスリンを撤退してもよい・血糖コントロールを頑張らなくてよいという前者，害のない程度に管理すべきだという後者の立場があるようです。また，2型糖尿病と1型糖尿病ではその重みが異なります。1型の場合，終末期であろうとインスリンがなければ血糖を下げることすらできないわけで，1回のスキップが致命的になると考えられます。ただ，おそらく呼吸器内科の現場で遭遇する終末期の糖尿病患者さんのほとんどが2型糖尿病です。そのため，血糖測定とインスリンの必要性は，「何を一番に考えるか」で医師ごとに意見が違います。

　終末期に血糖測定をやめたり減らしたりした人は，全体の38％（42人中16人）だったという報告[3]があり，ほとんどの医療従事者が「測定をやめたくない（やめられない）」と考えています。亡くなる日まで血糖を測定していたのは，実に76％に達しました。

ナースは医師の指示を守って血糖を測定し，インスリンを注射します。下顎呼吸であえいでいる患者さんにインスリンを注射しながら「本当にこんなこと必要なのかな」と思っているナースもいるかもしれません。「やめましょう」と言う人がいないから，やめられない，止められない。

血糖コントロールが緩和ケアにつながるか

　緩和ケアは症状をとって患者さんの QOL を向上させることが目的です。そのため，今ある症状が血糖によるものであると判断したなら，厳密に血糖コントロールをつけるという戦略でよいと思いますが，実臨床でよく遭遇する 2 型糖尿病の終末期，特に予後数日以内が想定されるケースでは，私は血糖測定やインスリンは不要と考えます。

　King らのアルゴリズム[4]では，経口血糖降下薬を内服しているような 2 型糖尿病終末期がん患者さんでは，逝去までの時間が日単位以内であれば，血糖測定・内服もすべて中止してよく，週単位〜月単位であればモニタリングはしてもよいと書かれています 図28-1 。この場合，もし血糖コントロールをするのであれば，血糖値 150〜360 mg/dL あたりを目標にすべきと考えられます[3-6]。

　イギリスのガイドライン[7]では 3 パターンに分けて対応を推奨しています。基本的には King らのレビュー[4]と同様の見解ですが，内服が難しい場合はインスリン，特にグラルギン（ランタス®）を減量して用いてもよいとしています 図28-2 。

　終末期に問題になるのは，高血糖ではなく低血糖であるといわれています[7, 8]。少なくとも低血糖状態におかないような工夫（症状緩和のためのステロイドなど）をこらすことで，低血糖を回避できるのならば，そこまで厳密に血糖コントロールはつけなくてよいでしょう。

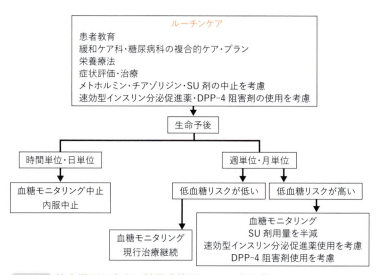

図 28-1 終末期がん患者の糖尿病管理のアルゴリズム

〔King EJ, et al. The management of diabetes in terminal illness related to cancer. QJM. 2012 Jan；105（1）：3-9. より〕

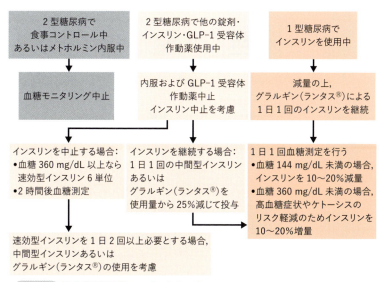

図 28-2 終末期糖尿病のマネジメント

〔UK Diabetes. End of life diabetes care. a strategy document commissioned by. Diabetes UK. clinical care recommendations. より改変〕

> ステロイドなんて高血糖のリスクになるだけだ，という意見もあります。いやはや，決着がつかない。

　脱力感や発汗，動悸，手足の震え，眠気，めまいのような低血糖症状があれば，血糖を測定してもよいかもしれません。Petrillo ら[9]は**「ホスピスでは短期的な利益が期待できない治療は中止されることが多いが，2型糖尿病患者では高頻度で低血糖が生じている。終末期の糖尿病の治療に改善の余地があるだろう」**と述べています。これに関しては私も同じ意見です。内服できないフェーズになった時点で，あえてインスリンを導入する必然性は高くないように思います。インスリンを導入している患者さんは，1日あたりの血糖測定回数も多くなるため，「たかだか血糖測定」と考えず，患者さんにとってより症状緩和に重要であるほうを選択すべきです。

おわりに

　個人的には予後が2週間くらいだと予測されるなら，もはや積極的な糖尿病への介入は不要ではないかと考えます。ただし，これには**「高血糖・低血糖で死なせるべきでない（Do Not Die of Hyperglycemia and Hypoglycemia）」**という反論もあるでしょう。また，インスリン投与はやめても，血糖は測定すべきだという意見もあるでしょう。しかし，じゃあ測定したところで予後が変わるのかどうか，疑問が残ります。

　もしそうであれば，間質性肺炎の終末期では侵襲性が低いということで全例にハイフロー酸素療法を適用すべきという意見も出てくるかもしれない〔私はあまり賛成しません（⇒ 27 頁）〕。

　要は，死が差し迫った状態で，糖尿病の血糖コントロールの影響によって死期が早まってしまうのかどうか，また血糖コントロールを良好にすることで緩和ケアにつながるのかどうか，臨床医が判断できないことが問題なのです。

「高血糖・低血糖で死なせるべきでない」という厳しい縛りが，多くの終末期がん患者さんに過度な血糖コントロールを強いているのだとすれば，もう少し緩和されたガイドラインを提示すべきです。しかしながら，これはエビデンスやガイドラインがどう答えるかではなく，自分自身の医師としての生命観のバランスが問われる命題でもあります。

　この議論は血糖測定に限りません。終末期の状態であるにもかかわらず血液検査・X線が週に1回オーダーされたり，下顎呼吸が始まって血圧が測定できない状態になったときに昇圧剤の持続静注を開始したり，現場にはまだまだおかしな医療があふれています。そのため，指示はルーチン化せずに，個々の患者さんに現実的な対応をするべきです。

総括

✓ 日本の終末期がんケアにおいて，血糖コントロールをそこまで厳格に行わなくてもよいのではないか。

文献

1) Lindskog M, et al. Glycaemic control in end-of-life care. Curr Opin Support Palliat Care. 2014 Dec；8（4）：378-82.
2) Ford-Dunn S, et al. Management of diabetes during the last days of life：attitudes of consultant diabetologists and consultant palliative care physicians in the UK. Palliat Med. 2006 Apr；20（3）：197-203.
3) McCoubrie R, et al. Managing diabetes mellitus in patients with advanced cancer：a case note audit and guidelines. Eur J Cancer Care (Engl). 2005 Jul；14（3）：244-8.
4) King EJ, et al. The management of diabetes in terminal illness related to cancer. QJM. 2012 Jan；105（1）：3-9.
5) Poulson J. The management of diabetes in patients with advanced cancer. J Pain Symptom Manage. 1997 Jun；13（6）：339-46.
6) Angelo M, et al. An approach to diabetes mellitus in hospice and palliative medicine. J Palliat Med. 2011 Jan；14（1）：83-7.
7) UK Diabetes. End of life diabetes care. a strategy document commissioned by. Diabetes UK. clinical care recommendations.

8) Zylicz Z. Management of diabetes mellitus in terminally ill cancer patients. Adv Pall Med 2010 ; 9（3）: 99-102.
9) Petrillo LA, et al. Hypoglycemia in hospice patients with type 2 diabetes in a national sample of nursing homes. JAMA Intern Med. 2018 May ; 178（5）: 713-5.

29 肺がんの維持療法を永遠に続ける

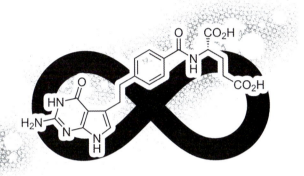

抗がん剤の維持療法は永遠に続けるべし？

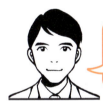

ペメトレキセドの維持療法をかれこれ30コース続けているんですけど，いつまでやればいいんですか？

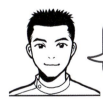

ニボルマブを開始しましたが，いつまで続けましょうか？

　プラチナ併用療法を使う場合，「維持療法」を適用することがあると思います．具体的には，シスプラチン＋ペメトレキセド（アリ

ムタ®）併用療法を 4 サイクル投与したあと，病勢進行がなければペメトレキセド単剤を点滴し続けるというものです。あるいは，ペメトレキセドを当該 4 サイクル治療に組み込んでいなくとも，維持療法だけペメトレキセドを使う意義もあります（例：シスプラチン＋ドセタキセル→ペメトレキセド維持療法）。

　同じ維持療法ですが，前者を **continuation maintenance**，後者を **switch maintenance** と呼びます。

　ここから先は手術不能の非小細胞肺がんにおける維持療法について記載します。ちなみに，1 次治療で導入した経口抗がん剤を継続することを，基本的に維持療法とは呼びません。

アリムタ® メンテナンスの歴史

　ペメトレキセドによる維持療法を，「アリムタ® メンテナンス」とよく呼んでいます。ご存知のように，PARAMOUNT 試験において無増悪生存期間（progression-free survival；PFS）と全生存期間（overall survival；OS）が有意に延長したことが決め手となっています 図 29-1 [1]。ビタミンと葉酸の補充を継続することが患者さんにとって煩わしいですが，もともと副作用の軽い抗がん剤であるため，維持療法を続けていて副作用で困るという人は多くありません。白金製剤と併用しなければ，そこまで血球が減ることもありませんので，多くの医師が「使いやすい」と思っているでしょう。

> PARAMOUNT 試験概要：ペメトレキセド 500 mg/m^2 とシスプラチン 75 mg/m^2 を 1 日目に投与し，21 日ごとに合計 4 サイクルまで治療し，病勢進行のなかった患者さんを，ペメトレキセド 500 mg/m^2 を 21 日ごとに投与する群あるいはプラセボ群に 2：1 でランダムに割り付けた研究。維持療法は病勢進行が観察されるまで継続されました。プラセボ群が病勢進行になったあとも，多くの患者がペメトレキセドを使用できなかった点に問題があるのではと思っています。

　1 次治療にペメトレキセドを使用しておらずとも，switch maintenance でペメトレキセド維持療法を行うことでも，やはり

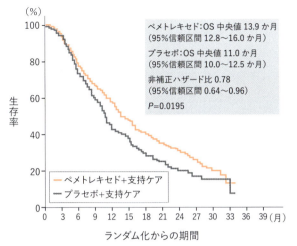

図 29-1 ペメトレキセド維持療法の全生存期間（PARAMOUNT 試験）

〔Paz-Ares LG, et al. PARAMOUNT：Final overall survival results of the phase Ⅲ study of maintenance pemetrexed versus placebo immediately after induction treatment with pemetrexed plus cisplatin for advanced nonsquamous non-small-cell lung cancer. J Clin Oncol. 2013；31（23）：2895-902. より〕

PFS と OS が延長することが示されています[2]。

 ただし，コントロール群の 2 次治療以降で 2 割近い患者さんがペメトレキセドを投与されていない点には注意が必要です。

　ペメトレキセドにベバシズマブ（アバスチン®）を併用するAVAPERL 試験[3]でも良好な結果が示されていますが，OS に有意差がなかったため，ペメトレキセド維持療法と比べると推奨度は低いといえます。そのため，白金製剤治療後は，ペメトレキセド維持療法が最も有効な維持療法といえるでしょう。

　どの薬剤にしても，維持療法という概念そのものの有効性を証明するためには，抗がん剤について「維持治療として使う群」，「病勢進行後の 2 次治療として使う群」の比較をしなければなりません。しかし，がん患者さんの流動的な闘病シナリオのなかで証明するこ

とはとても難しい。

ペメトレキセドのような点滴製剤だと患者さんへの負担が大きいということで，エルロチニブ（タルセバ®）を用いた switch maintenance が考案されました。すなわち，プラチナ併用療法が終わったあとに，エルロチニブを飲んでもらうというものです。個人的には *EGFR* 遺伝子変異がない患者さんに，エルロチニブ維持療法はキツイなぁと思っていました。SATURN 試験[4]では PFS と OS が延長しましたが，IUNO 試験[5]によって有効性は否定されました。IUNO 試験は，*EGFR* 遺伝子変異陰性進行期非小細胞肺がんに対して，早期からエルロチニブ維持療法を行う群と，病勢進行後にエルロチニブを開始する群を比較したものです。この結果，早期からのエルロチニブ維持療法に OS の優位性は確認されませんでした図 29-2 。SATURN 試験ではプラセボ群の 21％しかエルロチニブを使用していませんが，IUNO 試験ではそれに該当する患者群で

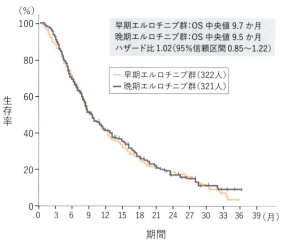

図 29-2　エルロチニブ維持療法の全生存期間（IUNO 試験）

〔Cicènas S, et al. Maintenance erlotinib versus erlotinib at disease progression in patients with advanced non-small-cell lung cancer who have not progressed following platinum-based chemotherapy（IUNO study）. Lung Cancer. 2016；102：30-7. より〕

78％が使用していますので，実臨床における真実味はIUNO試験のほうに軍配が上がるでしょう．そのため，現時点ではEGFR-TKIをswitch maintenanceに用いる意義は乏しいように思われます．

> IUNO試験概要：*EGFR*遺伝子変異のない局所進行非小細胞肺がんで，1次治療でプラチナ併用化学療法を4コース行い，病勢進行のなかった患者さんを対象に，病勢進行に至るまでにエルロチニブの維持療法を行う早期エルロチニブ維持療法群と，病勢進行がみられるまで無治療経過観察し病勢進行が観察された時点でエルロチニブの2次治療を行う晩期エルロチニブ2次治療群を比較したもの．前者の優越性が否定されました．

　扁平上皮がんのサブセット解析がいくつもの臨床試験で実施されていますが，現時点で扁平上皮がんに対する維持療法にOSを延長するエビデンスはありませんので，基本的にペメトレキセドによる維持療法を適用するのは非扁平上皮がんと理解してよさそうです．

永遠にペメトレキセドを投与するのか？

　基本的にペメトレキセドは病勢進行がみられるまで継続しますが，ずっと病勢進行しなかったらどうするのでしょう．さすがに病変がゼロになっていて完全寛解ならばやめどきを探ってもよいと思いますが，まだ原発巣がそれなりに大きかったり，遠隔転移巣の活動性があったりしたとき，30サイクル，50サイクルを超えてペメトレキセドを投与すべきかどうか悩ましいところです．

　「いけるところまで続けたい」というスタンスの医師が多いのではないでしょうか．白金製剤は6サイクルが上限ですが，タキサン系やペメトレキセドはそれを超えて使用することができます．特に，ペメトレキセドはほとんど副作用が出ない人もいるので，10サイクル，20サイクルを平気で超えることも可能です．維持療法を長く続けられる患者さんは，概して副作用が軽い．だからこそ，ドロップアウトせずに投与できるわけです．体重や血液検査も揺れ

動くこともあるので，その都度 dose intensity を保ちながら副作用に注意して維持療法を行うのがベターでしょう。

　個人的には，53 サイクルまでペメトレキセドを投与してから終了した患者さんがいます。あまりにも進行しないため，投与間隔は途中から 42〜56 日になっていましたので，合計 5 年 SD（Stable Disease）を維持しました。そのあと，ペメトレキセドをやめても長らく再発しておらず，肺内に肺がんの"痕"を残して完全寛解に至ったものと推察しています。この患者さんにとっては，後半の数十サイクルは不要だったのかもしれません。今でも外来でよく「医療費の無駄遣いだったのかなぁ」と患者さんと話をしています。

> 肺がんの"痕"を残して完全寛解するケースをまれに経験します。一番驚いたのは，手術不能Ⅱ期小細胞がんの患者さんが原発巣周囲に肺炎球菌性肺炎を起こし，肺炎罹患後に抗がん剤を拒否されたあと，10 年を超えて全く進行していないことです。胸部 CT 写真で，肺がんは"痕"だけを残しています。

　別の患者さんで，20 サイクルあたりから浮腫が出てきてやめざるを得なかった人もいました。利尿薬などを使ってコントロールができたケースもありますが，患者さんとの話し合いで 21 サイクル以上は差し控えました。

　Shen らの報告[6]によれば，ペメトレキセド維持療法を終了するきっかけとして一番多いのは，患者自身の自己申告（もうやめたい）です。その他，外来・入院の頻度が高い，治療コストが高いなどの理由が挙げられます 図29-3 。ちなみにこの研究のペメトレキセドの投与サイクルの最大は 30 コースです。

　別の報告では，30 サイクルを超えて，衝撃的な有害事象を起こした症例があります[7]。32 コース目のペメトレキセド投与中に，指先にレイノー現象がみられ，激痛が走ったそうです。指の動脈閉塞がみられ，残念ながら切断を余儀なくされました。本当にペメトレキセドが原因かどうかは 1 例のみの報告なので断言できませんが，ペメトレキセドによって内皮機能不全をもたらしたのではないかと

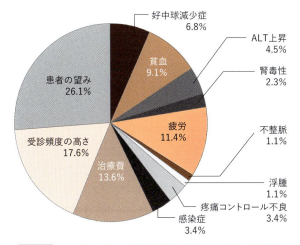

図 29-3 ペメトレキセド維持療法が中止に至った因子

〔Shen L, et al. Assessment of interfering factors and clinical risk associated with discontinuation of pemetrexed maintenance therapy in advanced non-squamous non-small cell lung cancer. Lung Cancer. 2017 Sep；111：43-50. より〕

考察されています。

　日本語の原著論文の検索では，基本的にペメトレキセドの長期投与は問題ないという報告がたくさんあります[8, 9]。ただし，私が上述したように，超長期になるほど浮腫の顕在化には注意が必要です。山口宇部医療センターの報告[10]では，利尿剤が投与された割合は，ペメトレキセド投与6サイクル未満で4.3％，6サイクル以上で13.2％，12サイクル以上で21.7％だったそうです。

　完全寛解に至っている可能性もあるので，「キリがよいので●サイクルで終わりましょう」という提案もよいかなと最近思うようになりました。しかし，50サイクルはやりすぎかな…？　医療費のことも考えないといけませんね。

免疫チェックポイント阻害剤はどうか？

　現在，肺がんではペムブロリズマブ（キイトルーダ®），ニボルマブ（オプジーボ®），アテゾリズマブ（テセントリク®）が使われるようになりました。さらにⅢ期の非小細胞肺がんに対して，デュルバルマブ（イミフィンジ®）も保険適用されました。免疫チェックポイント阻害剤は，白金製剤に上乗せで用いられたり，単剤で使用されたりしますが，維持療法についてエビデンスはあるのでしょうか。

　非小細胞肺がんに対する免疫チェックポイント阻害剤の臨床試験では，病勢進行や有害事象がなければ，そのまま治療を継続する設定になっていました。ゆえに，そのあと何十コースと続ける患者さんも多かったのです。

　探索的エンドポイントではありますが，CheckMate-153試験においてニボルマブ単剤治療の安全性が評価されました。1年に及ぶ治療を終えたあと，そのままニボルマブを継続する群と観察する群にランダム化されました。ランダム化時に疾患が制御できたSD以上の症例が解析に含まれ，2017年のESMOで詳細が発表されました[11]。ニボルマブをそのあとも継続していたほうが，PFSが長かったという結果でした（図29-4，ハザード比0.42，95％信頼区間0.25〜0.71）。OSに有意差はありませんでしたが，ニボルマブを継続した群のほうが延長する傾向にありました（ハザード比0.63，95％信頼区間0.33〜1.22）。有害事象については，1年以内で出ていなければ，そのあと新たに出てくるものはほとんどなかったそうです。

　現時点で安全に投与できる期間は2年程度と考えるのが妥当ですが，実臨床ではそれを超えて使用しているケースも出てくるでしょう。さらにデータが蓄積されれば，長期的な安全性について言及できると思うので，それを待ちたいと思います。

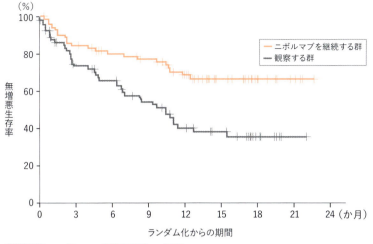

図 29-4 ニボルマブ維持療法の PFS

〔Spigel D, et al. Randomized results of fixed-duration (1-yr) vs continuous nivolumab in patients (pts) with advanced non-small cell lung cancer (NSCLC). Ann Oncol. 2017；28（Suppl5）：Abstract 1297O. より〕

　どのくらい長く投与するのかという問題を論じるとき，避けて通れないのが **pseudoprogression**（**偽性増悪**）の存在です。免疫チェックポイント阻害剤を用いると，治療開始後に腫瘍が増大したように見えたあと，腫瘍が縮小する現象が起こることがあります。これを pseudoprogression と呼び，非小細胞肺がんでは 5〜8％の頻度で出現します[12-14]。瘍組織の周囲に集積した T リンパ球とそれによる炎症が progression に見えるのではないかと推測されています。しかし，実臨床において真の progression なのか pseudoprogression なのかの判断はきわめて難しい[15]。一番おそろしいのは，「胸部画像では悪化しているけど，pseudoprogression かもしれないから長く続けてみよう」という安易な判断です。倦怠感や体重減少などの全身症状が悪化している場合，pseudoprogression と判断するのは危険です。PS が悪くなってしまうと，そのあと妥当な抗がん剤を受ける時期を逸するリスクだってあります。

ややこしいことに，近年 hyperprogressive disease という概念が登場しています。既治療でそこまで大きさが変わらなかったものが，PD-1/PD-L1 阻害剤に変更すると，途端に増大するという経験がチラホラあり，この現象は同薬使用例の約 10％程度にみられると考えられています[16]。

　明らかに効果が出た場合，長期にわたって腫瘍の縮小の維持が見込めるのも免疫チェックポイント阻害剤の特徴であるため，個人的にはかなり長く継続してもよいと思います。ただ，2 年以上投与するメリット・デメリットについては現時点でエビデンスがないため，個々の医師の判断にゆだねられます。永遠に続けようものなら，医療コストもバカになりません。

総括

- ☑ 手術不能の非小細胞肺がんにおけるペメトレキセド維持療法は，永遠に続けなくともよいが副作用は概して軽い。ただし，四肢末梢の副作用には注意が必要である。
- ☑ 手術不能の非小細胞肺がんにおける免疫チェックポイント阻害剤は，どのくらい継続してよいかまだエビデンスがない。

文献

1) Paz-Ares LG, et al. PARAMOUNT : Final overall survival results of the phase Ⅲ study of maintenance pemetrexed versus placebo immediately after induction treatment with pemetrexed plus cisplatin for advanced nonsquamous non-small-cell lung cancer. J Clin Oncol. 2013 ; 31（23）: 2895-902.
2) Ciuleanu T, et al. Maintenance pemetrexed plus best supportive care versus placebo plus best supportive care for non-small-cell lung cancer : a randomised, double-blind, phase 3 study. Lancet. 2009 ; 374（9699）: 1432-40.
3) Barlesi F, et al. Maintenance bevacizumab-pemetrexed after first-line cisplatin-pemetrexed-bevacizumab for advanced nonsquamous nonsmall-cell lung cancer : updated survival analysis of the AVAPERL（MO22089）randomized phase Ⅲ trial. Ann Oncol. 2014 ; 25（5）: 1044-52.

4) Cappuzzo F, et al. Erlotinib as maintenance treatment in advanced non-small-cell lung cancer：a multicentre, randomised, placebo-controlled phase 3 study. Lancet Oncol. 2010；11（6）：521-9.
5) Cicènas S, et al. Maintenance erlotinib versus erlotinib at disease progression in patients with advanced non-small-cell lung cancer who have not progressed following platinum-based chemotherapy（IUNO study）. Lung Cancer. 2016；102：30-7.
6) Shen L, et al. Assessment of interfering factors and clinical risk associated with discontinuation of pemetrexed maintenance therapy in advanced non-squamous non-small cell lung cancer. Lung Cancer. 2017 Sep；111：43-50.
7) Gupta N, et al. Critical acral ischaemia leading to multiple finger amputation：side-effect of long-term（>30 cycles）pemetrexed maintenance treatment in a patient. Br J Clin Pharmacol. 2014 Nov；78（5）：1167-8.
8) 松井 薫ら．非小細胞肺癌に対するペメトレキセド長期投与22例の検討―国内第Ⅱ相無作為化試験の解析．肺癌．2009；49（7）：1019-26.
9) 石倉久嗣ら．進行再発非小細胞肺癌に対するペメトレキセド長期維持療法症例．癌と化学療法．2014；41（5）：623-6.
10) 近森研一ら．ペメトレキセド長期投与では浮腫のため利尿剤投与例が増加する．山口宇部医療センターでの後ろ向き研究．第53回日本肺癌学会総会（2012年11月開催）．
11) Spigel D, et al. Randomized results of fixed-duration（1-yr）vs continuous nivolumab in patients（pts）with advanced non-small cell lung cancer（NSCLC）. Ann Oncol. 2017；28（Suppl 5）：Abstract 1297O.
12) Brahmer J, et al. Nivolumab versus Docetaxel in advanced squamous-cell non-small-cell lung cancer. N Engl J Med. 2015 Jul 9；373（2）：123-35.
13) Borghaei H, et al. Nivolumab versus Docetaxel in advanced nonsquamous non-small-cell lung cancer. N Engl J Med. 2015 Oct 22；373（17）：1627-39.
14) Kazandjian D, et al. Characterization of outcomes in patients with metastatic non-small cell lung cancer treated with programmed cell death protein 1 inhibitors past RECIST version 1.1-defined disease progression in clinical trials. Semin Oncol. 2017 Feb；44（1）：3-7.
15) Katz SI, et al. Radiologic pseudoprogression during anti-PD-1 therapy for advanced non-small cell lung cancer. J Thorac Oncol. 2018 Jul；13（7）：978-86.
16) Ferrara R, et al. Hyperprogressive disease in patients with advanced non-small cell lung cancer treated with PD-1/PD-L1 inhibitors or with single-agent chemotherapy. JAMA Oncol. 2018 Dec；15（12）：748-62.

索引

数字・欧文

数字・ギリシャ文字
Ⅰ型呼吸不全 29
Ⅱ型呼吸不全 29
6MWT（6-Minute Walk Test） 59
6分間歩行試験 59
βラクタム系抗菌薬 82

A
ABPA（allergic bronchopulmonary aspergillosis） 113
ACO（asthma and COPD overlap） 176, 194
AERD（aspirin-exacerbated respiratory disease） 197
ANCA 254
Aspergillus fumigatus 112
Aspergillus niger 123
AVAPERL 試験 307

B
BAL（branchoalveolar lavage） 22, 214, 238
BioFire FilmArray 87
Borg スケール，修正 61

C
Caplan 症候群 244
Caplan's lesions 244
CAP-START 試験 81
cellular NSIP 230
CEP（chronic eosinophilic pneumonia） 267
CFP 10 129, 132
CheckMate-153 試験 312
Chlamydia trachomatis 86
Chlamydophila pneumoniae 80, 86
CHP（chronic hypersensitivity pneumonitis） 221, 276
Colinet-Caplan 症候群 245
continuation maintenance 306
CONVERT 試験 97
COP（cryptogenic organizing pneumonia） 220
COPD 48, 54, 59, 174, 185
COPD 増悪 196
Coxiella burnetii 80
CPA（chronic pulmonary aspergillosis） 113
CRP（clinico-radiologic-pathologic） diagnosis 215
CRP 121
CRP-T 216
CURB-65 126

D
DA（desaturation area） 63
DAD（diffuse alveolar damage） 220
DAP（Delayed Antibiotic Prescription） 74
DDR（desaturation distance ratio） 62
DID（double immunodiffusion） 法 112
DM（dermatomyositis） 251
DNR（do not resuscitate） 27, 33
DPI（dry powder inhaler） 164
Dr. VAPE 50
ductectasia 264

E
erm41 遺伝子 103
ESAT-6 129, 132

F
fibrotic NSIP 230, 238
fibrotic NSIP パターン 257
fine crackles 5

G
GINA（Global Initiative for Asthma）
.... 175, 197
glo 50, 57
GOLD（Global Initiative for Chronic Obstructive Lung Disease）........ 204

H
HIV 134, 143
hot tub lung 108
hyperprogressive disease 314

I
ICS（inhaled corticosteroid）
.... 150, 186, 207
IGRA（interferon-gamma release assays）.. 128
ImmunoCAP 116
IMPACT 試験 189, 192
IPAF（interstitial pneumonia with autoimmune features）......... 227, 250
IPF（idiopathic pulmonary fibrosis）
.... 215, 227, 235
IQOS 50, 57
ISHAM（International Society of Human and Animal Mycology）.... 113
IUNO 試験 308

K
KL-6 284

L
LABA（long-acting beta-adrenoceptor agonist）......... 151, 186
LAMA 152, 186
Langerhans 細胞組織球症，肺 220
late-inspiratory crackles 5
Legionella pneumophila 80
LTBI（latent tuberculosis infection）
.... 137

M
MAC（*Mycobacterium avium* complex）.. 92
MAST-33 117
MDD（multidisciplinary discussion）..................................... 240
MRTP（modified risk tobacco products）.. 53
MSMD（Mendelian susceptibility to mycobacterial disease）........ 143
Mycobacterium
── *avium* 97
── *intracellulare* 97
── *kansasii* 92, 100
Mycobacteroides
── *abscessus* 92, 101
── *massiliense* 101
Mycoplasma pneumoniae 80

N
nadir 290
NPPV（noninvasive positive pressure ventilation）..................... 26
NSAIDs 198
NSIP（nonspecific interstitial pneumonia）................. 215, 221, 238
──, cellular 230
──, fibrotic 230, 238
── パターン 257
NTM（non-tuberculous mycobacteria）.................................. 91

P

pan-inspiratory crackles ... 5
PANTHER 試験 ... 227
PARAMOUNT 試験 ... 306
Ploom TECH ... 50, 57
PM（polymyositis） ... 251
pMDI（pressurized metered-dose inhaler） ... 164
PMF（progressive massive fibrosis） ... 244
pseudoprogression ... 313

Q

Q 熱 ... 80
QFT ... 128
QFT-4G ... 129
QFT®-Plus ... 129
QuantiFERON® TB ゴールドプラス ... 129

R

REDUCE 試験 ... 201

S

SATURN 試験 ... 308
SCCOPE 試験 ... 199
Sjögren 症候群 ... 251
SjS（Sjögren syndrome） ... 251
SLE（systemic lupus erythematosus） ... 251
SMART 療法 ... 152
SSc（systemic sclerosis） ... 251
stridor ... 3
SUMMIT 試験 ... 190
switch maintenance ... 306

T

TBLB（transbronchial lung biopsy） ... 22, 214
Trelegy® エリプタ ... 185
TRIBUTE 試験 ... 189, 192
Trimbow® ... 186
T-SPOT ... 132
T-スポット®.TB ... 128

U・V・W

UIP（usual interstitial pneumonia）パターン ... 216, 230, 235, 236, 257
View 39 ... 117
wheezes ... 4, 183, 197, 203

和文

あ

アイコス　50
亜鉛トローチ　78
アジスロマイシン　20, 93
アスピリン喘息　197
アスペルギルス抗原　123
アスペルギルス抗体　111
アスペルギルス症，肺　111
アスペルギルス沈降抗体　112
アスペルギルス特異的 IgE 抗体　116
アスペルギローマ，肺　113
アズマネックス®　150
アテゾリズマブ　312
アドエア® エアゾール　151
アドエア® ディスカス　151
アニュイティ®　150
アブセッサス症，肺　92, 101
アベロックス®　96
アミカシン　93
　── 吸入　97
アミノグリコシド　96
アモキシシリン　23
　──/クラブラン酸　23
アリムタ®　306
アレルギー性気管支
　肺アスペルギルス症　113

い

イソニアジド　93
イミペネム　93
インターフェロンγ遊離アッセイ　128

え

エタンブトール　93
エリスロマイシン　99
エルナス法　87

お

大藤貴　163
オタクロニー法　112
オフェブ®　236
オプジーボ®　312
オマリズマブ　152, 272
オルガドロン®　198
オルベスコ®　150

か

加圧噴霧式定量吸入器　164
かぜ症候群　68
ガチフロキサシン　96
カナマイシン　93
加熱式たばこ　49
間質性肺炎
　──, 非特異的　215
　──, 分類不能型　261
関節リウマチ　217, 244

き

キイトルーダ®　312
気管支鏡　8, 19, 215, 238
　── 後の発熱　19
気管支サーモプラスティ　159
気管支肺胞洗浄　22, 214, 238
気管支肺胞道拡張　264
気胸　8
キシロカイン®　224
偽性増悪　313
キノロン系抗菌薬　72
吸入アドヒアランス　163
吸入指導　162
吸入ステロイド薬　150, 186, 207, 272
吸入長時間作用性β_2刺激薬　151, 186
吸入長時間作用性抗コリン薬　152, 186
吸入薬戦国時代　163
キュバール®　150
胸腔ドレナージ　10

胸膜摩擦音 ... 3
禁煙補助薬 ... 48

く
クォンティフェロン ... 128
クライオバイオプシー ... 8, 219, 238, 263
クラビット® ... 72, 96
クラミジア肺炎 ... 85
クラミドフィラ ... 80, 85
クラミドフィラ肺炎 ... 85
クラリス® ... 72
クラリスロマイシン ... 93
グロー ... 50, 57

け
経気管支肺生検 ... 22, 214
外科的肺生検 ... 222
結核 ... 91
結節気管支拡張型 ... 100

こ
抗インターフェロンγ自己抗体 ... 143
抗核抗体 ... 250
高額療養費制度 ... 157
膠原病関連間質性肺疾患 ... 227, 261
好酸球性肺炎 ... 220
好酸球性副鼻腔炎 ... 158
高炭酸ガス血症 ... 29
高流量鼻カニュラ ... 25
高齢者喘息 ... 175, 179
呼吸音 ... 3
コハク酸エステルステロイド ... 198

さ
細菌性肺炎 ... 5, 80
サクシゾン® ... 198
サットンの法則 ... 219, 256
サルコイドーシス ... 220

し
シクレソニド ... 150
シクロホスファミド ... 229
自然気胸 ... 10
シタフロキサシン ... 93, 96
市中肺炎 ... 5, 79
シムビコート® ... 151
修正 Borg スケール ... 61
静脈血栓症 ... 209
人工呼吸器 ... 37
進行性塊状線維症 ... 244

す
水溶性ハイドロコートン® ... 198
水溶性プレドニン® ... 198
ストレプトマイシン ... 93

せ
セフカペン ピボキシル ... 23
線維空洞型 ... 99
潜在性結核感染症 ... 137
穿刺吸引 ... 13, 16
全身性エリテマトーデス ... 250
全身性強皮症 ... 251
喘息 ... 148, 174
　──と COPD のオーバーラップ ... 176, 194
喘息死 ... 178
喘息発作 ... 4, 196

そ
ソル・コーテフ® ... 198
ソル・メドロール® ... 198
ソル・メルコート® ... 198
ゾレア® ... 152, 272

た
タール ... 52
多発性筋炎/皮膚筋炎 ... 251

た

たばこ
　――, 加熱式 ... 49
　――, 電子 ... 48
　――, 燃焼式 ... 49
多面的検討 ... 240
炭鉱夫 ... 244

て

デカドロン® ... 197, 198
デキサート® ... 198
デキサメタゾン ... 197, 198
テセントリク® ... 312
デュピクセント® ... 152
デュピルマブ ... 152
電子たばこ ... 48

と

特発性器質化肺炎 ... 220
特発性肺線維症
　... 5, 33, 215, 227, 235, 261
塗装工肺 ... 278
ドライパウダー吸入器 ... 164
鳥関連過敏性肺炎 ... 278
トリプル吸入療法 ... 185

に

ニコチン ... 50, 52
二重免疫拡散法 ... 112
ニボルマブ ... 305, 312
ニューモシスチス肺炎 ... 4
ニンテダニブ ... 236

ぬ・ね・の

ヌーカラ® ... 152
ネーザルハイフロー ... 25
燃焼式たばこ ... 49
農夫肺 ... 278

は

肺 Langerhans 細胞組織球症 ... 220
肺アスペルギルス症
　――, アレルギー性気管支 ... 113
　――, 慢性 ... 113
肺アスペルギローマ ... 113
肺アブセッサス症 ... 92, 101
肺炎 ... 5
　――, クラミジア ... 85
　――, クラミドフィラ ... 85
　――, 好酸球性 ... 220
　――, 細菌性 ... 5, 80
　――, 市中 ... 5, 79
　――, 特発性器質化 ... 220
　――, 鳥関連過敏性 ... 278
　――, ニューモシスチス ... 4
　――, 非定型 ... 80
　――, 慢性過敏性 ... 221, 238, 276
　――, 慢性好酸球性 ... 267
　――, レジオネラ ... 83
肺音 ... 3
肺がん ... 33, 48, 54, 298
肺カンサシ症 ... 92, 100
敗血症 ... 209
肺胞蛋白症 ... 220
萩野昇 ... 233, 258
鼻ポリープ ... 158
パルミコート® ... 150, 198
判定不可 ... 131
判定保留 ... 131

ひ

非結核性抗酸菌症 ... 91
非侵襲的陽圧換気 ... 26
非ステロイド性解熱鎮痛薬 ... 198
非定型肺炎 ... 80
非特異的間質性肺炎 ... 215
ヒドロコルチゾン ... 198
　―― リン酸エステルナトリウム ... 198

ヒポクラテス症候群	3
びまん性肺疾患	215
びまん性肺胞傷害	220
びまん性汎細気管支炎	99
ピリドキサール	93
ピルフェニドン	236
ピレスパ®	236

ふ

ファセンラ®	152, 272
副腎皮質機能低下症	207
ブデソニド	150, 198
── /ホルモテロールフマル酸塩	151
プルーム・テック	50
フルタイド®	150
フルチカゾンフランカルボン酸エステル	150
── /ビランテロールトリフェニル酢酸塩	151
フルチカゾンプロピオン酸エステル	150
── /サルメテロールキシナホ酸塩	151
── /ホルモテロールフマル酸塩	151
フルティフォーム®	151
プレドニゾロン	198
── コハク酸エステルナトリウム	198
分類不能型間質性肺炎	261

へ

ベクロメタゾンプロピオン酸エステル	150
ベタメタゾン	197, 198
── リン酸エステルナトリウム	198
ペムブロリズマブ	312
ペメトレキセド	305
変形性関節症	61
ベンラリズマブ	152, 272

ま

マイコプラズマ	80
マクロライド系抗菌薬	23, 72, 82, 94
慢性過敏性肺炎	221, 238, 276
慢性好酸球性肺炎	267
慢性肺アスペルギルス症	113

め

メチルプレドニゾロン	198
── コハク酸エステルナトリウム	198
メポリズマブ	152
免疫抑制剤	229
メンデル遺伝型マイコバクテリア易感染症	143

も

モキシフロキサシン	93, 96
モメタゾンフランカルボン酸エステル	150

や・よ

山本舜悟	73, 125
吉澤靖之	286

り

リスク低減たばこ製品	53
リドカイン	224
リネゾリド	93
リノロサール®	198
リファンピシン	93, 100
リン酸エステルステロイド	198
リンデロン®	197, 198

れ

レジオネラ	80
レジオネラ肺炎	83
レスリズマブ	152
レボフロキサシン	96
レルベア®	151